儿科基础与临床诊疗精要

彭红梅 等 主编

U0229786

天 津 出 版 传 媒 集 团

天津科技翻译出版有限公司

图书在版编目(CIP)数据

儿科基础与临床诊疗精要 / 彭红梅等主编. —天津：
天津科技翻译出版有限公司, 2021.12（2024.4重印）

ISBN 978-7-5433-4161-6

Ⅰ.①儿… Ⅱ.①彭… Ⅲ.①小儿疾病－诊疗 Ⅳ.
①R72

中国版本图书馆 CIP 数据核字(2021)第 214947 号

儿科基础与临床诊疗精要

ERKE JICHU YU LINCHUANG ZHENLIAO JINGYAO

出   版：天津科技翻译出版有限公司

出 版 人：刘子嫒

地   址：天津市南开区白堤路 244 号

邮政编码：300192

电   话：022-87894896

传   真：022-87893237

网   址：www.tsttpc.com

印   刷：三河市华东印刷有限公司

发   行：全国新华书店

版本记录：787mm×1092mm   16 开   13.5 印张   220 千字
          2021 年 12 月第 1 版   2024 年 4 月第 2 次印刷

定   价：85.00 元

前　言

　　随着社会的进步，医学理论和技术在日益更新，儿科医学同样取得了很大的进展。健康不仅是指身体上无病，还包括精神、心理行为和社会环境适应能力处于完全良好的状态。同时，新的医学理论层出不穷，人类对儿科疾病的认识不断深化，加之医学模式的转变，新的医疗设备、材料和科学仪器不断涌现，导致许多儿科疾病的诊断方法和治疗方案发生了变化。而如何正确诊断和治疗疾病是每位儿科医生不可回避的、必须深思的问题。

　　本书基本涵盖了儿科各类常见及多发病，就呼吸系统、循环系统、消化系统，以及神经系统等疾病的内容展开论述。此外，还对新生儿疾病和儿科常见症状进行了简要的叙述，尽可能地满足广大基层儿科医务工作者的临床需要。

　　在本书的编撰过程中，作者对稿件进行了多次修改，但由于篇幅所限，加之编写经验不足，书中难免存在片面或不足之处，敬请广大读者不吝赐教。

前　言

目 录

第一章　儿科常见症状

第一节　发热

发热是指机体在致热源作用下或体温调节中枢发生障碍时，产热增加和（或）散热减少，体温超过正常范围。儿童正常肛温为 36.9～37.5℃，腋温为 36～37℃，正常温度个体略有差异。儿童新陈代谢旺盛，体温与青壮年相近，但高于老年人；一般清晨体温最低，下午至傍晚最高，一天内波动<1℃；儿童夏季体温稍高，喂奶、餐后、运动、哭闹、室温过高及衣被过厚等均可使体温稍微升高。由于腋表测温方便简单，不易引起交叉感染及意外，目前儿科临床多采用腋表测温，测量时间为 5 分钟，当环境温度过低或者患儿循环障碍时，腋表所测体温偏低，需采用肛表测温 2 分钟。

一、发热机制

（一）致热源性发热

1. 内源性致热源

内源性致热源又称白细胞致热源，如白介素-1、肿瘤坏死因子和干扰素等，通过血脑脊液屏障直接作用于体温调节中枢的体温调定点，使调定点上移，体温调节中枢重新发出冲动，一方面骨骼肌阵缩（表现为寒战）使产热增多，另一方面交感神经兴奋使散热减少。这一综合调节使产热大于散热，导致发热。

2. 外源性致热源

外源性致热源种类繁多，包括各种病原微生物病原体（如细菌、真菌、病毒及各种细菌毒素等）、炎性渗出物及无菌性坏死组织、抗原抗体复合物、某些类固醇物质、多糖体成分及多核苷酸、淋巴细胞激活因子等。外源性致热源常为大分子，不能通过血脑脊液屏障，而是激活血液中的中性粒细胞、单核巨噬细胞系统及嗜酸性粒细胞等，使其产生内源性致热源而发热。

（二）非致热源性发热

1. 体温调节中枢直接受损

颅脑外伤、出血和炎症等。

2. 产热过多的疾病

如癫痫持续状态和甲状腺功能亢进等。

3. 散热减少的疾病

汗腺缺乏、广泛性皮炎和心力衰竭等。

二、发热原因

（一）根据热度分类

通常以腋表测量为准。

1. 低热（37.3～38℃）

低热常见于夏季热等。

2. 中度热（38.1～38.9℃）

中度热常见于结核等。

3. 高热（39.0～41.0℃）

高热常见于感染和败血症等。

4. 超高热（≥41℃）

超高热常见于中枢调节障碍等。

（二）根据热型分类

小儿热型不如成人典型，常见热型有稽留热、弛张热、间歇热、波状热、回归热和不规则热等 6 种。随着抗生素及肾上腺皮质激素治疗对热型干扰，目前已经很难见到典型热型。故其诊断与鉴别诊断价值较小。

（三）根据热程分类

1. 短期发热

发热持续时间在 2 周以内。在儿科常见，大多数属于感染性发热，多伴有局部症状及体征，结合实验室指标及影像学检查诊断不难。常见于病毒感染等。

2. 长期发热

发热持续时间≥2 周。主要由非感染性因素导致，非感染性疾病有免疫性疾病（川崎病、系统性红斑狼疮、药物热、皮肌炎、结节性多动脉炎、血清病和炎性肠病等）、恶性肿瘤（白血病、淋巴瘤等）、甲状腺功能亢进、风湿性疾病、尿崩症及夏季低热等。在诊断非感染性疾病之前必须排除感染性疾病，如结核病（包括肺外结核）、链球菌感染后综合征和感染后低热、慢性感染性病灶或小脓肿等。

3. 慢性发热

发热时间超过 1 个月。原因与长期发热相似。

（四）根据病因分类

1. 感染性发热

病毒、细菌、支原体、衣原体、立克次体、螺旋体、真菌和寄生虫等病原引起的全身或局灶性感染。呼吸系统感染占首位（上呼吸道感染、扁桃体炎、咽喉炎、支气管炎和肺炎等），其次为肠道感染（病毒性、细菌性肠炎等）、泌尿系统感染（尿路感染、肾盂肾炎等）、中枢神经系统感染（脑炎及脑膜脑炎等）、心血管系统感染（感染性心内膜炎、心包炎等）、肝胆系统感染（病毒性肝炎、肝脓肿和胆管炎等）等。还可见于咽后壁脓肿、肛周脓肿等，传染性单核细胞增多症、脓毒症或败血症等也不少见，其他感染如结核、伤寒、风疹、麻疹、幼儿急疹、EB 病毒（EBV）感染和巨细胞病毒（CMV）感染等也可引起发热。近年来，手足口病、禽流感及甲型 HIN1 流感等传染病常需在发热门诊中加以鉴别，疫苗预防接种引起的发热也明显增加。

2. 非感染性发热

（1）无菌性炎症：组织细胞坏死吸收及组织蛋白分解导致吸收热。常见机械、物理或化学性损伤，血管栓塞所致缺血性坏死，恶性肿瘤（白血病、恶性淋巴瘤、神经母细胞瘤、恶性组织细胞疾病和朗格汉斯组织细胞增生症等），溶血反应和肌肉溶解综合征等。

（2）免疫性疾病：有类风湿关节炎、川崎病、系统性红斑狼疮、血清病、风湿热、白塞病、药物热、皮肌炎、结节性多动脉炎、血清病和炎性肠病等。

（3）产热增加或散热减少相关疾病：捂热综合征、广泛性皮肌炎、烧伤及无汗性外胚层发育不良等散热障碍，暑热症、严重脱水及心力衰竭所致血液循环障碍，惊厥、癫痫持续状态常因产热较多而散热滞后引起一过性体温升高，小婴儿长期摄入蛋白质过高、高热能饮食及甲状腺功能亢进。

（4）自主神经功能紊乱：属于功能性低热范畴，自主神经功能紊乱可影响正常体温调节过程，使机体产热大于散热，体温升高，临床出现低热和其他自主神经功能紊乱的表现。①原发性低热，可持续数月至数年，体温波动多在 0.5℃以内；②感染后低热，体温调节中枢功能尚未完全恢复正常所致，常出现在病毒、细菌等感染性疾病痊愈后；③夏季低热，仅发生于夏季，秋凉后自行消退，每年反复，连续数年后可自行消失，多见于营养不良或大脑发育不全婴幼儿；④生理性低热，剧烈运动、精神紧张及月经前低热等。

（5）累及体温调节中枢：特点是高热无汗及退热药无效，常见于重度安眠药中毒、颅脑损伤、大脑发育不全、中毒性脑病、脑炎后遗症、小婴儿脱水热、高钠血症（垂体性或肾性尿崩症等）和慢性间脑综合征。

（6）其他：药物中毒（阿托品、阿司匹林、苯丙胺和咖啡因等）、输液反应及免疫缺陷病等。

三、诊断思路

发热可见于多种疾病，鉴别主要依靠病史采集，全面的体格检查及实验室辅助检查。

（一）了解流行病学资料

重视收集患儿年龄、患病季节、居住地、感染病接触史、预防接种史等流行病学实用儿科疾病诊疗精要资料和机体免疫情况。不同年龄感染性疾病发生率不同，年龄越小，发生细菌感染的危险性越大，新生儿12%～32%为严重感染所致。对发热患儿应注意询问周围有无传染病或感染源接触史，如结核、肝炎、手足口病及麻疹患者接触史，有无死禽、鸽子接触史，蚊虫叮咬，是否去过血吸虫疫源地等。对于一些机体免疫状态低下的患儿，如营养不良、慢性消耗性疾病、免疫缺陷病、长期服用免疫抑制剂、化疗及器官移植后等，发生细菌感染、严重感染和机会致病菌（真菌、卡氏肺孢子菌等）感染的风险越大。

（二）关注发热过程特点

发热的临床过程一般有三个阶段。

1. 体温上升期

①骤升型，体温在数小时内达39～40℃或以上，常伴有寒战，儿童易发生惊厥，常见于疟疾、大叶性肺炎、败血症、流行性感冒、急性肾盂肾炎、输液或某些药物反应；②缓升型，体温逐渐在数日内达高峰，多不伴寒战。如伤寒、结核和布氏杆菌病等。

2. 高热期

此期体温已达到或略高于上移的体温调定点水平，不再发生寒战，皮肤血管由收缩转为舒张，皮肤发红并灼热，呼吸加深变快，开始出汗。

3. 体温下降期

此期表现为出汗多、皮肤潮湿。①骤降型，体温在数小时内下降，如疟疾、急性肾盂肾炎、大叶性肺炎及输液反应等；②渐降型，在数天内恢复正常。如伤寒及风湿热等。

（三）注意伴随症状

1. 呼吸系统症状

呼吸系统感染是小儿发热最常见疾病，常有流涕、咽痛、声音嘶哑、咳嗽，喘息和咳痰等。

2. 消化系统症状

发热伴有恶心、呕吐、腹泻、腹痛等消化系统症状者需注意根据腹部及全身表现鉴别外科急诊（如阑尾炎、急性腹膜炎和急性胰腺炎等）。注意鉴别是否为全身性疾病（免疫缺陷病和恶性肿瘤等）或肠外感染（呼吸系统感染、其他感染抗生素使用后菌群失调及神经系统疾病等）在消化系统的表现。大便常规、轮状病毒抗原、大便培养、腹部彩超、腹部X线片、淀粉酶和脂肪酶等有助于进一步鉴别诊断。

3. 神经系统症状

发热伴抽搐、呕吐、头痛、昏迷、意识障碍等常提示中枢神经系统疾病感染（如脑炎、脑膜炎、重症手足口病脑炎和中毒性脑病等）。需要注意的是先发热后昏迷常见于流行性脑炎、脑膜炎及暑热症等；先昏迷后发热则多见于巴比妥类药物中毒或颅内出血、颅脑外伤等。发热伴痉挛性瘫痪见于中枢神经系统感染；发热伴软瘫或周围性瘫见于脊髓灰质炎和急性感染性多发性神经根炎。脑电图、格拉斯评分、神经系统MRI及腰椎穿刺等有助于诊断。

4. 泌尿系统症状

发热伴尿频、尿急、尿痛或脓尿多为尿路感染。发热伴血尿、肾区叩痛应考虑尿路结石合并感染。发热伴剧烈腰痛、大量脓尿或肾衰竭需高度怀疑肾乳头坏死。肾功能、尿常规、尿培养、泌尿系彩超、泌尿系造影及 CT 等检查有助于诊断。

5. 血液系统症状

发热伴出血、贫血、肝脾淋巴结肿大常见于败血症、白血病、恶性组织细胞疾病及重症肝炎等。血常规、骨髓穿刺、肝功能、血脂全套、铁蛋白和血培养等有助于鉴别诊断。

6. 其他症状

发热伴皮疹见于手足口病、麻疹、幼儿急疹和川崎病等。关节红肿热痛者见于骨髓炎、类风湿关节炎、关节炎和败血症等。

(四) 辅助检查

1. 常规检查

(1) 血常规:白细胞增高或降低提示感染,三系改变可提示重症感染和血液系统疾病 (如白血病、淋巴瘤、恶性组织细胞疾病等),尤其是细胞形态学检查中幼稚细胞的出现,对儿童急性白血病诊断很重要。异形淋巴细胞增高对诊断传染性单核细胞增多症十分重要。

(2) 大便常规及大便病原学、大便培养检查:肠炎、炎性肠病和伤寒。

(3) 尿常规:尿路感染和泌尿系肿瘤。

2. 病原学

(1) 血培养:败血症。

(2) 各种病毒抗原抗体及 DNA 检查:如麻疹、手足口病、EB 病毒(EBV)和疱疹病毒等。

3. 感染标志物

(1) 红细胞沉降率:感染性疾病中红细胞沉降率多为轻、中度增快,而风湿性疾病、肿瘤性疾病则为重度增快。

(2) C 反应蛋白(CRP):感染、炎性反应、结缔组织病和肿瘤等。

(3) 血小板压积(PCT):>2.5 ng/mL 常提示细菌感染,在某些应激状态,如捂热综合征的患儿可明显升高。

4. 明确感染部位

(1) 肺炎:呼吸道病毒抗原抗体检查、胸部 X 线检查、痰培养、血气分析及纤维支气管镜检查。

(2) 结核病诊断:结核 T 细胞斑点试验,结核菌素实验,痰培养、胸片、胸部 CT 及纤维支气管镜检查。

(3) 结缔组织疾病:抗核抗体、类风湿因子、狼疮全套、各关节部位 X 线片及彩超。

(4) 血液系统疾病:骨髓穿刺长期发热且血象异常者需骨髓穿刺,必要时需多次淋巴结活检。淋巴结肿大临床情况较好，外周血有一过性白细胞减少者尽早进行淋巴结活检，对亚急性坏死性淋巴结炎的诊断十分重要。

第二节　呼吸困难

新生儿呼吸困难是指新生儿出生建立正常呼吸后，由各种原因引起的呼吸急促或深慢、节律不整、吸气相与呼气相比例失调，以及呼吸辅助肌动作明显的表现，如出现鼻翼扇动和三凹征（胸骨上窝、肋间隙、剑突下窝的吸气性凹陷）等。通常将呼吸困难分为吸气性、呼气性及混合性三种。

健康足月新生儿呼吸频率变化较大，安静时 40 次/分，哭闹时可达 80 次/分。观察呼吸频率需连续观察数分钟后才可判定，如持续超过 60 次/分，称呼吸增快，通常是呼吸困难的早期症状；然后出现三凹征和鼻翼扇动，表明病情已有进展；随着皮肤颜色变暗，呼吸增快达 100～120 次/分，出现三凹征、呼气性呻吟、周期性呼吸甚至呼吸暂停，表示病情进一步恶化，已有严重呼吸衰竭。如持续低于 15 次/分，称为呼吸减慢，表示新生儿对神经或化学刺激无反应能力，是严重呼吸衰竭的一个症状，提示病情凶险。

一、病因

1. 上呼吸道疾病

如鼻后孔闭锁、鼻腔水肿、巨舌畸形、小颌畸形、先天性甲状腺肿、先天性颈部水囊肿、喉蹼、声门下狭窄、血管瘤、声带麻痹、喉软化、气管软化、气管食管瘘、气管狭窄、支气管狭窄。

2. 肺部疾病

肺部疾病是引起新生儿呼吸困难最常见的原因，如胎粪吸入综合征、肺透明膜病、肺不张、气漏、感染性肺炎、肺出血、支气管肺发育不良。

3. 先天性疾病

如肺发育不良、膈疝、胸腔内囊肿或肿瘤、先天性大叶性肺气肿、乳糜胸、食管闭锁。

4. 其他疾病

如充血性心力衰竭、中枢神经系统损伤、酸中毒、低血糖、持续肺动脉高压、出生窒息等。

二、诊断

1. 详细询问病史
（1）胎龄、胎盘、脐带、羊水情况及是否有宫内窘迫史。
（2）呼吸困难出现的时间。

（3）母体妊娠期健康情况（妊娠并发症、感染性疾病、糖尿病、血液病、慢性心肾疾患等）。

2. 呼吸困难出现的时间及伴随表现

（1）出生后立即出现严重呼吸困难和发绀，提示可能有严重心肺畸形或张力性气胸。

（2）出生后数小时内出现呼吸困难的最常见原因是吸入综合征、肺透明膜病或宫内肺炎，进行性加重的呼吸困难是肺透明膜病最主要表现。

（3）在轻度或中度呼吸困难过程中突然出现用原发病不能解释的严重呼吸困难时，应考虑并发气胸或大片肺不张。

（4）从喉部发出高调喘鸣音、声音嘶哑或失声，提示有先天喉部病变。

（5）吸气与呼气时均可在咽喉部听到湿性呼噜声，并可见大量泡沫自口内逸出，应考虑食管闭锁。

3. 体格检查

（1）皮肤有无被胎粪黄染和表皮剥脱，是判断过期产儿胎粪吸入的指标之一。

（2）发绀与呼吸困难是否一致，哭闹时减轻或加重，对鉴别肺部疾病和心脏病有帮助。

（3）观察胸廓是否隆起，是否对称，肺部听诊呼吸音强弱，有无啰音。

（4）辅助检查：对于呼吸困难患儿，应及时拍摄胸部 X 线片，了解肺部情况。怀疑气胸、膈疝及先天性心脏病者，最好摄立位胸部 X 线片，明确诊断。怀疑食管闭锁者，还可做碘油食管造影，以及做心脏彩超明确心脏情况等。

三、鉴别诊断

1. 吸入综合征

吸入综合征是指围生儿在出生前后吸入羊水、胎粪污染的羊水、血液、产道黏液等物质，而出现缺氧及吸入物阻塞所引起的临床表现，其中最常见和最重要的是吸入胎粪污染的羊水，特点如下所示。

（1）多见于足月儿或过期产儿。

（2）有宫内窘迫或出生时严重窒息史。

（3）复苏后出现呼吸增快，吸气性三凹征，呼气性呻吟，胸廓明显隆起，肺部可听到啰音。

（4）胸部 X 线片可见斑片状或大片状阴影，伴有肺气肿、膈肌低平。

（5）一般病例在 24~72 小时病情好转，重症可并发呼吸衰竭或缺氧性脑损伤。

2. 肺透明膜病

肺透明膜病也称呼吸窘迫综合征（RDS），特点如下。

（1）早产儿多见，偶可见于足月的糖尿病女性的婴儿，剖宫产儿或重度窒息儿。

（2）多数在出生后 6 小时内出现呼吸困难并进行性加重，三凹征、呻吟及发绀严重，至 24～48 小时发展至顶峰，随病情进展出现发绀甚至苍白。肺叩诊浊音、听诊呼吸音减弱。

（3）胸部 X 线片可见典型的细颗粒网状阴影，常伴有支气管充气征，重症病例心脏及横膈轮廓不清，最严重者可呈"白肺"，无气肿表现。

3. 宫内肺炎

因宫内感染或产时感染所致，特点如下。

（1）有妊娠女性患感染性疾病，羊膜早破，滞产，经产道反复检查等情况。

（2）出生后多有窒息。

（3）复苏后即有呼吸浅促、呼吸困难，在出生后 2～3 天内逐渐加重。

（4）胸部 X 线片可见不对称的斑点状或小片状阴影，伴有代偿性肺气肿，此点可与肺透明膜病相鉴别。

（5）另外可见末梢血白细胞增多（或减少），核左移，血小板数降低等感染征象。

4. 气漏

气漏系由多种原因所致的气胸及纵隔气肿，特点如下。

（1）多见于经插管、复苏、胎粪吸入、肺炎或肺透明膜病应用呼吸器治疗过程中。

（2）气胸轻者可无症状，典型者可突发呼吸困难、发绀、心脏移位、患侧胸廓隆起、呼吸音减弱等。

（3）纵隔气肿轻者仅在透视下发现，重者可在颈部及上胸部出现皮下气肿，有心包内积气时心音明显减弱。

（4）直接穿刺放气，兼有诊断及治疗作用。

（5）胸部 X 线片可作为确诊依据。

5. 膈疝

（1）主要症状为呼吸困难及发绀。如为巨大膈疝，婴儿在出生后即可出现呼吸困难。

（2）整个胸廓或一侧隆起，肺部呼吸运动减弱，呼吸音消失，腹部平坦或凹陷，如在胸部闻及肠鸣音则更有诊断意义。

（3）因左侧膈疝多见（80% 以上），纵隔右移有时易被误诊为右位心。

（4）诊断依据为 X 线胸腹平片，胸腔内可见充气的肠影或胃泡影，肺不张，腹部充气减少或缺如。

6. 食管闭锁及食管气管瘘

（1）妊娠女性有羊水过多病史（>2000 mL）。

（2）出生后不久即出现呼吸困难，同时有大量泡沫及黏液从口鼻溢出，进食后频繁呕吐，呛咳，易并发吸入性肺炎。

（3）下胃管后摄立位胸片于食管盲端可见胃管折返即可诊断。或可用碘油食管造影明确诊断，禁用钡剂。

7. 肺出血

（1）多见于早产儿呼吸窘迫综合征、硬肿症、重症肺炎、败血症，常是临终时表现，死亡率高。

（2）临床表现为呼吸困难，发绀，肺部啰音突然增多，口鼻流出血性分泌物。

（3）胸部 X 线片可见有弥散性斑片状或团块状阴影，不易与肺炎鉴别，但出血停止后，肺部阴影很快消退，吸收较快，故应做连续动态胸部 X 线片观察。

四、处理原则

应尽早祛除病因，如清除呼吸道梗阻，治疗肺部病变，纠正各种代谢紊乱，保持正常的通气、换气功能，防止发生肺出血。一旦发生肺出血，应及早应用机械通气治疗。

第三节　呼吸暂停

呼吸暂停是指呼吸停止时间≥20 秒，并伴有发绀和心率减慢（≤100 次/分）。常见于早产儿，随胎龄的降低其发病率逐渐升高。随出生后日龄增加，呼吸暂停次数逐渐减少，一般持续至纠正胎龄 35～36 周；凡胎龄<28 周出生者，则会一直持续到纠正胎龄 39～40 周。如呼吸暂停发生在近足月儿或足月儿，则提示有原发病史。

婴儿在呼吸停顿 5～10 秒后又出现呼吸，并未出现发绀，称为周期性呼吸。周期性呼吸是良性的，不引起组织缺氧；而呼吸暂停是一种严重现象，如不及时处理，长期缺氧可引起脑损伤。1 小时内反复发作 2～3 次以上呼吸暂停，称为反复发作性呼吸暂停，提示预后不良。

一、病因及分类

1. 原发性呼吸暂停

（1）见于早产儿，尤其是胎龄<33 周的小早产儿。原因是早产儿呼吸中枢发育不完善，常有呼吸调节障碍。

（2）常在出生后 2～3 天内发病，如出生后立即出现或既往情况良好而 2 周后出现呼吸暂停者提示其他严重疾病。

（3）分为三种类型：中枢性、阻塞性和混合性。①中枢性呼吸暂停占 10%～25%，由化学感受器传入冲动减少、呼吸中枢对呼吸肌的刺激减弱所引起；②阻塞性呼吸暂停占 10%～20%，梗阻部位常在上咽部，可由吸气时的气道负压造成咽腔塌陷、舌与上气道肌肉间运动不协调所致；③混合性呼吸暂停最常见，占 50%～70%，既有脑干呼吸中枢发育不完善又有梗阻因素存在。

（4）任何细微外界干扰均可影响呼吸调节，导致呼吸暂停：①体温过高或过低；②颈部向前弯或气管受压；③胃食管反流甚至少量奶汁反流。

2. 继发性呼吸暂停

新生儿期许多疾病可引起继发性呼吸暂停。

（1）低氧血症：见于许多心肺疾病如肺炎、肺透明膜病、胎粪吸入综合征、肺发育不良、气道梗阻、某些先天性心脏病、心力衰竭以及贫血、红细胞增多症等。

（2）感染性疾病：如败血症、化脓性脑膜炎、坏死性小肠结肠炎等。

（3）中枢神经系统疾病：缺氧缺血性脑病、颅内出血、脑发育异常及惊厥等，不必要的过度通气引起的呼吸性碱中毒，也可影响呼吸中枢敏感性。

（4）代谢紊乱：如低血糖、电解质紊乱、先天性代谢病、低体温、环境温度过高或过低。

（5）药物：对妊娠女性用大量麻醉止痛药，或对婴儿用镇静止痉药过多。

（6）胃肠道疾病：腹胀、胃食管反流、肠梗阻、肠穿孔等。

3. 脑性呼吸暂停

通常见于中枢神经系统疾病如颅内出血，缺氧缺血性脑病早期，此时呼吸暂停是惊厥的一种表现形式。脑性呼吸暂停常同时伴有其他轻微发作型惊厥的表现，或伴有肢体强直性惊厥。早产儿脑室内出血时，呼吸暂停往往是唯一症状。

二、处理原则

（1）患儿发生呼吸暂停，均应监护呼吸频率和心率，有条件时使用有呼吸暂停报警的新生儿监护仪。

（2）加强保温，使患儿体温维持在 36℃ 左右；保持颈部伸直位，避免任何物品压迫气管部位；及时清理呼吸道；小心喂养，防止胃内容物反流。

（3）积极治疗原发病，去除各种可能引起呼吸暂停的诱因如低血糖、低氧血症、酸中毒、贫血、感染等。

（4）发生呼吸暂停时，可先用物理刺激促使呼吸恢复，如拍打足底，摇动胸部等。

（5）若呼吸暂停仍不能控制，可用药物兴奋中枢。

1）氨茶碱：首次剂量 5 mg / kg，20 分钟内静脉滴入。12 小时以后给予维持量，2.5 mg / kg，每隔 12 小时静脉滴注或灌肠 1 次。一般有效血药浓度为 7～12 μg / mL，如血药浓度＞15 μg/mL，常发生中毒反应，表现为心动过速、易激惹、腹胀、喂养不耐受等。血药浓度过高，甚至会发生惊厥。

2）纳洛酮：在氨茶碱治疗效果欠佳时，可试用纳洛酮，在与葡萄糖溶液稀释后以 0.5 μg/（kg·min）的速度持续静脉泵入 12～18 h/d。

3）多沙普仑：当上述药物无效时可试用多沙普仑，负荷量 2～3 mg/kg，继之以 0.5～1.5 mg/（kg·h）持续静脉泵入，最大量 2.5 mg/（kg·h），当呼吸暂停得到控制后逐渐减量。不良反应包括：高血压、心动过速、激惹、腹胀、呕吐、血糖升高和惊厥。

药物治疗一般延续到纠正胎龄 34～36 周、无呼吸暂停 5～7 天之后。

（6）频繁反复发作呼吸暂停，或经上述药物治疗无效者，可使用鼻塞持续气道正压通气（CPAP）治疗，压力为 0.294～0.392 kPa（1 mmHg≈0.133 kPa），氧浓度 21%～40%。如鼻塞 CPAP 和药物治疗均无效，可气管内插管用呼吸器治疗。

第四节　湿肺

新生儿湿肺又称暂时性呼吸增快或暂时性呼吸困难。是由肺内液体吸收及清除延迟所致，以出生后不久即出现呼吸困难为临床特征。本病为自限性疾病，一般 2～3 天症状缓解消失，多见于足月或近足月的剖宫产儿。

一、病因和病理生理

胎儿肺泡内含有一定量的液体（30 mL/kg），其主要作用是促进胎肺发育并有利于出生后肺泡的充气扩张。出生前由于血中儿茶酚胺等激素水平升高，肺液分泌受到抑制；出生时胎儿通过产道，由于胸部受到挤压，约 1/3 肺泡液经气道由口、鼻排出；出生后其余肺液经肺淋巴和（或）静脉吸收。一般在出生后 6 小时左右肺液即可完全清除，但由于某些产科因素、妊娠女性状态，以及分娩方式的影响，可导致肺液吸收清除障碍，发生湿肺。

影响肺液吸收清除障碍的常见原因如下：

1. 剖宫产儿

剖宫产儿特别是选择性剖宫产儿，不仅缺乏分娩时的胸部挤压，更缺乏应激反应，儿茶酚胺浓度低下，使肺液潴留过多而更易发生湿肺。

2. 出生后肺泡充气扩张受限

如围生期窒息、大量吸入羊水，以及妊娠女性在分娩中使用大量麻醉镇静剂等，会使患儿出生后肺泡充气扩张受限。

3. 其他因素

如妊娠女性产程中或新生儿出生后输液过量、脐带结扎延迟、胎盘-胎儿输血或胎儿-胎儿输血，均可使中心静脉压升高，阻碍了胸导管回流，导致肺液清除延迟。动脉导管未闭、低蛋白血症，也不利于肺液的吸收。

此外，对于早产儿，由于肺发育不成熟，肺表面活性物质（PS）缺乏，血浆蛋白含量更低，也可导致肺液吸收延迟而发生湿肺。

二、诊断

1. 常见于足月儿或近足月儿，病史中多有上述高危因素。

2. 临床表现

（1）出生后很快出现呼吸急促（>60 次/分），甚至达 100～120 次/分，多数体温正常、吃奶佳、哭声响亮、反应好，但重者也可有发绀、呻吟、拒乳及反应差等。查体可见胸廓前后径增加呈"桶状胸"，听诊呼吸音减低，可闻及湿啰音，还可伴有心动过速，但血压一般正常。

（2）本病属自限性疾病，预后良好。轻者临床表现可持续 12～24 小时，重者可达 72 小时，甚至 4～5 天才能恢复。

3. 辅助检查

（1）动脉血气分析：轻症 pH 值、$PaCO_2$ 和 BE，一般都在正常范围，重症者可有低氧血症、呼吸性和代谢性酸中毒。

（2）X 线检查：以肺泡、肺间质、叶间胸膜积液为特征。①肺泡积液征，肺野呈斑片状、面纱样或云雾状阴影，重者出现类似呼吸窘迫综合征的磨玻璃样，甚至白肺的改变；②肺间质积液征，肺野可见网状条索影；③叶间胸膜积液征，呈毛发线样改变，多在右肺上叶与中叶之间，严重者可呈胸腔积液改变。此外，还可见肺野过度通气、肺门周围血管影增强及心影轻度增大等改变。

三、鉴别诊断

1. 呼吸窘迫综合征

呼吸窘迫综合征是由肺表面活性物质缺乏所致，出生后数小时出现进行性呼吸窘迫，多见于早产儿。近年来随着选择性剖宫产的增加，足月儿呼吸窘迫综合征发病率有不断上升趋势，其临床表现及 X 线征象有时与重度湿肺难以鉴别。但足月儿呼吸窘迫综合征，起病稍迟，症状可能更重，且易并发持续肺动脉高压，使用 PS 后，呼吸困难及胸片均会有不同程度的改善，此点更有助两者鉴别。

2. 大量羊水吸入

常有胎儿宫内窘迫或产时窒息史，症状轻重与羊水吸入量多少有关，呼吸急促大多在复苏后即发生，12～36 小时达高峰。而湿肺大多数无窒息史，呼吸急促出现一般晚于羊水吸入者，且 X 线征象及动态观察也助于两者鉴别。

3. 脑性过度换气

脑性过度换气常见于足月儿伴窒息，或其他原因（如先天性的代谢性疾病）所致的脑水肿，患儿呼吸急促，常伴有呼吸性碱中毒，且胸片很少有异常改变。

四、治疗

1. 一般治疗

加强监护，注意保温，保证适当的液体量及热量供给，早期可给予 10% 葡萄糖，可按 70 mL/（kg·d）静脉滴注。

2. 氧疗及机械通气

对仅有呼吸增快，而无低氧血症的患儿，切忌常规给氧治疗。对有低氧血症者，轻症可选用鼻导管、头罩或面罩等方式给氧。若当 $FiO_2 > 0.4$ 时，可给予鼻塞 CPAP 通气。个别患儿达机械通气指征，应尽早给予呼吸机治疗。

3. 抗生素治疗

本病原则上不主张使用抗生素，但在排除败血症及肺炎之前，建议给予广谱抗生素。

4. 利尿

对肺内水泡音密集，并伴有明显的液体潴留者，可以考虑使用利尿剂，如呋塞米（1 mg/kg）。但有研究显示，本病使用利尿剂对减轻呼吸症状以及缩短住院时间并无显著效果。

第五节 发绀

发绀是皮肤黏膜浅表毛细血管血液中还原血红蛋白增多（>50 g/L）或变性血红蛋白增多（高铁血红蛋白含量超过血红蛋白总量的 15%），导致皮肤和黏膜呈青紫色的一种表现。常发生在皮肤较薄、色素较少和毛细血管较丰富的部位，如唇、指（趾）、甲床等，也称为发绀。皮肤有异常色素沉着者可致假性青紫，青紫不会发生于黏膜，压之不褪色。

一、发生机制

正常人血液含血红蛋白 150 g/L，能携带 20 vol/dL 的氧，即 100 mL 血液能带 20 mL 的氧，即 100% 氧饱和度。正常情况下从肺毛细血管流经左心至体动脉的血液，氧饱和度为 96%（19 vol/dL），而静脉血液的氧饱和度为 72%～75%（14～15 vol/dL）。毛细血管内还原血红蛋白超过 50 g/L 时（血氧未饱和度超过 6.5 vol/dL），皮肤黏膜可出现发绀。血红蛋白浓度正常的患者，动脉氧饱和度（SaO_2）$<85\%$ 时出现发绀。若患者吸入氧能满足 120 g/L 血红蛋白氧合时，从病理生理角度认识机体并不会缺氧；但患者血红蛋白达 180 g/L 时，虽然 $SaO_2 > 85\%$ 亦可出现发绀；而严重贫血（Hb <60 g/L）者虽然 SaO_2 明显降低，但常不能显示发绀。因此，临床出现发绀与否并不能全部确切反映动脉血氧下降情况。

二、原因

（一）血液中还原血红蛋白增加（真性发绀）

1. 中心性发绀

表现为全身性，除四肢及颜面外，也累及躯干和黏膜的皮肤，但受累部位的皮肤是温暖的。发绀的原因多由心、肺疾病引起呼吸衰竭，通气与换气功能障碍、肺氧合作用

不足导致 SaO_2 降低所致。

（1）肺性发绀：即由呼吸功能不全，肺氧合作用不足所致。常见于各种严重的呼吸系统疾病，如喉、气管、支气管的阻塞，肺炎、阻塞性肺气肿、弥漫性肺间质纤维化、肺瘀血、肺水肿、急性呼吸窘迫综合征、肺栓塞及原发性肺动脉高压等。

（2）心性混合性发绀：由于异常通道分流，使部分静脉血未通过肺循环进行氧合作用而人体循环动脉，如分流量超过心输出量的 1/3，即可出现发绀。常见于发绀型先天性心脏病，如法洛四联症和 Eisenmenger 综合征等。

（3）大气氧分压低：如高原病和密闭缺氧等。

2. 周围性发绀

常由周围循环血流障碍所致。表现为肢体末端与下垂部位发绀和皮肤发冷，若给予按摩或加温，可使皮肤转暖，发绀可消退。

（1）瘀血性周围性发绀：常见于引起体循环瘀血、周围血流缓慢的疾病，如右心衰竭、渗出性心包炎、心脏压塞、缩窄性心包炎、血栓性静脉炎、上腔静脉阻塞综合征及下肢静脉曲张等。

（2）缺血性周围性发绀：常见于引起心输出量减少的疾病和局部血流障碍性疾病，如严重休克、暴露于寒冷中和血栓闭塞性脉管炎、雷诺病、肢端发绀症及冷球蛋白血症等。

（3）混合性发绀：中心性发绀与周围性发绀同时存在。可见于心力衰竭等。

（二）血液中存在异常血红蛋白衍生物

异常血红蛋白血症（变性血红蛋白血症）

（1）高铁血红蛋白血症：由各种化学物质或药物中毒引起血红蛋白分子中二价铁被三价铁所取代，使之失去与氧结合能力。当血中高铁血红蛋白量达到 30 g/L 时可出现发绀。常由磺胺类、伯氨喹、亚硝酸盐、硝基苯、苯胺等药物或化学物质中毒所致，也可因大量进食含有亚硝酸盐的变质蔬菜引起（称"肠源性青紫症"）。临床特点是发绀急骤出现，氧疗青紫不退，抽出的静脉血呈深棕色，暴露于空气中也不能转变为鲜红色，只有静脉注射亚甲蓝或大剂量维生素 C 方可使发绀消退。分光镜检查可证实血中高铁血红蛋白存在。

（2）先天性高铁血红蛋白血症：自幼即有发绀，有家族史，身体状况较好。无心肺疾病及导致异常血红蛋白的其他原因。①遗传性 NADH 细胞色素 b5 还原酶缺乏症，该酶先天性缺乏时，不能将高铁血红蛋白转变为正常血红蛋白，血中高铁血红蛋白增多，可高达 50%，属于染色体隐性遗传疾病，发绀可于出生后即发生，也可迟至青少年时才出现；②血红蛋白 M 病，是常染色体显性遗传性疾病，属异常血红蛋白病，系构成血红蛋白的珠蛋白结构异常所致，这种异常血红蛋白不能将高铁血红蛋白还原为正常血红蛋白从而引起发绀。

（3）硫化血红蛋白血症：为后天获得性，服用某些含硫药物或化学品后，血液中硫化血红蛋白达到 5 g/L 即可发生发绀。一般认为本病患者须同时有便秘或服用含硫药物在肠内形成大量硫化氢为先决条件。发绀的特点是持续时间长，可达数月或更长时间，血液呈蓝褐色，用分光镜检查可证实血中硫化血红蛋白存在。

三、诊断思路

（一）病史询问

1. 发绀出现时间

发绀开始出现的时间与疾病存在一定关系。早期发绀（出生 1 周内）见于完全性大动脉错位、右心室发育不良、肺动脉瓣闭锁或严重狭窄、三尖瓣下移畸形或闭锁、单心室、完全性肺静脉畸形引流等，晚期发绀（出生 1 周后）常见于肺动脉瓣闭锁伴室间隔缺损、严重肺动脉瓣狭窄、左心室发育不良综合征、主动脉缩窄伴 VSD、主动脉瓣狭窄、法洛四联症或其他复杂畸形等。

2. 相关病史

有无心肺疾患及其他与发绀有关的疾病史；是否出生及幼年时期就发生发绀；有无家族史；有无相关药物、化学物品及变质蔬菜摄入史和在持久便秘情况下过食蛋类或硫化物病史等。

3. 伴随症状

急性发绀伴意识障碍见于某些药物或化学物质急性中毒、休克、急性肺部感染、急性肺水肿等；发绀伴杵状指（趾）提示病程较长，见于发绀型先天性心脏病及某些慢性肺部疾病；发绀伴呼吸困难见于重症心、肺疾病、气胸及大量胸腔积液等。

（二）体格检查

1. 发绀的程度

重度全身性发绀多见于血液中异常 Hb 增多所致的化学性发绀和早期发绀类 CHD；慢性肺心病急性加重期和晚期发绀类 CHD 患者因常伴有继发性红细胞增多症而表现为明显发绀；急性出现的发绀多不伴红细胞增多，发绀表现一般较轻；伴有休克或贫血的发绀可能症状更不明显；真性红细胞增多症患者的发绀常为紫红色或古铜色；肺性发绀吸氧后可减轻或消失，而心性混血性发绀则不受吸氧影响。

2. 发绀的分布

中心性发绀与周围性发绀不仅在发生机制上不同，而且在临床表现及发绀分布上也存在区别。中心性发绀常呈普遍性分布，累及全身皮肤和黏膜；周围性发绀仅出现于血液循环障碍的部位，尤其是肢体末端。痉挛性血管病变所导致的发绀一般呈两侧对称性分布，尤以双手手指明显，双足或足趾较轻；血管闭塞性疾病（如血栓闭塞性脉管炎、闭塞性动脉硬化症等）常呈非对称性分布，主要累及单侧下肢。另外，有一些疾病引起的发绀呈特殊分布形式，如风湿性心脏病二尖瓣狭窄时常以口唇和双颊部发绀明显（二尖瓣面容），PDA 引起的发绀以下肢或躯干明显（差异性发绀），完全性大血管错位伴 PDA 时头部及上肢发绀明显。

（三）实验室检查

1. 动脉血气分析

对发绀原因鉴别、患者缺氧程度判断及治疗方法选择能提供较大帮助。

2. 心肺功能检查

肺功能检查可了解患者是阻塞性通气功能障碍还是限制性通气功能障碍；心功能检查（超声或单光子发射型计算机断层显像）可发现潜在的心功能不全；心脏 X 线、心电图、超声心动图（包括超声学造影、循环时间测定及心导管检查或选择性心血管造影）结合应用，可帮助判定患者心脏疾病的性质及其心功能损害程度。

3. 纯氧吸入试验

有助于鉴别肺性发绀与心性混血性发绀。

4. 血液检查

对发绀较重而一般情况尚好、心肺检查不能解释发绀原因者，应进行血液特殊检查，以确定有无异常血红蛋白存在。高铁血红蛋白血症患者的静脉血呈深棕色，暴露于空气中或轻微振荡后不转为鲜红色，加入氰化钾或维生素 C 后变为鲜红色。硫化血红蛋白血症患者的静脉血呈蓝褐色，在空气中振荡后不变为红色，且不能被氰化物所还原。低浓度亚甲蓝还原试验、分光镜检查是确定异常血红蛋白血症较特异的诊断方法。

第六节　呕吐

呕吐是新生儿时期常见症状，大部分由内科性疾病引起。外科性疾病引起的呕吐虽是一小部分，但必须及时诊断才不致延误手术时机。

一、病因及临床特点

1. 内科性疾病引起的呕吐

（1）溢乳：由新生儿食管的弹力组织及肌肉组织发育不全所致，不伴腹部肌肉强烈收缩，溢出时冲力不大，不属于真正的呕吐，不影响生长发育。见于喂养不当、食管闭锁、胃食管反流等。随着年龄的增长，于出生后 4～6 个月内消失。

（2）喂养不当：约占新生儿呕吐原因的 1/4。主要由于哺喂不定时、哺乳量过多或不足，配方奶配制浓度及温度不适宜、喂奶前剧烈哭泣吞入过多空气、乳头孔过小或乳头未充盈奶汁、哺喂后即平卧或过多、过早翻动新生儿等不良喂养史。乳头下陷、乳头过大或过小均可引起呕吐。改进喂养方法即可防止呕吐。

（3）咽下综合征：约占新生儿呕吐原因的 1/6。主要由分娩过程中，尤其有宫内窘迫时吞咽污染的羊水或母血刺激胃黏膜所致。特点为：①多有宫内窘迫或出生窒息史；②可在出生后尚未进食即出现呕吐，开奶后加重；③呕吐物为泡沫样黏液或咖啡色液体；

④经1~2天，将吞入液体吐净后呕吐即可终止，严重者可于洗胃后停止。

（4）感染性疾病：新生儿腹泻常伴呕吐，多为胃内容物，也可有胆汁。控制感染、补液后呕吐多先消失。消化道外感染如上呼吸道感染、肺炎、化脓性脑膜炎、先天性肾盂积水伴肾盂肾炎等也都可引起呕吐，呕吐程度轻重不等，呕吐物不含胆汁。治疗原发病后呕吐缓解。

（5）颅内压增高：如脑膜炎、脑积水、颅内出血（尤其硬脑膜下出血）、缺氧缺血性脑病等所致的颅内压增高。呕吐呈喷射性，同时有神志改变、抽搐、尖叫、前囟张力增高、颅缝增宽或裂开、原始神经反射异常等神经系统症状体征。颅内高压缓解后呕吐停止。

（6）贲门-食管松弛症：与食管神经肌肉发育不全有关，有时与食管裂孔疝并存，或合并反流性食管炎和（或）食管溃疡。特点为：①常表现为溢乳，重者也可为喷射性呕吐；②呕吐物不带胆汁，如并发反流性食管炎，呕吐物可带有鲜血或咖啡样物；③24小时食管 pH 值监测是诊断为食管反流的最可靠、最敏感的方法，pH 值<4 所占时间超过总时间 10% 以上提示有病理性反流存在；碘油造影透视下可见碘油反流至食管；④采取半卧及右侧卧位后即停止呕吐，出生后 1~2 个月可痊愈。

（7）幽门痉挛：由幽门括约肌阵发性痉挛所致。特点为：①呕吐多在出生后 1 周内开始，常为间歇性，呈喷射性，呕吐物不含胆汁；②无明显腹胀，胃型及蠕动波均较少见；③试用阿托品治疗症状缓解者支持本病诊断。

（8）胎粪性便秘：多与胎粪排出延迟有关。特点为：①常发生于早产儿、母体产前用过麻醉剂或硫酸镁的新生儿，或有呼吸窘迫、颅脑损伤、败血症、甲状腺功能减退症、巨结肠等病的新生儿；②呕吐物呈褐绿色或褐黄色粪便状物，出生后数日排便极少，或胎便排出时间延长，常伴有腹胀，并可触及粪块；③肛检或生理盐水灌肠排便后呕吐停止。

（9）遗传代谢病：多为顽固性呕吐，常伴其他症状，如氨基酸代谢障碍者可有精神症状、酸中毒、生长发育障碍、尿有特殊气味等；糖代谢障碍者可有腹胀、黄疸、肝大或白内障等；肾上腺皮质增生可有性征异常、色素沉着、失水等，并可有肾上腺危象。

2. 外科性疾病引起的呕吐

（1）食管闭锁：①出生时有羊水过多史；②出生后即出现过多的流涎吐沫，或唾液积聚在咽部滚滚作响，喂乳后即呕吐，甚至发生吸入性肺炎；③下胃管受阻而由口腔或鼻腔反出，应高度怀疑；④碘油造影可明确诊断。

（2）幽门肥厚性狭窄：①出生后 2~3 周方出现呕吐，呈喷射状，呕吐物不含胆汁，量多；②右上腹可能触及坚硬活动的橄榄样肿块；③稀钡餐检查可见胃扩大，胃排空时间延长，若见到鸟嘴状的幽门管入口及延长而狭窄的幽门管，即可确诊。

（3）胃扭转：因为新生儿胃韧带松弛，胃呈水平位，故易发生胃扭转而呕吐。特点为：①多于出生后 1~3 天发病；②进食后即刻发生呕吐，呕吐物为奶，可伴轻度腹胀，但无明显蠕动波；③钡餐造影见胃大弯位于胃小弯之上有双胃泡双液面，可明确诊断。

（4）膈疝：食管裂孔疝以呕吐或呕血为主要症状，有呼吸困难、发绀表现，稀钡餐造影可明确诊断。

（5）肠梗阻：①梗阻部位越高，呕吐出现越早，呕吐物多含有胆汁；②多伴有腹胀，梗阻部位越低，腹胀越明显；③立位腹平片有助于明确梗阻部位，并根据肠道有无气体决定梗阻类型。

（6）先天性巨结肠：①先有胎便排出延迟、腹胀，而后出现呕吐；②肛检或灌肠后有大量气体及胎便排出。腹胀减轻，呕吐缓解；③钡剂灌肠常能明确诊断。

二、诊断

根据下列几点做出初步诊断。

1. 详细询问病史

（1）生产史中羊水过多常提示消化道闭锁。

（2）从喂养史可了解喂养是否恰当。

（3）从呕吐开始时间可区别肠道闭锁或幽门肥厚性狭窄。

（4）呕吐方式如喷射状可能为先天性消化道畸形，溢乳则可能为贲门松弛。

（5）从呕吐物性质可帮助诊断梗阻部位，如只有黏液和唾液提示梗阻在食管，有乳汁或乳块提示梗阻在幽门或十二指肠壶腹以上，呕吐物含胆汁表明梗阻在壶腹以下，如含粪质说明梗阻在小肠下部或在结肠。

（6）了解伴发疾病和呕吐的关系，如肺炎、肾盂肾炎等都可发生呕吐。

2. 体格检查

（1）检查腹胀的部位、程度、胃型和肠型，对诊断梗阻的部位有帮助。幽门和十二指肠梗阻时腹胀仅限于上腹部，可看到胃型。梗阻部位越低腹胀越广泛，且可见肠型。

（2）幽门肥厚性狭窄时，在近脐部右上方可扪到橄榄大小硬块。有肾盂积水时，可在一侧腰部扪及一软而大的块状物。

（3）身体其他部位的检查如有感染病灶，则呕吐可能是感染性疾病时的一个症状。

（4）肛门指检对诊断肛门狭窄、先天性巨结肠、胎粪性便秘有重要意义。

（5）诊断脱水、酸中毒程度对液体治疗有关。

3. X线检查

直立位腹部平片可提示完全性梗阻的部位。对不完全性梗阻则需进一步用碘剂或钡餐检查，早产儿和体弱儿则以用碘剂为妥，因如发生呕吐和吸入时影响较少。疑有幽门肥厚性狭窄可做稀释钡剂检查以证实，诊断巨结肠可做钡剂灌肠。

4. 特殊检查

如对肾上腺皮质增生症可做尿 17-酮类固醇测定，硬脑膜下出血可做硬膜下穿刺等。

三、治疗

1. 明确诊断，治疗基本病因

喂养不当者，指导合理喂养；羊水吞入引起呕吐可用生理盐水或 1% $NaHCO_3$ 洗胃；幽门痉挛可在喂奶前 10~15 分钟服 1:1000 阿托品 1 滴，每天增加 1 滴至面红为止，持续一段时间；胃食管反流可体位治疗并用多潘立酮（吗丁啉）每次 0.2 mg/kg，或西沙比利每次 0.2 mg/kg，喂奶前 20 分钟口服，每天 2~3 次。胃肠道先天畸形应及早手术治疗。

2. 对症治疗

（1）内科性疾病引起呕吐者一般宜采取上半身抬高、右侧卧位，以防呕吐物呛入引起窒息或吸入性肺炎。

（2）外科性疾病引起呕吐者应禁食；腹胀明显应做胃肠减压。巨结肠患儿做结肠灌洗，一般不必禁食。

（3）纠正水电解质紊乱，供给适当热能。

第七节　黄疸

黄疸是一种症状和体征，由胆红素代谢障碍而引起血清内胆红素浓度升高而造成皮肤、巩膜、黏膜等组织及某些体液黄染的一种表现。正常血清总胆红素（STB）含量少于 17.1 μmol/L。当含量为 17.1~34.2 μmol/L 时为隐性黄疸；34.2~171 μmol/L 时为轻度黄疸；171~342 μmol/L 时为中度黄疸；>342 μmol/L 时为重度黄疸。

一、发生机制

（一）胆红素形成过多

各种原因引起的红细胞破坏过多、胆红素在体内形成过多和超过肝脏处理胆红素的能力、大量未结合胆红素在血中积聚而发生黄疸，包括溶血性与非溶血性两大类。大量溶血时，红细胞破坏释放的大量血红蛋白即成为胆红素的来源；非溶血性的胆红素形成过多则多见于无效造血而产生过多胆红素。造血功能紊乱时，较多的血红蛋白在骨髓内未成为成熟的红细胞时就发生分解，无效造血增强，旁路胆红素生成过多导致旁路高胆红素血症，包括同族免疫性溶血、红细胞形态异常、红细胞酶缺陷、血红蛋白病、红细胞增多症、体内出血、感染、肝肠循环增多、维生素 E 缺乏和低锌血症、药物所致溶血等。

（二）肝脏胆红素代谢障碍

1. 肝细胞对胆红素摄取障碍

肝细胞胞浆膜蛋白结合胆红素的作用较强，胆红素与白蛋白结合进入肝细胞，某种抗体削弱此膜蛋白的作用而使其发生摄取障碍，Y 蛋白和 Z 蛋白为胞浆载体蛋白，在胆红素进入肝细胞后，与之相连而运送至滑面内质网。当 Y 蛋白或 Z 蛋白含量和转运能力下降时，血中未结合胆红素即可增高。

2. 肝细胞对胆红素结合障碍

胆红素被肝细胞摄取后，在滑面内质网由葡萄糖醛酸转移酶（UDPGT）催化，与葡萄糖醛酸结合。当此酶含量减少或活性降低，未结合胆红素转化为结合胆红素减少，某些激素如孕酮、胰泌素、地塞米松等可增加 UDPGT 活性，而睾酮则使之减弱。某些药物如利福平、新霉素亦可抑制此酶活性，而巴比妥类药物可诱导此酶活性加强。

3. 胆红素排泄障碍

（1）肝内排泄障碍：肝细胞内结合胆红素与胆固醇、胆汁酸盐、卵磷脂、水及电解质组成胆汁，通过高尔基复合体和微绒毛，分泌到毛细胆管。由先天性或获得性原因导致肝细胞胆汁排泄障碍，结合胆红素排入毛细胆管受阻。常见于各种类型肝炎（乙型肝炎病毒、巨细胞病毒、风疹病毒和 EBV 感染等病毒性肝炎等）、先天性代谢障碍和先天性遗传病等。

（2）肝外排泄障碍：胆汁由胆管排入肠道受阻，导致阻塞上部的胆管内大量的胆汁淤积，胆管扩张，压力升高，胆汁通过破裂的小胆管和毛细胆管而流入组织间隙和血窦，引起血内胆红素增多，产生黄疸。见于先天性胆道闭锁、先天性胆总管囊肿等。

二、病因

按照发病机制可以分为溶血性黄疸、肝细胞性黄疸和胆汁淤积性黄疸；按解剖学可分为肝前性、肝性和肝后性黄疸；从治疗角度分为外科黄疸和内科黄疸；根据胆红素性质分为以非结合胆红素增高为主和以结合胆红素增高为主的黄疸。

三、诊断思路

（一）鉴别皮肤黄染

首先要确定是否有黄疸，应在充足的自然光线下进行检查。应注意皮肤、口唇和睑结膜的颜色，有无抓痕，有无瘀斑、瘀点、肝掌及蜘蛛痣等，有无淋巴结肿大，腹部有无压痛、反跳痛、腹肌紧张，有无肝脾大，有无水肿、腹水，有无意识障碍及肌张力改变。

由溶血引起的黄疸，皮肤呈柠檬色，伴有睑结膜苍白；肝细胞损害所致黄疸呈浅黄色或金黄色，慢性肝病可见肝病面容、肝掌和蜘蛛痣等；胆汁淤积性黄疸呈暗黄、黄绿和绿褐色，有时可见眼睑黄瘤。

（二）明确黄疸类型

母乳性黄疸是指发生在健康足月的母乳喂养儿中的以未结合胆红素为主的非溶血性高胆红素血症，常紧接生理性黄疸而发生，亦可在减轻后又加重，即胆红素峰值常在出生后 7～14 天出现，黄疸持续 2～3 周甚至 2～3 个月才消退。婴儿除黄疸（皮肤色黄而鲜亮）外完全健康，吃奶好，尿便正常，体重增长满意。停母乳 3～5 天，胆红素明显下降。其机制可能与母乳内含有抑制 UDP-葡萄糖醛酸基转移酶活性或促使胆红素肝肠循环的物质有关。

不同类型黄疸其治疗方法及预后差异很大。感染所致胆汁淤积性黄疸，应积极抗感染治疗，祛除病菌，清除内毒素血症是最重要的措施；药物所致淤积性黄疸首先要立即停药，一般在停药后数周内清退，但有少数慢性病例需数月或 1 年以上才能消退黄疸，无须特殊治疗；而对于自身免疫性胆管疾病需要根据不同类型选择合理方法，如 PSC 在糖皮质激素和青霉素胺效果不明显，需要外科手术、人工肝移植等。因此，黄疸类型的区分显得至关重要，临床常根据病史、体格检查结合辅助检查综合分析，明确黄疸类型，找出黄疸原因。

（三）重视病程过程

1. 询问详细病史

详细了解黄疸患儿发病急缓，黄疸持续还是呈间歇性发作，是否进行性加重，有无肝炎接触史、输血史及毒物接触史，既往有无类似病史，是否有家族遗传病史。

2. 了解年龄特点

婴儿期黄疸常见有新生儿生理性黄疸、先天性胆管闭塞、先天性溶血性和非溶血性黄疸、新生儿肝炎等。儿童期考虑病毒性肝炎、先天性溶血性及非溶血性黄疸。

3. 观察起病方式和病程

一般急骤出现的黄疸常见于急性肝炎、胆囊炎、胆石症和大量溶血；黄疸缓慢或较隐匿发生时，多为癌性黄疸或溶血性黄疸和先天性非溶血性黄疸。急性病毒性肝炎的黄疸一般在 1～2 周达高峰，1～2 个月内消退；胆石症的黄疸往往呈间歇发作，黄疸呈波动性；原发性胆汁性肝硬化、继发性胆汁性肝硬化及遗传性高胆红素血症的黄疸可持续数月至数年；慢性溶血性黄疸在急性溶血危象时可迅速出现深度黄疸。

4. 是否有发热

肝胆系统有急性化脓性感染时常有高热、寒战，而且常发生在上腹剧烈绞痛之后。病毒性肝炎在黄疸出现前常有低热，少数患者可发生高热，但持续时间一般不超过 2 周。肿瘤组织坏死或继发感染也可引起发热。溶血性黄疸多先有高热，随即出现黄疸。尿或粪颜色的改变：急性溶血时有酱油色尿，粪便颜色加深；肝细胞性黄疸时尿色加深，粪便颜色浅黄；胆汁淤积性黄疸时尿如浓茶，粪便为浅灰或陶土色。

5. 注意伴随症状

（1）皮肤瘙痒：胆汁淤积性黄疸常有明显皮肤瘙痒，且持续时间较长；肝细胞性黄疸可有皮肤瘙痒；溶血性黄疸一般无皮肤瘙痒。

（2）腹痛：隐痛多见于病毒性肝炎；右上腹阵发性绞痛多见于胆结石或胆道蛔虫；病毒性肝炎常在黄疸出现前不久出现厌食、饱胀等消化不良表现，而肿瘤患者在黄疸出现前多有较长时间消化不良。

6. 了解用药史

尤其注意肝损害药物。

（四）依靠必要的辅助诊断

1. 胆红素与尿胆原检查

血清胆红素测定有助于判断有无黄疸，黄疸程度及鉴别黄疸的性质。溶血性黄疸尿液不含胆红素，肝细胞性和梗阻性黄疸尿中胆红素均呈阳性反应。急性大量溶血时尿液中尿胆原显著增加，慢性少量溶血时尿胆原含量变化不大，肝细胞性黄疸时尿液尿胆原可增加，肝内胆汁淤积时尿胆原可减少甚至消失。粪中尿胆原在胆汁淤积性黄疸时可见下降，结石性梗阻常为不完全性，而癌性梗阻则可完全性。长期粪中尿胆原减少，提示癌性黄疸。

2. 血液检查

血常规、网织红细胞计数、外周血涂片、红细胞脆性试验及溶血实验等有助于诊断溶血性黄疸。血清酶学对黄疸的病因诊断可有一定帮助，肝细胞坏死时主要是转氨酶升高，胆汁淤积时以碱性磷酸酶（ALP）和 γ-谷氨酰转肽酶等升高为主。血胆固醇、胆固醇酯反映肝细胞的脂质代谢功能以及胆系的排泄功能。维生素 K 在肝细胞内能促使凝血酶原形成，肝细胞性黄疸时凝血酶原的形成减少，凝血酶原时间延长，梗阻性黄疸时凝血酶原时间也可延长。正常人血清胆汁酸含量不超过 10 μmol/L，肝胆疾病时胆汁酸代谢发生紊乱，肝细胞对胆汁酸与胆红素摄取和排泄机制不同，在非结合型高胆红素血症（如 Gilbert 综合征）及溶血性黄疸时，并不存在胆汁酸潴留，故有助于黄疸鉴别。

3. 免疫学相关检查

慢性活动性肝炎时 IgG 明显增高，原发性胆汁性肝硬化时 IgM 显著上升，肝外梗阻时免疫球蛋白则为正常。甲胎蛋白（AFP）检测有助于肝癌及遗传代谢性病的相关诊断。自身抗体测定（如抗线粒体抗体、抗平滑肌抗体、抗 Smith 抗体和抗脂蛋白抗体）有助于自身免疫性肝损伤的诊断。

4. 影像学检查

B 超检查对肝脏的大小、形态、肝内有无占位性病变、胆囊大小及胆道系统有无结石及扩张、脾脏有无肿大、胰腺有无病变等有较大的帮助。腹部平片可发现胆道结石和胰腺钙化。胆道造影可发现胆管结石，并可判断胆囊收缩功能及胆管有无扩张。CT 对显示肝、胆、胰等病变及鉴别引起黄疸的疾病较有帮助。MRI 具有较高的软组织分辨率，能更清楚的显示病变的部位和性质。

5. 经十二指肠镜逆行胰胆管造影（ERCP）和经皮肝穿刺胆管造影（PTC）

两者都可以显示胆管梗阻的部位、梗阻程度以及病变性质、ERCP 创伤小，可经造影区别肝外或肝内胆管阻塞的部位。也可了解胰腺有无病变。PTC 能清楚显示整个胆道系统，可区分肝外胆管阻塞与肝内胆汁淤积性黄疸，并对胆管阻塞的部位、程度及范围有所了解。

6. 其他

放射性核素检查，通过注射放射性核素或其标志物，利用组织间放射性核素浓度差异提示病变部位，了解肝有无占位性病变。肝穿刺活检对疑难黄疸病例的诊断有重要的帮助，尤其对遗传性非溶血性黄疸的鉴别诊断更有价值，对肝内胆管扩张及凝血机制障碍者不宜进行。剖腹探查经多项检查不能明确诊断及怀疑恶性病变时可考虑剖腹探查。

第二章 新生儿疾病

第一节 高危新生儿

高危妊娠包括高危孕产妇和高危新生儿两个方面，高危因素有可能是固定或者是动态的。存在高危因素的胎儿和新生儿不是所有都出现疾病，只有一部分出现相应的疾病，但是，高危新生儿的发病率和死亡率远远高于正常新生儿。另外高危因素的出现，可能出生后立即表现出来，某些疾病在出生之后数日方能表现出来，故对高危新生儿的监测不仅在产前和生产之中进行检测，出生后继续监测，及时发现问题，采取适当的措施。

一、病因

妊娠女性年龄>40岁或<16岁，孕周<37周或者>42周。新生儿出生体重<2.5 kg或者>4 kg，新生儿 Apgar 评分1分钟<3分，5分钟<7分。有异常分娩史、死胎、死产、流产史；妊娠期有异常情况，妊娠早期有出血，并患有妊娠高血压综合征、心脏病、肾功能不全，糖尿病等疾病；妊娠女性有不良嗜好，抽烟或者酗酒，有吸毒史。

1. 胎儿方面的问题

低出生体重儿，小于胎龄儿，宫内发育迟缓，过期产，胎心频率和节律异常；小儿脐带脱垂，脐带绕颈、打结。出生体重与妊娠周龄有偏离者；多胎妊娠、两次妊娠间隔小于半年者；有剖宫产者，前置胎盘或胎盘早剥，新生儿有贫血或窒息。

2. 新生儿方面的问题

持续性或者进行性的呼吸窘迫、发绀呼吸节律不整、反复呼吸暂停；心律异常；全身苍白水肿，出生24小时内出现黄疸；神志异常伴有反应差，惊厥；体温不升，面色发灰，不吸吮；严重先天畸形。例如先天性心脏病、食管气管瘘、膈疝等疾病。

3. 分娩过程中的问题

剖宫产儿，先露异常，臀位，横位，胎头吸引术，产钳助产术，宫缩无力滞产。羊水过多或过少，胎盘脐带有畸形者。孕产妇有感染，胎膜早破超过24小时者，新生儿有感染的可能性显著提高；生产过程中的高危因素，如胎儿宫内窘迫、脐带脱垂、产程异常。

4. 其他方面

（1）既往史异常妊娠史，胎儿畸形、新生儿死亡和血型不合。

（2）异常生产史难产史，阴道难产史、臀位分娩史。

（3）孕产妇本人及亲属中有遗传病史，孕产妇暴露于物理化学因素或者服用致畸药物。

具体原因见表 2-1。

表 2-1　高危新生儿常见原因

妊娠女性高危因素	对胎儿（新生儿）的危害
社会因素	
重体力劳动、营养不良等	早产、宫内生长迟缓
吸烟	宫内生长迟缓，肺发育不良
酗酒	胎儿酒精中毒综合征
妊娠女性高危因素	对胎儿（新生儿）的危害
吸毒	早产、窒息、撤药综合征
疾病	
妊娠高血压综合征、高血压病，心脏病	窒息，早产、宫内生长迟缓
哮喘、肺部疾患	窒息、早产、宫内生长迟缓
慢性肾炎	窒息、早产、宫内生长迟缓
多囊肾	多囊肾
血型不合（RH、ABO）	胎儿水肿、贫血、高胆红素血症
贫血	胎盘早剥、早产，宫内生长迟缓
糖尿病	巨大儿、肺透明膜病，低血糖
甲状腺功能减退	甲状腺功能减退症、流产
甲状腺功能亢进症	甲状腺功能亢进症
癫痫	窒息
重症肌无力	重症肌无力
病毒感染（巨细胞病毒、风疹、疱疹、水痘，乙型肝炎等病毒）	相应病毒感染、先天性心脏病
梅毒螺旋体	先天性梅毒
分娩时麻醉剂过量	呼吸抑制、中枢神经系统抑制
镇痛药	呼吸抑制、撤药综合征
镇静催眠药	中枢神经系统抑制、致畸
抗癫痫药	致畸
硫酸镁	高镁血症、呼吸抑制
硫酸盐，抗凝血药	新生儿出血
性激素	性征异常、致畸
缩宫素	窒息
氯霉素	灰婴综合征、诱发 G-6-PD
磺胺类、呋噻类	诱发 G-6-PD、胆红素脑病
妊娠女性高危因素	对胎儿（新生儿）的危害

（待续）

表 2-1（续）

妊娠女性高危因素	对胎儿（新生儿）的危害
化学毒品接触	致畸
孕产期情况	
妊娠女性＞35 岁或＜16 岁	流产、早产、畸形
早产	窒息、低体重、早产儿易感性疾病
过期产	窒息、胎粪吸入综合征
先兆子痫、子痫	早产、窒息
双胎妊娠	早产，低体重，窒息、胎儿-胎儿输血
多胎妊娠	流产、早产、低体重、窒息
胎儿过小	小于胎龄儿、低血糖、低血钙
胎儿过大	巨大儿、产伤、窒息
绒膜细胞染色体异常	染色体病
羊水过多	脐带脱垂、食管闭锁、神经管缺陷
羊水过少	过期产，多囊肾，尿道梗阻
胎盘（前置、早剥、帆状、多叶）	宫内失血、流产、窒息
脐带（脱垂、扭结、绕颈、过短）	窒息
先露异常（臀位、横位、肩先露）	窒息、产伤、颅内出血
宫缩异常（无力、强直、破裂）	滞产、窒息
器械助产（产钳、吸引器）	窒息、产伤，颅内出血
剖宫产	湿肺
不洁分娩	破伤风

二、高危新生儿的临床表现

（1）围生期窒息，1 分钟及 5 分钟 Apgar＜7 分。

（2）呼吸急促，＞60 次/分，伴有呼吸困难，三凹征阳性，呼吸节律不规则伴有呼吸暂停，皮肤发绀者。

（3）新生儿淡漠、激惹甚至惊厥，前囟平紧或隆起者。

（4）存在低血压者，伴有出血、失血表现。

（5）先天性畸形需要急症手术者，如食管气管瘘、膈疝、大血管错位。

（6）出生之后 24 小时内出现黄疸，母子血型不合者。

（7）频繁呕吐，出生之后 24 小时未排便者。

（8）体温不升或者高热者。

（9）早产儿，小于胎龄儿，大于胎龄儿，过期产儿。

（10）不同类型的婴儿由生理基础不同，所产生的高危病症也有所不同。

（11）新生儿呼吸窘迫综合征，颅内出血，卵圆孔开放，动脉导管开放，持续胎儿循环，早发性和晚发性呼吸暂停，新生儿坏死性小肠结肠炎，代谢紊乱（低血糖、高血糖），新生儿寒冷损伤综合征。

三、高危胎儿的监护

1. 先天畸形产前诊断

出生缺陷是指胎儿在母体的子宫内出现了发育异常，轻微畸形对身体影响不大，严重畸形可致新生儿死亡或者留下终身残疾。据统计，我国每年有 30 万～40 万新生儿有严重出生缺陷，给社会和家庭带来了严重的问题。

2. 产前诊断的指征

在胎儿发育的过程中通过直接和间接的方法了解胎儿的健康发育情况，有无遗传代谢疾病或者先天畸形，确定后可采取早期干预措施。

3. 有创的监测手段

羊水细胞监测，孕 16～20 周时，进行羊膜腔穿刺术抽 20 mL 羊水，进行染色体核型检查。妊娠早期采用绒毛活检术，进行细胞培养和染色体核型分析。还可以经皮采脐血 2 mL，检测胎儿血友病、血红蛋白异常。目前，妊娠中期可使用胎儿镜采皮肤标本，诊断遗传性皮肤病。

4. 无创监测手段

B 型超声诊断的特点一是安全，二是可以重复进行。例如，先天性神经管缺陷的筛查、先天性心脏病的筛查。MR 可用于脑瘤的筛查。

目前，有关胎儿的监测正在逐步开展，如胎儿生长发育监测、胎儿宫内储备力测定、胎儿胎盘功能测定。

第二节　新生儿窒息

一、概述

新生儿窒息是指新生儿因缺氧发生宫内窘迫及娩出过程中引起呼吸、循环障碍，在出生后 1 分钟内，迟迟不出现自主呼吸，但心跳仍存在。窒息是新生儿最常见的病症，也是新生儿死亡及伤残的主要原因。近年来复苏方法虽有改进，但还不够普及，预防和操作规范化也亟待加强。

二、临床特点

1. 症状与体征

若宫内窒息，首先出现胎动增加、胎心增快（＞160 次/分）、肠蠕动增加、肛门括约肌松弛、排出胎粪。羊水可能被胎粪污染为黄绿色。若缺氧继续，则会出现心率减慢

（＜120 次/分）、胎心减弱且不规则，最后消失。产后窒息一般根据窒息轻重分发绀窒息（轻度）和苍白窒息（重度）（表 2-2）。

表 2-2 发绀窒息与苍白窒息的表现

体征	发绀窒息（轻度）	苍白窒息（重度）
皮肤	发绀	苍白
心跳	心音有力	初慢，后弱而不规则
呼吸	浅或间歇	几乎无或缺如
对刺激反应	有	无
肌张力	正常或增强	松弛或消失

也可采用 Apgar 评分法来判断窒息的轻、重程度（表 2-3）。

表 2-3 新生儿 Apgar 评分

体征	0 分	1 分	2 分
皮肤颜色	全身发绀或苍白	躯干红，四肢发绀	全身红
心率（次/分）	无	＜100	≥100
刺激反应（用导管插鼻孔、用手指弹足底）	无反应	皱眉	皱眉，咳嗽或喷嚏，哭
肌张力	松弛	四肢稍屈曲	四肢能活动
呼吸情况	无	慢，不规则	有力，哭声响亮

Apgar 的评分 8～10 分为正常。4～7 分为轻度窒息或发绀窒息。0～3 分为重度窒息或苍白窒息。出生后 1 分钟内即评分，如不正常应继续做 5 分钟评分或更长时间的评分。

Apgar 系人名，为了便于评分记忆，Apgar 评分中第一个 A 是指 appearance，即肤色红润程度；P 是指 pulse，即脉搏或心率；G 是指 grimace，即刺激后反应；第二个 a 是指 activity 肌张力；R 是指 respiration 呼吸。

出生后窒息经过抢救，多数婴儿呼吸很快好转，哭声响亮，皮肤转红，四肢活动增多。少数严重者常呈休克状态，皮肤苍白，体温低下，四肢发冷，呼吸表浅而不规则，哭声微弱、呻吟、吸气性三凹征。深吸气时前胸隆起，膈肌下移。听诊偶闻及粗大湿啰音或捻发音，叩诊可有浊音，心音有力，心率增快，可闻及轻度收缩期杂音。四肢松弛，可有震颤样动作。

2. 症状加重及缓解因素

（1）加重因素：护理不当、感染。

（2）缓解因素：吸氧。

3. 并发症

窒息时缺氧，并非只限心肺，而是全身性的多脏器受损，严重者往往伴有并发症。

（1）脑：缺氧缺血性脑病（HIE）是新生儿窒息后的主要并发症。

（2）心：由于缺氧时影响传导系统和心肌，轻症时房室传导延长，T 波变平或倒置，重症时心率不齐或缓慢，常能听到收缩期杂音。酸中毒时心肌收缩力减弱而心输出量减少，血压下降，进一步影响了冠状动脉和脑动脉的灌注，最后出现心力衰竭。据报道，窒息后心力衰竭发生率达 22.5%。超声心动图见到心房水平右向左分流者是窒息后心力衰竭的重要依据。多普勒测定心输出量则可观察心功能损害程度及其恢复情况。

（3）肺：主要表现为呼吸紊乱，在羊水吸入的基础上容易继发肺炎。经过积极复苏者尚需注意气胸。有肺水肿和肺血管痉挛可伴发通气弥散障碍，肺动脉压力增高可促使动脉导管重新开放恢复胎儿循环，加重缺氧可致肺组织受损，出现肺出血。

（4）肝：窒息缺氧可降低胆红素与清蛋白的联结力，使黄疸加深，时间延长。也可因肝受损和 II、V、VII、IX 及 X 等凝血因子的减少而易发弥散性血管内凝血（DIC）。

（5）其他：重度窒息儿肾功能低下易引起低钠血症。胃肠道受血液重新分布的影响易产生坏死性小肠结肠炎。由于无氧代谢糖原消耗剧增，容易出现低血糖。钙调节功能减弱，易发生低血钙。

三、诊断与鉴别诊断

（一）诊断分型

本病又称新生儿缺氧、围生期窒息。

（二）诊断标准

1. 诊断标准

主要通过病史和临床表现做出诊断。

（1）新生儿面部与全身皮肤发绀。

（2）呼吸表浅或不规律。

（3）心律规则，强而有力，心率 80～120 次/分。

（4）对外界刺激有反应，肌张力好。

（5）喉反射存在。

（6）具备以上表现为轻度窒息，Apgar 评分 4～7 分。

（7）皮肤苍白，口唇暗紫。

（8）无呼吸或仅有喘息样微弱呼吸。

（9）心律不规则，心率<80 次/分，且弱。

（10）对外界刺激无反应，肌肉张力松弛。

（11）喉反射消失。

（12）具备以上 7～11 项为重度窒息，Apgar 评分 0～3 分。

2. 疗效判定

痊愈：经积极复苏抢救，新生儿呼吸平稳，哭声响亮，皮肤红润，心率>100 次/分，肌张力正常，反应良好。好转：经复苏抢救，Apgar 评分较原有水平上升，但仍未达正常新生儿状态。未愈：经复苏抢救，Apgar 评分无上升或反而下降，患儿自主呼吸不能建立或仍不规则，皮肤苍白、发绀，心率慢，反应弱或消失，甚至可能复苏失败而死亡。

（三）鉴别诊断

本病需与下列疾病鉴别（表 2-4）。

四、辅助检查及治疗

（一）接诊检查

1. 实验室检查

血液气体分析可显示呼吸性酸中毒或代谢性酸中毒。当胎儿头皮血 pH 值≤7.25 时提示胎儿有严重缺氧征，需准备各种抢救措施。出生后应多次测 pH 值、$PaCO_2$ 和 PaO_2，为使用碱性溶液和供氧提供依据。根据病情需要还可选择性测血糖、血钠、血钾、血钙。

2. 胸部 X 线检查

胸部 X 线可表现为边缘不清，大小不等的斑状阴影，有时可见部分或全部肺不张，局灶性肺气肿，类似肺炎改变及胸腔可见积液等。

3. 心电图检查

P-R 间期延长，QRS 波增宽，波幅降低，T 波升高，ST 段下降。

表 2-4　新生儿窒息的鉴别

误诊征象	疾病	病因或诱因	误诊征象特征	伴随症状与体征	相关检查
惊厥、昏迷等	新生儿低血糖	妊娠女性患妊娠高血压、糖尿病，小于胎龄儿、饥饿、窒息、寒冷损伤、先天性心脏病、新生儿败血症、溶血病等病史	血糖降低	喂养困难、气急、呼吸暂停、发绀、肌张力低下、颤抖	血糖降低
嗜睡、呕吐、惊厥昏迷等	新生儿低钠血症	有导致低钠血症的各种诱因，如早产儿出生时窒息、腹泻、使用氨茶碱、利尿药等病史	血清钠＜120 mmol/L	淡漠、嗜睡、呕吐、惊厥、昏迷等	血清钠＜120 mmol/L
易激惹	撤药综合征	妊娠女性有药物成瘾史，主要是镇静药，如二醋吗啡、美沙酮、芬太尼、地西泮等	常在出生后24～48 小时发病，患儿发热、出汗、呕吐、腹泻、心率及呼吸增快	烦躁不安，高调哭叫，反射亢进，吸吮要求增加，且动作不协调，有肌阵挛震颤、抽搐、嗜睡、呼吸暂停	

（二）规范处理

1. 一般治疗

暖箱温度或室温应保持中性环境温度。加强呼吸道护理，及时清理口咽分泌物，6 小时后如不能喂养，应静脉补充葡萄糖溶液。

2. 病因治疗

（1）保持呼吸道通畅：胎头娩出后不应急于娩肩，应立即吸出口、咽、鼻内的黏液。如见胎粪，在胎儿娩出后，为防止新生儿过早开始呼吸，用双手环绕并紧箍患儿胸部，在喉镜直视声门下立即吸出或用长棉签卷出黏稠胎粪；如声门涌出黏液或胎粪，则应气管插管后负压吸引，尽可能将胎粪吸除干净，未吸净前切忌刺激使患儿哭或呼吸。

（2）建立呼吸：轻度窒息者先通过触觉刺激（如弹足底或摩擦患儿背部）来建立呼吸，但触觉刺激 2 次无效者应立即改用下述方法：①口对口人工呼吸；②气囊面罩复苏器加压给氧；③气管插管加压给氧。

（3）建立正常循环：经上述处理后心率仍<60～80 次/分，立即行胸外心脏按压，部位为胸骨下 1/3 处（双乳头连线之下），方法有指按压法和拇指手掌按压法两种。每分钟按压 120 次，且应与给氧人工呼吸相配合，即每按 3 次心脏，进行 1 次人工呼吸，测 6 秒心率，若达不到 80 次/分，说明心脏不足以维持基础循环的需要，需继续按压。

（4）药物治疗：极少数重度窒息患儿气管插管加压给氧和胸外心脏按压 30 秒后无好转，才考虑加用药物治疗。对临产前有胎心音而出生时已无心跳者，则需在气管插管胸外心脏按压的同时立即用药。给药途径有 3 种，即脐静脉，末梢静脉、气管内滴注。所用药物有：①肾上腺素，1∶10 000 浓度 0.1～0.3 mL/kg 静脉推注或再加用生理盐水 1∶1 稀释后气管内滴入。用于经 100% 纯氧正压呼吸及胸外心脏按压，持续 30 秒，心率仍<80 次/分或无心率者；②碳酸氢钠，一定要在建立良好的呼吸通气前提下应用，窒息急救中，可用 5% 碳酸氢钠 2～3 mL/kg，加 5% 糖水或注射用水等量稀释后，从脐静脉缓慢推注；窒息复苏后，以血气值计算用量；③扩容药，当心律正常而脉搏弱，给氧后仍苍白，复苏效果不明显，考虑血容量不足或有急性失血依据时应使用扩容药，可用全血、血浆、自身胎盘血、5% 人清蛋白或生理盐水等，用量为 10 mL/kg；④多巴胺和多巴酚丁胺，用量为 0.6×体重（kg）＝每 10 mL 溶液内加入两药各自的毫克数，有增强心脏收缩力和升高血压的作用，多巴胺半衰期短，只有 2～5 分钟，与多巴酚丁胺合用效果好；⑤纳洛酮，产妇在分娩前 4 小时用过吗啡、哌替啶等药物严重抑制新生儿呼吸，可用 0.1 mg/kg 肌内注射或静脉给药，作用维持 1～4 小时，如无效可每 5 分钟用药 1 次，可用数次。

3. 对症治疗

（1）若患儿在血气正常以后，出现低血容量表现时，可用全血或血浆每次 10 mL/kg 静脉滴注。

（2）有脑水肿和颅内压增高时，可用甘露醇和地塞米松治疗。

（3）当有低血糖、低血钙时应相应补充。

（4）出现肺炎、颅内出血、坏死性小肠结肠炎，应采取相应的治疗措施。

（5）对有反复呼吸暂停者可用氨茶碱，对重度窒息的呼吸衰竭儿宜及早使用呼吸机治疗。

（三）注意事项

一般来说，胎儿和新生儿对缺氧的耐受力比成人强，如果是短时间缺氧而引起的轻度窒息，是不会留下后遗症的。如果持续时间较长，甚至达到半小时，乃至数小时之上，脑组织缺氧受损严重者，可产生不同程度的脑神经系统后遗症，如智力低下、癫痫、瘫痪、肢体强直及生长发育迟缓等。

要预防窒息并不难，平时最好养成孩子独自睡觉的习惯，不要含着乳头入睡。由于喂奶要和孩子同睡的母亲，注意熟睡后，充盈的乳房会堵住孩子的口鼻，枕头和棉被也会阻塞孩子的呼吸，造成窒息事故。喂奶姿势要正确，最好抱起喂，使头部略抬高，不致使奶液反溢入气管。橡皮奶头孔不宜过大，奶瓶倾斜度以吸不进空气为宜。喂完后应把孩子竖抱起，轻拍其背部，待打嗝后再放回床上，并要向右侧卧，以免溢奶时奶液吸入气管。

第三节　新生儿肺透明膜病

一、概述

新生儿肺透明膜病又称新生儿呼吸窘迫综合征（NRDS），主要发生于早产儿。本病主要由肺泡表面活性物质（PS）缺乏，造成肺泡萎陷、肺透明膜形成及肺间质水肿，临床表现为进行性加重的呼吸困难、低氧血症、高碳酸血症和酸中毒。

二、临床特点

1. 症状

患婴多为早产儿，刚出生时哭声可以正常，6～12小时内出现呼吸困难，逐渐加重，伴呻吟。呼吸不规则，间有呼吸暂停。面色因缺氧变得灰白或青灰，发生右向左分流后发绀明显，供氧不能使之减轻。缺氧重者四肢肌张力低下。

2. 体征

体征有鼻翼扇动，胸廓开始时隆起，以后肺不张加重，胸廓随之下陷，以腋下较明显。吸气时胸廓软组织凹陷，以肋缘下、胸骨下端最明显。肺呼吸音减弱，吸气时可听到细湿啰音。本症为自限性疾病，能生存3天以上者肺成熟度增加，恢复希望较大。但不少婴儿并发肺炎，使病情继续加重，至感染控制后方好转。病情严重的婴儿大多在3天以内死亡，以出生后第2天死亡率最高。

本症也有轻型，可能因表面活性物质缺乏不多所致，起病较晚，可迟至24～48小时，呼吸困难较轻，无呻吟，发绀不明显，3～4天后即好转。

3. 症状加重及缓解因素

加重因素：早产儿、糖尿病妊娠女性的婴儿、宫内窘迫和出生时窒息。

缓解因素：吸氧。

4. 并发症

可并发气漏、氧中毒、恢复期动脉导管开放。

三、规范诊断

（一）诊断分型

本病又称新生儿呼吸窘迫综合征（NRDS）。

（二）诊断标准及疗效判定

1. 诊断标准

早产儿，尤其是围生期有窒息史，Apgar评分在3分以下或妊娠女性患糖尿病及妊娠中毒症，出生后不久呼吸困难，进行性加重，吸气性三凹征或呼气性呻吟和明显的发绀，呼吸衰竭，有典型胸部X线片表现，应考虑本病。若产前羊水检查，卵磷脂/鞘磷脂（L/S）≤2～3∶1或卵磷脂≤3.5 mg%，或出生后在6小时内抽胃液或咽部分泌物做发泡实验为阴性者，本病诊断可成立。

2. 疗效判定

①治愈，随日龄增长，经PS替代治疗、呼吸支持及对症治疗，患儿呼吸困难症状、体征消失，胸部X线片特征性改变消失，并逐渐脱离呼吸机支持（不包括其他并发症导致不能脱机者）；②好转，经积极PS替代治疗及呼吸机支持治疗，病情趋于稳定，生命体征平稳，呼吸支持强度下降，胸片显示呼吸窘迫综合征病情程度减轻；③未愈，出生后早期，通常为出生后72小时以内，生命体征不稳定，呼吸困难，呼吸支持持续进行，胸片仍显示呼吸窘迫综合征的改变，此期间病情可能会受感染、气漏、动脉导管开放等并发症的影响。

四、医嘱处理

（一）接诊检查

1. 实验室检查

①泡沫试验，将患儿的胃液（代表羊水）1 mL加95%乙醇1 mL，振荡15秒，静置15分钟后，如果沿管壁有多层泡沫，表明PS多，可排除呼吸窘迫综合征；如果无泡沫，表明PS少，可考虑为呼吸窘迫综合征；如果介于两者之间，则可能是呼吸窘迫综合征。其机制为PS利于泡沫形成和稳定，而乙醇则起抑制作用。②卵磷脂/鞘磷脂值，羊水或患儿气管吸引物中L/S≥2提示"肺成熟"，1.5～2可疑＜1.5肺未成熟，PS中其他磷脂成分的测定也有助于诊断。③血气分析，同胎粪吸入综合征（MAS）。

2. 胸部 X 线检查

胸部 X 线片表现较特异,对呼吸窘迫综合征诊断非常重要。①磨玻璃样改变,两肺呈普遍性透过度降低,可见弥漫性均匀一致的细颗粒(肺泡不张)网状影,见于呼吸窘迫综合征初期或轻型病例;②支气管充气征,在普遍性肺泡不张(白色)的背景下,树枝状充气的支气管(黑色)可清晰显示,呼吸窘迫综合征中、晚期或较重病例多见;③白肺,即整个肺野呈白色,肺肝界及肺心界均消失,见于严重呼吸窘迫综合征动态拍摄胸部 X线片有助于诊断及治疗效果的评估。

3. 彩色多普勒超声检查

确诊持续肺动脉高压和动脉导管开放。

(二)规范处理

1. 一般治疗

患儿应置于适宜温度的保暖箱内,合适的湿度,减少氧耗,保持呼吸道通畅,监测体温、心率、呼吸。

2. 病因治疗

PS 替代治疗,预防性治疗可在出生后 30 分钟内应用,已确定为肺透明膜病者应尽早应用 PS,天然 PS 第 1 次剂量 120～200 mg/kg,第 2 次和第 3 次可减少到 100～120 mg/kg,每次间隔 8～12 小时,每次用 3～5 mL 生理盐水稀释滴入气管。

3. 对症治疗

(1)纠正缺氧:轻症可用鼻塞、面罩或持续面罩给氧、使氧分压维持 50～70 mmHg(6.7～9.3 kPa),如吸氧浓度大于 80%,而氧分压小于 50 mmHg,则应气管插管,使用呼吸机。

(2)纠正酸中毒和电解质紊乱:对混合性酸中毒先纠正呼吸性酸中毒;对严重代谢性酸中毒可使用 5% 的碳酸氢钠,3～5 mL/kg,以 5%～10% 葡萄糖液稀释成等张液,于 30 分钟内经静脉滴入。

(3)支持治疗:每日静脉补液 40～80 mL/kg。热量应充足,危重期应由静脉补充热量;病情好转后由消化道喂养。用 5%～10% 葡萄糖供应热量,静脉滴注的速度为 5～6 mg/(kg·min),用微量泵输液,如第 3～4 天仍不能经口喂养,可加多种氨基酸,由 1 g/(kg·d)开始,如血尿素氮不高,可按 0.5 g/(kg·d)的梯度渐增至 3 g/(kg·d),5～7 天后无肝功能异常、无高胆红素血症可给予脂肪乳剂,由 0.5 g/(kg·d)开始,如血脂不高可按 0.5 g/(kg·d)的速度增加至 2.5 g/(kg·d),并适当补充维生素和微量元素。一旦开始经口喂养并能维持全日需要,则停止静脉营养输液。

(4)防治感染:应用青霉素或头孢菌素等抗生素加强肺内感染的预防和治疗,如有查血培养则根据结果开药。

(5)并发症的治疗:①动脉导管未闭,动脉导管未闭是肺透明膜病的常见并发症,在早产儿出生后长至成熟年龄时多能自然闭合,若无症状可不予处理,等其自然闭合。

若有症状，可试用吲哚美辛 0.2 mg/kg，口服灌肠或静脉注射，无效时，可间隔 8～12 小时同量服用 1～2 次，总量<0.6 mg/kg，对有肾功能不全、出血倾向、疑有坏死性小肠结肠炎者禁忌。吲哚美辛治疗无效或禁忌者可选择手术治疗；②气胸、纵隔气肿及时给予相应处理，必要时闭式引流。

（三）注意事项

预防早产，不足 33 周的不可避免早产，应给产妇肌内注射地塞米松 4 mg，每 8 小时 1 次，共 6 次；或倍他米松 12 mg，每日 1 次，共 2 次。在分娩前 24 小时使用，才能奏效。经上述治疗后 7 天内仍未分娩者，需重复给予 1 疗程；分娩中加强监护，防止窒息；认真处理妊娠高血压综合征及糖尿病妊娠女性。产后预防多用于产前产妇未做预防的婴儿，在出生后半小时内给婴儿 PS 以预防新生儿肺透明膜病（HMD）的发生或减轻其症状。预防愈早效果愈好，预防量和治疗量相仿，如用天然 PS 为 100～150 mg/kg，如用合成的滴入量为 5 mL/kg，从气管插管内滴入并使 PS 在肺内均匀分布。

五、诊治进展

目前国内外已开展多项新技术应用于 NRDS 的治疗。包括对常用呼吸机性能的改进；增加呼吸治疗的监护；应用体外膜肺（ECMO）抢救危重心、肺受损患者；吸入一氧化氮治疗肺动脉高压和缺氧性呼吸衰竭；高频振荡通气（HFOV）治疗极低出生体重儿NRDS；以及液体通气等。

第四节　新生儿肺炎

一、概述

新生儿肺炎是新生儿时期的常见病，以弥漫性肺部病变及不典型的临床表现为特点。本病虽为呼吸道疾病，但呼吸道症状表现并不突出，多表现为拒食，嗜睡或激惹，面色差，多无咳嗽，很快出现呼吸衰竭症状。因本病的临床表现不典型且容易出现呼吸衰竭，故应特别注意早期诊断和及时治疗。

二、临床特点

1. 病史

（1）感染病史：母体妊娠晚期有感染史；分娩时有胎膜早破、分娩过程中有吸入母体产道分泌物史；与新生儿密切接触的人有呼吸道感染史；或新生儿有败血症，经血行播散而致肺炎的病史；或在抢救时有器械消毒不严史。

（2）引起吸入的病史：在宫内、出生时有窒息史；产妇有羊水过多、胎膜早破史；

吞咽功能不协调（尤以早产儿多见）、食管反流或腭裂引起吸入史。

2. 症状与体征

（1）感染性肺炎：呼吸急促、困难，出现发绀，口吐泡沫，反应差。少数患儿有咳嗽、低热。早产儿肺炎症状不典型，常表现为呼吸暂停，不哭、不吃、体温不升。可发生在宫内、娩出过程或出生后，由细菌、病毒、衣原体、原虫等引起。

（2）吸入性肺炎：羊水吸入者窒息复苏后出现呼吸增快、呼吸困难，12~36小时达高峰，48~72小时可逐渐恢复，发绀不常见。如吸入量少，可无症状或轻度气急。胎粪吸入者症状常较重，出生后不久即出现呼吸困难或呼吸浅表急促，伴呻吟、发绀，少数病例发展至呼吸衰竭。大量乳汁吸入时，常发生呛咳、窒息、发绀、气促、呼吸暂停。小量但长期多次乳汁吸入者，表现为支气管炎或间质性肺炎的症状，反复咳嗽、气喘，迁延不愈。

3. 症状加重及缓解因素

加重因素：胎儿宫内窘迫、胎膜早破、产前出血、羊水胎粪污染、母妊娠高血压综合征、剖宫产、胎儿吸引产、产钳助产、臀助产。

缓解因素：积极治疗其母原发病及时有效地清除呼吸道、防治胎粪吸入综合征，有感染因素时，及时应用抗生素。

4. 并发症

（1）感染性肺炎，肺部可出现大片的感染，甚至形成脓肿、坏死，严重影响患儿的呼吸功能。病菌还可能播散到全身引起败血症、脑膜炎等更严重的并发症。

（2）吸入性肺炎，如果吸入的胎粪量很多，阻塞了孩子的呼吸道和肺，致面色苍白或发绀，体温不升，口吐泡沫，吸奶减少或拒奶，呼吸增快，鼻翼扇动和呼吸困难，甚者可有呼吸衰竭和死亡。

三、诊断与鉴别诊断

（一）诊断分型

新生儿肺炎有吸入性肺炎与感染性肺炎之分。吸入性肺炎有羊水吸入性肺炎、胎粪吸入性肺炎和乳汁吸入性肺炎之分。感染性肺炎有宫内感染和产后感染之分。

（二）诊断标准

1. 诊断标准

（1）吸入性肺炎：有羊水、乳汁或分泌物吸入史。有下列表现：①吸入时有呛咳或窒息史；②口腔或鼻腔中可有液体或泡沫流出；③咳嗽、气促、发绀、呼吸不规则；④肺部闻及粗湿啰音。胸部X线片检查，可见肺门阴影增深，肺纹理增粗，肺内斑片状阴影，可伴有肺气肿或肺不张。

（2）感染性肺炎：有产前、产时或产后感染等致病因素。有下列表现：①一般情况差、反应低下；②拒奶、呛奶及口吐白沫；③体温不升或有发热；④口周、肢端发绀或苍白；⑤点头呼吸或三凹征；⑥双肺呼吸音粗糙，湿啰音或捻发音；⑦心率增快、肝脾大、严重腹胀。

胸部 X 线片检查可见双肺纹理增粗、肺纹周围散布点片状浸润阴影，代偿性肺气肿时肺野外侧带透亮度增强。

2. 疗效判定

治愈：症状、体征消失，胸部 X 线片炎症吸收。好转：症状、体征好转，体温基本正常，两肺尚有干啰音或呼吸音粗，胸部 X 线片炎症好转。未愈：症状加重，体征未改善或出现并发症。

（三）鉴别诊断

本病需与下列疾病鉴别（表 2-5）。

表 2-5　新生儿肺炎的鉴别

误诊征象	疾病	病因或诱因	误诊征象特征	伴随症状与体征	相关检查
呼吸急促，唇周发绀	肺透明膜病	早产、肺表面活性物质缺乏	生后不久 6 小时内即出现呼吸困难、进行性气促、呼气性呻吟、唇周发绀	此病多见于早产儿，常有宫内窘迫史，病情呈进行性发展，双肺呼吸音减弱，可闻及捻发音及细湿啰音	胸部 X 线片可见典型网状颗粒阴影，呈弥漫性分布；常伴有支气管充气征，重者心膈阴影模糊不清
呼吸困难	湿肺	多见于足月儿、过期产儿或剖宫产儿	生后不久即出现呼吸困难	病程短，数小时后病情自行缓解	胸部 X 线片表现为肺泡积液征、间质积液征或肺气肿征

四、辅助检查及治疗

（一）接诊检查

1. 胸片检查

（1）感染性肺炎：两肺内可见不规则条索状及斑片状模糊阴影，部分可有肺气肿，金黄色葡萄球菌肺炎常出现肺大疱、脓胸。

（2）吸入性肺炎：常见肺气肿。肺不张及斑片状阴影，以两肺内侧带和肺底部明显。

2. 实验室检查

血白细胞总数可增高，杆状核增多，红细胞沉降率增快。咽部分泌物或血培养有时可检出致病菌。

（二）规范处理

1. 一般治疗

注意保暖，保持呼吸道通畅，供给足够的热量和液体，加强监护。

2. 病因治疗

（1）感染性肺炎：对宫内感染者一般选用对革兰阴性杆菌有效的抗生素，如氨苄西林、阿米卡星、庆大霉素，或第二、第三代头孢菌素。对出生后感染者宜选用对革兰阳性球菌有效的抗生素，如疑为金黄色葡萄球菌，可选用苯唑西林、氯唑西林，或双氯西林及第一代头孢菌素。若可能系 B 族 β 溶血性链球菌者，则选用大剂量青霉素每日 20 万～25 万 U/kg。对病原菌不明者，宜选用两种抗生素联合应用。对已知病原菌者可根据药敏试验结果选用合适的抗生素。对支原体肺炎可选用红霉素。对卡氏肺囊虫肺炎可用复方磺胺甲噁唑。

（2）吸入性肺炎

1）清理呼吸道

清理呼吸道对胎粪吸入综合征是关键。胎粪污染羊水时，应在胎儿刚娩出而肩尚未娩出之前，迅速吸尽口腔、鼻咽分泌物，胎儿在娩出后行气管插管，吸尽气管内分泌物。

2）肺灌洗及肺泡表面活性物质的应用

大量胎粪吸入到下呼吸道时，难以吸出，导致下呼吸道广泛阻塞，在机械通气的基础上，可用生理盐水肺灌洗。将胎粪洗出，然后用 PS 治疗，剂量 80～120 mg/kg，间隔 12 小时用 1 次，可用 3 天。

3. 对症治疗

（1）吸氧：有气急或发绀患儿应早期给氧，氧浓度为 40%，氧气需要湿化加温（31～33℃），氧流量 1～2 L/min，缺氧明显者 2～4 L/min，用鼻导管、头罩给氧或雾化给氧，必要时持续气道正压给氧或高频喷射鼻导管法给氧与普通鼻导管给氧交替进行。

（2）机械通气：一旦吸氧不能纠正病儿的低氧血症，应考虑使用人工通气。高频振荡通气治疗既能降低常频通气所具有的气压伤危险性，又能减少病儿对高浓度氧气的依赖性。高频振荡通气的具体参数：频率 6～15 Hz，平均气道压 1.18～1.47 kPa（12～15 cmH$_2$O），振幅应根据不同呼吸机类型进行调节，以环状软骨和胸廓的振动和瞬间吸气峰压≤2.45 kPa（25 cmH$_2$O）为宜，并根据血气分析中二氧化碳分压值进行调节。

（3）雾化吸入：超声雾化吸入，可在溶液中加入抗生素和 α-糜蛋白酶，以利分泌物的排出，保持呼吸道的通畅。

（4）液体疗法：有代谢性酸中毒时，用 5% 碳酸氢钠纠正酸中毒。肺炎时呼吸增快，蒸发液体量多，若液体量摄入不够时，应注意补充生理需要量。

（5）并发脓胸及脓气胸：要立即排脓抽气，必要时行胸腔闭式引流。

（三）注意事项

新生儿肺炎是可以预防的。与胎儿宫内缺氧有关的羊水或胎粪吸入性肺炎，预防的关键是防止胎儿发生宫内缺氧。妊娠女性在妊娠期间定期做产前检查是非常必要的，尤其是在妊娠末期，可以及时发现胎儿宫内缺氧的问题，产科医师会采取相应的监护和治疗措施，以尽量减少吸入性肺炎的发生及减轻疾病的严重程度。

对于感染引起的新生儿肺炎，从妊娠期间就应该开始预防。妊娠女性要做好妊娠期保健，保持生活环境的清洁卫生，更要注意个人卫生，防止感染性疾病的发生。孩子出生后，要给孩子布置一个洁净舒适的生活空间，孩子所用的衣被、尿布应柔软、干净，哺乳用的用具应消毒。父母和其他接触孩子的亲属在护理新生儿时注意洗手。

第五节　胎粪吸入综合征

胎粪吸入综合征（MAS）是由胎儿在宫内或产时吸入混有胎粪的羊水，而导致以呼吸道机械性阻塞及化学性炎症为主要病理特征，以出生后出现呼吸窘迫为主要表现的临床综合征。多见于足月儿或过期产儿。据文献报道，分娩时羊水混胎粪的发生率为5%～15%，但仅其中5%～10%发生MAS；而MAS中10%～20%患儿并发气胸，5%患儿可死亡。

一、病因和病理生理

1. 胎粪吸入

胎儿在宫内或分娩过程中出现缺氧，其肠道及皮肤血液量减少，继之迷走神经兴奋，最终导致肠壁缺血痉挛，肠蠕动增加，肛门括约肌松弛而排出胎粪。同时缺氧使胎儿产生呼吸运动（喘息），将胎粪吸入气管内或肺内，或在胎儿娩出建立有效呼吸后，使其吸入肺内。也有学者根据早产儿很少发生羊水混有胎粪而过期产儿发生率高于35%这一现象，推断羊水混有胎粪也可能是胎儿成熟的标志之一。

2. 不均匀气道阻塞和化学性炎症

MAS的主要病理变化是由胎粪的机械性阻塞所致。①肺不张，部分肺泡因其小气道被较大胎粪颗粒完全阻塞，其远端肺泡内气体吸收，引起肺不张，使肺泡通气/血流降低，导致肺内分流增加，从而发生低氧血症；②肺气肿，黏稠胎粪颗粒不完全阻塞部分肺泡的小气道，则形成"活瓣"，吸气时小气道扩张，使气体能进入肺泡，呼气时因小气道阻塞，气体不能完全呼出，导致肺气肿，致使肺泡通气量下降，引起CO_2潴留。若气肿的肺泡破裂则发生肺气漏，如间质气肿、纵隔气肿或气胸等；③正常肺泡，部分肺泡的小气道可无胎粪，但该部分肺泡的通换气功能均可代偿性增强。由此可见，MAS的病理特征为不均匀气道阻塞，即肺不张、肺气肿及正常肺泡同时存在，其各自所占的比例决定患儿临床表现的轻重。

因胆盐是胎粪组成之一，故胎粪吸入除引起呼吸道的机械性阻塞外，也可刺激局部引起化学性炎症，进一步加重通换气功能障碍。胎粪尚有利于细菌生长，故MAS也可继发细菌感染。此外，近年来有文献报道，MAS时Ⅱ型肺泡上皮细胞受损和肺表面活性物质减少，但其结论尚需进一步研究证实。

3. 肺动脉高压

严重缺氧和混合性酸中毒导致肺小动脉痉挛,甚至血管平滑肌肥厚(长期低氧血症),导致肺动脉阻力增加,右心压力增加,发生卵圆孔水平右向左分流;肺血管阻力的持续增加,使肺动脉压超过体循环动脉压,从而导致已功能性关闭或尚未关闭的动脉导管发生导管水平的右向左分流,即新生儿持续肺动脉高压。上述变化将进一步加重低氧血症及混合性酸中毒,并形成恶性循环。

二、临床表现及诊断

1. 吸入混胎粪的羊水

是诊断 MAS 的前提。①分娩时可见羊水混胎粪;②患儿皮肤、脐带和指(趾)甲甲床留有胎粪污染的痕迹;③口、鼻腔吸引物中含有胎粪;④气管插管时声门处或气管内吸引物中可见胎粪(即可确诊)。

2. 呼吸系统表现

患儿症状轻重与吸入羊水的物理性状(混悬液或块状胎粪等)和量的多少密切相关。若吸入少量或混合均匀的羊水,可无症状或症状轻微;若吸入大量混有黏稠胎粪羊水者,可致死胎或出生后不久死亡。常于出生后数小时出现呼吸急促(>60 次/分)、发绀、鼻翼扇动和吸气性三凹征等呼吸窘迫表现,少数患儿也可出现呼气性呻吟。体格检查可见胸廓前后径增加,早期两肺有鼾音或粗湿啰音,以后出现中、细湿啰音。如呼吸窘迫突然加重,并伴有呼吸音明显减弱,应怀疑气胸的发生。

3. 持续性肺动脉高压(PPHN)

多发生于足月儿,在有文献报道的 PPHN 患儿中,约 75% 其原发病是 MAS。重症 MAS 患儿多伴有 PPHN。主要表现为严重的发绀,其特点为:当 $FiO_2 > 0.6$(60%)时,发绀仍不缓解;哭闹、哺乳或躁动时发绀加重;发绀程度与肺部体征不平行(发绀重,体征轻)。部分患儿在胸骨左缘第 2 肋间可闻及收缩期杂音,严重者可出现休克和心力衰竭。

4. 并发症

严重 MAS 可并发红细胞增多症、低血糖、低钙血症、HIE、多器官功能障碍及肺出血等。

三、辅助检查

1. 实验室检查

血气分析:pH 值及 PaO_2 降低,$PaCO_2$ 增高;血常规、血糖、血钙和相应血生化检查;气管内吸引物及血液的培养。

2. 胸部 X 线检查

两肺透亮度增强伴有节段性或小叶肺不张,也可仅有弥漫性浸润影或并发纵隔气肿、气胸等。临床统计尚发现，部分 MAS 患儿胸部 X 线片改变不与临床表现成正比，即胸部 X 线片严重异常者症状却很轻，胸部 X 线片轻度异常甚或基本正常，症状反而很重。

3. 超声波检查

彩色 Doppler 超声检查有助于持续肺动脉高压的诊断。

四、治疗

（一）基础治疗

1. 清理呼吸道

当羊水有胎粪污染时，无论胎粪是稠或稀，头部一旦娩出，先吸引口、咽和鼻，可用大孔吸管（12 F 或 14 F）或吸球吸胎粪。并根据新生儿有无活力来决定是否要插管吸引，无活力者需插管，有活力者还可观察，所谓有活力是指呼吸好，肌张力正常，心率＞100 次/分，可理解为无窒息状态。吸出胎粪的最佳时间是头部刚娩出，尚未出现第 1 口呼吸时或插管后尚未通气前吸出胎粪，尽可能吸净，以免胎粪向下深入。吸引时不主张经气管插管导入更细的吸痰管冲吸，而是一致采用胎粪吸引管直接吸出。按时做超声雾化及胸部的物理治疗。

2. 常规监测和护理

注意保温，复苏后的 MAS 患儿应立即送入 NICU，安装各种监护仪，严密观察心、脑、肾的损害迹象。定时抽动脉血测 pH 值、PaO_2、$PaCO_2$ 和 HCO_3^-，调节 FiO_2，及时发现并处理酸中毒。监测血压，如有低血压及灌流不足表现，可考虑输入血浆或全血。需监测血糖和血钙，发现异常均应及时纠正。如羊水已被胎粪污染，但无呼吸窘迫综合征，应放入高危新生儿室，严密观察病情发展。

3. 限制液体量

液体需要量为 60～80 mL/（kg·d），过多水分有可能加重肺水肿，但也不宜过少，以免呼吸道过于干燥。营养应逐步达到需要量，不能口服者采用鼻饲或给予静脉营养液。

（二）氧疗与机械通气

1. 氧疗

对血氧监测证实有轻度低氧血症者，应给予鼻导管、面罩或头罩吸氧，维持 PaO_2 在 6.65 kPa（50 mmHg）以上或经皮血氧饱和度（$TcSO_2$）90%～95% 为宜。

2. 持续气道正压吸氧（CPAP）

MAS 早期或轻度的 MAS，胸片显示病变以肺不张为主，可选用 CPAP。压力一般在 0.3～0.5 kPa（3～5 cmH_2O），使 PaO_2 维持在 8.0～9.33 kPa（60～70 mmHg）。但对于以肺气肿为主的 MAS，不适合应用 CPAP 治疗。

3. 常频机械通气

严重病例当 pH 值＜7.2，PaO_2＜6.65 kPa，$PaCO_2$＞9.33 kPa 时，需机械通气治疗。常用通气方式 CMV+PEEP，早期肺顺应性正常，故吸气峰压（PIP）不宜过高，因高 PIP

可使肺泡过度充气而致肺泡破裂产生肺气漏，也可阻断通气良好肺泡的肺血流，使通气/血流比值失衡，影响肺氧合功能。多主张应用较低的 PEEP，范围为 0.196～0.294 kPa（2～3 cmH$_2$O），呼吸频率不宜过快，30～40 次/分即可，伴有肺动脉高压时可采用高通气。机械通气时多数患儿需使用镇静药和肌松药。

4. 高频通气

高频通气用较高的呼吸频率、小潮气量和低的经肺压使肺泡持续扩张，保持气体交换，从而可减少高通气所致的肺气漏等肺损伤，对 MAS 有较好疗效。HFV 的通气方式有高频正压通气（HFPPV）、高频喷射通气（HFV）、高频气流间断通气（HFFI）和 HFOV 等。HFOV 是 MAS 较常用的方法。

（三）药物治疗

1. 抗生素的应用

MAS 不少是由母体宫颈上行感染炎症引起，且胎粪是细菌生长的良好培养基，因此疾病应早期用抗生素治疗，可根据血和气管内分泌物培养结果选用敏感抗生素。

2. PS 的应用

MAS 患儿内源性肺表面活性物质受到严重损害，可给予外源性 PS 治疗，提高出生后 6 小时和 24 小时的氧合，有效改善 MAS 引起的气体弥散不足、肺不张、肺透明膜形成，不增加并发症的发生。推荐剂量为每次 100～200 mg/kg，每 8～12 小时 1 次，可用 2～3 次，首次给药最好于出生后 6 小时内。但总的疗效不如新生儿呼吸窘迫综合征好。

3. 激素的应用

激素在 MAS 中的应用疗效尚不能确定。

（四）其他治疗

1. 一氧化氮（NO）吸入

吸入外源性 NO 可选择性地快速舒张肺血管平滑肌，减少肺内分流，维持较好的氧合能力，并能防止由活化的中性粒细胞诱导的早期肺损伤，对 MAS 并发持续性肺动脉高压有较好疗效。常用治疗持续肺动脉高压的一氧化氮吸入（iNO）剂量开始用 20×10^6 小时，可在 4 小时后降为（5～6）×10^6 维持；一般持续 24 小时，也可以用数天或更长时间。

2. 体外膜氧合作用（ECMO）

ECMO 可将体内的血液引至体外通过膜氧合器进行气体交换后再送回体内，从而用人工呼吸机暂时代替肺呼吸，使肺有足够休息的时间而得到好转。

（五）并发症治疗

1. 合并气胸、纵隔气肿等肺气漏的治疗

轻症可自然吸收，重症应立即抽出气体或插管引流。

2. 合并持续肺动脉高压的治疗

当发生严重低氧血症时，应警惕合并持续肺动脉高压。常规治疗持续肺动脉高压包括碱化血液、药物降低肺动脉压力、高频通气、iNO 等，其目的为降低肺动脉压力，提高体循环压力，逆转右向左分流。

第六节　新生儿持续性肺动脉高压

新生儿持续性肺动脉高压（PPHN）是指出生后肺血管阻力持续性增高，肺动脉压超过体循环动脉压，使由胎儿型循环过渡至正常"成人"型循环发生障碍，而引起的心房及（或）动脉导管水平血液的右向左分流，临床出现严重低氧血症等症状。本病多见于足月儿或过期产儿。

一、临床表现

持续性肺动脉高压常发生于肺小动脉中层平滑肌发育良好的足月儿和过期产儿，早产儿较少见。常有羊水被胎粪污染的病史。出生后除短期内有窘迫外，常表现为正常；患者多于出生后 12 小时内出现全身发绀和呼吸增快等症状，但不伴呼吸暂停和三凹征，且呼吸窘迫与低氧血症严重程度之间无相关性。吸高浓度氧后多数患儿的发绀症状仍不能改善，临床上与发绀型先心病难以区别。

约半数患儿可在胸骨左缘听到收缩期杂音，是二、三尖瓣血液反流所致，但体循环血压正常。当有严重的动脉导管水平的右向左分流时，右上肢动脉血氧分压大于脐动脉或下肢动脉血氧分压。当合并心功能不全时，可闻及奔马律并有血压下降、末梢灌注不良及休克等症状。心电图可见右心室肥厚，电轴右偏或 ST-T 改变；胸部 X 线检查可表现为心影扩大，肺门充血及肺原发疾病表现；超声心动图估测肺动脉压力明显增高，并可发现存在经动脉导管或卵圆孔的右向左分流。

在适当通气情况下，新生儿早期仍出现严重发绀、低氧血症、胸片病变与低氧程度不平行、并除外气胸及先天性心脏病者，均应考虑持续肺动脉高压的可能。对持续肺动脉高压有多种诊断手段，理想的诊断应是无创伤、无痛、敏感和特异性强，但尚无单一的诊断方法满足上述要求。

二、诊断

出生后不久出现严重发绀者在怀疑持续肺高压时必须排除青紫型先天性心脏病，并以系列无损伤性检查证实卵圆孔和（或）动脉导管水平的右向左分流，一般采取以下诊断步骤。

1. 针对低氧的诊断步骤

（1）高氧试验：吸纯氧 10 分钟后测动脉导管后的 PaO_2（取左桡动脉或脐动脉血），如 $PaO_2 < 6.65\ kPa$（50 mmHg）时示有右向左分流，但需进一步鉴别分流来源，即来自结构异常的先天性心脏病或是继发于肺动脉高压。

（2）动脉导管前、后 PaO_2 差异试验：同时取导管前（颞动脉、右桡动脉）和导管后动脉血标本，若导管前、后 PaO_2 差异＞1.99 kPa（15 mmHg），导管前高于导管后，说明存在导管水平右向左分流，当仅有卵圆孔水平分流时差异不明显。

（3）高氧、高通气试验：高氧、高通气试验可作为持续肺动脉高压的诊断试验，在吸入 100% 氧时，用呼吸机或皮囊行手控通气，以 100～120 次/分的呼吸频率，以 2.94 kPa 的吸气峰压进行通气使 $PaCO_2$ 达到 3.32～4.0 kPa（25～30 mmHg），pH 值达到 7.45～7.55 时，如为持续肺动脉高压则因肺血管扩张，阻力降低，右向左分流逆转，PaO_2 即上升，但高通气因需要较高吸气峰压，有时会导致肺气压伤，故执行时应加以小心。

2. 排除先天性心脏病的诊断措施

（1）胸部 X 线片：能观察心脏外形、大小、肺血管影及肺实质性疾病，持续肺高压如无结构异常的先天性心脏病或肺实质性疾病时胸部 X 线片的变化不大，偶可显示肺血管影减少。

（2）心电图：可有助于提示结构异常的先天性心脏病，持续肺动脉高压的心电图常显示与年龄一致的右心室占优势征象，亦可有心肌缺血 ST-T 的改变。

（3）超声心动图检查：所有不能解释的发绀患儿均应采用超声心动图检查以排除先天性心脏结构缺损，在二维超声心动图观察下用生理盐水（或 5% 葡萄糖液）做对比造影或以彩色多普勒检查可肯定心房水平右向左分流，测定右及左心室收缩时间间期，可评估心室功能及相对性肺、体循环的阻力。持续肺动脉高压在 M 超声心动图上可表现为左、右心室收缩时间间期延长，如右室射血前期与右心室射血期比值＞0.5，左心室射血前期与左心室射血期比值＞0.38 可参考诊断本病，此外，如多普勒观察到肺动脉血流形态表现为加速时间缩短，波形陡直，减速时波形有顿挫现象时，可认为存在持续肺动脉高压，近年来较多以脉冲多普勒法测定左或右肺动脉平均血流速度，当肺动脉压力增高时，平均血流速度下降。当超声心动图具有右心室增大、三尖瓣反流并直接观察到卵圆孔和（或）动脉导管水平右向左分流而无其他心脏畸形时，即可诊断为持续肺动脉高压。

（4）其他：疑持续肺动脉高压时应同时做血糖、血钙、血细胞比容及血培养检查，以确定造成持续肺动脉高压的可能病因。

三、鉴别诊断

1. 需与结构异常的先天性心脏病鉴别

此类患儿常有心脏扩大，脉搏细弱，上、下肢血压及脉搏有差异，心杂音较响，可有肺水肿表现，高氧或高氧高通气试验不能使 PaO_2 升高，PaO_2 应持续低于 5.32 kPa（40 mmHg），胸部 X 线片及超声心动图可助诊断。

2. 单纯肺部疾病所致的发绀

一般呼吸困难程度较明显，有辅助呼吸肌活动及肺部体征等，胸部 X 线片、高氧试验可鉴别。

四、治疗

持续肺动脉高压的治疗有三个原则：第一，纠正引起肺血管阻力增加的任何生理异常，使用镇静药和（或）肌肉松弛药，以利于机械通气时患儿的一般情况稳定。第二，使用高通气和（或）血管扩张药，以降低肺动脉压。第三，使用扩容剂和（或）加强心肌收缩力药物，以维持体循环血压或纠正体循环低血压，逆转右向左血液分流。

1. 稳定患儿

患儿在机械通气时应给吗啡镇静[静脉注射 $100\ \mu g/(kg \cdot h)$]，如果患儿自主呼吸频繁，或有对抗呼吸机时可给予神经肌肉松弛药泮库溴铵（0.1 mg/kg，每 3～4 小时 1 次）。同时纠正酸中毒、低体温、红细胞增多症、低血糖、低血钙和低血镁症。

2. 通气治疗

传统治疗方法：保持 pH 值偏碱状态，达到扩张肺动脉目的。近年来，主张用较保守的高通气法，使 PaO_2 维持在 10.6 kPa（80 mmHg），$PaCO_2$ 维持在 4.6～52 kPa（35～40 mmHg），使 pH 值保持在 7.45～7.5。如无肺实质性疾病时，可用低压、短吸气时间的通气方式，呼吸频率可置于 60～120 次/分，吸气峰压（PIP）2～3 kPa（20～25 cmH$_2$O），呼气末正压（PEEP）0.2～0.4 kPa（2～4 cmH$_2$O），吸气时间 0.2～0.4 秒，气流量 20～30 L/min。有肺实质性疾病合并持续肺动脉高压的机械通气，应根据肺部原发病作相应的调整，可用稍低频率及较长吸气时间通气。

撤机时机：必须待氧合稳定 12 小时后才能逐渐降低呼吸机参数，每次降一项参数，并需观察 0.5 小时，下降太快肺血管会再次痉挛，给撤机带来困难。用呼吸机时间一般为 4～5 天。

3. 血管扩张药治疗

（1）碱化血液，扩张肺血管：近年来主张静脉内用碳酸氢钠碱化血液，扩张肺动脉，避免因高通气所致的不良反应。

（2）药物扩张肺血管：所有扩张肺血管药物均可同时作用于体循环血管，可引起全身血压下降。妥拉苏林仅对部分患儿有效，约 50% 的持续肺动脉高压用药后有全身性低血压，胃肠道出血及暂时性肾功能不良等，目前已较少应用。

（3）硫酸镁：镁为钙的拮抗剂，通过作用于前列腺素代谢，抑制儿茶酚胺的释放及减少平滑肌对血管收缩反应起作用。近年来有报道用于呼吸窘迫综合征所致的持续肺动脉高压，剂量为 200 mg/kg，静脉 30 分钟输入，然后以 20～50 mg/(kg · h) 静脉滴注。

（4）提高体循环血压，逆转右向左分流：①保证血容量，有容量不足时应补以胶体液、5% 白蛋白、新鲜血浆或全血等，以增加心搏出量；②正性肌力药物，首选药物为米力农，先给负荷量 50 mg/kg，20 分钟内静脉注入，然后给维持量 0.25～0.5 μg/(kg · min) 持续泵入，根据病情调节剂量，可加用多巴胺及多巴酚丁胺，用量为 3～5 μg/(kg · min)，以增加心脏搏出量及支持血压，剂量不宜太大，当超过 10 μg/(kg · min) 不利于降低肺动脉压力。

4. 新疗法

（1）体外膜肺（ECMO）：用于最大限度呼气机支持加药物治疗无效者。用传统治疗方法预期存活率仅 20% 的持续肺动脉高压，用膜肺治疗后存活率可提高至 83%。进行膜肺治疗者体质量需＞2 kg，机械通气时间应 7～10 天，肺部应为可逆性疾病，无颅内出血及出血性疾病者。

膜肺治疗需具有复杂的设备条件及经过培训的专业人员方能进行，费用昂贵，接受治疗者有较多的潜在危险性并发症，如出血、局部或全身性感染及栓塞等。

（2）NO 吸入疗法：NO 即内皮细胞衍化舒张因子（EDRF），它是维持血管处于低阻力的重要因素。近年来，在持续肺动脉高压治疗领域的一大进展为 NO 吸入治疗。研究证实急性缺氧时内源性 NO 产生减少，肺血管松弛作用减弱，慢性缺氧时 NO 长期减少，使肺血管组织发生变化，内皮增厚，造成慢性肺动脉高压，吸入 NO 能选择性降低肺动脉压力，而对体循环压力无影响，缺氧引起的肺动脉高压吸入 NO 尤为有效。吸入 NO 的主要不良反应有高铁血红蛋白血症及因 NO_2 形成而引发的肺及气道损伤，故 NO 吸入中应将其吸入浓度尽量控制在较低水平，并应监测吸入气的 NO 及 NO_2 浓度及血液中高铁血红蛋白水平。

（3）NO+高频震荡通气治疗（HFO）：NO 对持续肺动脉高压的疗效，决定于肺部原发病的性质，多中心随机研究得出，用常规呼吸机+NO 或单用 HFO 通气失败者，联合 HFO 通气+NO 吸入后疗效显著提高，尤其对严重肺实质病所致的持续肺动脉高压，因经 HFO 通气后肺容量持续衡定，这样可加强肺严重病变区域 NO 的递送。

（4）对抑制持续肺动脉高压肺血管结构变化的潜在疗法：持续肺动脉高压患儿肺血管平滑肌过度增生，肺血管细胞外间质增加，使肺在出生后不能进行正常的重塑。一些药物对上述过程有潜在的治疗作用。

1）产前应用地塞米松：能抑制肌化肺泡动脉的数量及中层肌厚度。

2）长期产前应用雌二醇：能抑制实验动物肺血管中层肌厚度。

3）产后 NO 吸入能防止新的肌化，减少异常的重塑。

4）丝氨酸弹力酶抑制药：近来，采用丝氨酸弹力酶抑制剂，能逆转实验动物的严重肺血管疾病。

五、预后

持续胎儿循环病情往往比较严重，重症患儿除有心力衰竭外。尚有左心衰竭表现，死亡率甚至高达 50%。部分患儿有自然缓解趋势，还有部分患儿治疗后病情继续恶化，出现明显缺氧，最后引起酸中毒死亡。但总的说来大部分患儿的药物治疗的效果还是较满意的，经治疗后病程约数天至半月。关键在于早期诊断、及时治疗，并可用超声心动图进行随访及评价疗效。

第三章　呼吸系统疾病

第一节　急性上呼吸道感染

急性上呼吸道感染（AURI）是指各种病原所致的鼻、鼻咽和咽部的急性感染，其发病率占儿科疾病的首位。多由病毒引起，主要有鼻病毒、呼吸道合胞病毒、流感病毒、副流感病毒、腺病毒、柯萨奇病毒、埃可病毒等。病毒感染后可继发细菌感染，最常见细菌有 B 族链球菌，其次为肺炎球菌、流感嗜血杆菌等，近年肺炎支原体、衣原体感染有增加趋势。

本病大多数为散发，但传染性强，全年皆可发病，冬春季节及气候骤变时发病较多。婴幼儿时期由于上呼吸道的解剖特点和免疫特点易患本病，幼儿每人每年可发病 3～5 次，病变易向邻近器官蔓延引起并发症。本病 3～4 日可自愈，当体温持续不退或病情加重，应考虑炎症波及其他部位，注意检查肺、耳及神经系统。不少呼吸道急性传染病的早期也有上呼吸道感染表现，应予重视。

一、临床表现

1. 一般的上呼吸道感染

起病多较急，年长儿症状较轻，以局部症状为主；婴幼儿局部症状不显著而全身症状重。

（1）大多数患儿均有发热，体温可达 39.0～40.0℃，部分婴幼儿可因高热而引起惊厥，体温多在 1 周左右降至正常。年长儿可头痛、畏寒、乏力、全身关节肌肉痛，有些患儿在发病早期可有阵发性脐周疼痛，与肠系膜淋巴结炎或发热所致的阵发性肠痉挛有关。婴幼儿常患哭闹、食欲下降、呕吐等症状。

（2）常见局部症状有流涕、鼻塞、喷嚏、流泪，婴儿因鼻塞而张口呼吸或吮乳时哭闹；年长儿常诉咽部不适、咽痛。咳嗽常见，多为干咳，严重者可有声嘶。

（3）体检时咽痛充血，偶见滤泡；可有扁桃体肿大、充血或有脓汁分泌物，颌下淋巴结肿大、触痛等；肺部呼吸音正常；肠道病毒感染可见不同形态皮疹。

2. 特殊类型的上呼吸道感染

（1）疱疹性咽峡炎：病原体为柯萨奇 A 组病毒，可散发也可小流行，夏秋季多见，传染性强。1～7岁小儿多见。起病急，突然高热、咽痛、流泪，亦可伴头痛、腹痛、呕吐等。突出表现是在咽腭弓、软腭及悬雍垂可见数个2～4 mm的灰白色疱疹，周围绕以红晕，很快破溃后形成黄白色小溃疡。病程1周左右，偶有延至半月。很少有并发症。

（2）咽-结合膜炎热：为腺病毒1、3、7型引起，可呈小流行，多发生于春夏季，1～2岁小儿多见。临床特点为发热、咽炎和眼结膜炎同时存在。眼睑水肿，眼分泌物不多，颈部或耳后淋巴结肿大，有时伴胃肠道症状，病程5～7日。

（3）流行性感冒：病原是流感病毒，甲型和乙型流感病毒可致广泛流行。临床除了一般上呼吸道感染症状外，寒战、全身疼痛、头痛、乏力等全身中毒症状尤为突出。不少患儿合并肺炎。极少数患儿出现谵妄、昏迷、抽搐等神经系统症状。病程7～10日，伴有肺炎及神经系统损害者病程较长，极少数婴幼儿可致死亡。

3. 并发症

婴幼儿和体弱儿患上呼吸道感染如不及时治疗，炎症可波及临邻近器官或向下蔓延，引起中耳炎、鼻窦炎、咽后壁脓肿、颈部淋巴结炎、喉炎、气管炎、支气管炎等并发症。年长儿若为链球菌感染所致上呼吸道感染，可引起急性肾小球肾炎和风湿热。

二、辅助检查

1. 血常规检查

病毒感染一般白细胞总数偏低或在正常范围内，但在早期，白细胞总数和中性粒细胞比例较高；细菌感染则白细胞总数大多数仍增高。

2. 病原学检查

咽拭子送细菌培养，咽脱落细胞可进行病毒学检查。疑为流感应与防疫部门联系做病毒分离及鉴定。

3. 其他检查

疑为链球菌感染者发病2周后宜做尿常规及红细胞沉降率等检查，以早期发现急性肾炎及风湿热。

三、治疗

（一）一般治疗

发热或症状较重者应充分休息，给予易消化食物，多饮水。加强护理，室内空气流通，保持适宜的温度和湿度。注意呼吸道隔离，预防并发症。

（二）对症治疗

1. 降温

对高热特别是高热惊厥者应积极降温。物理降温：35%～50%酒精（乙醇）擦拭大血管走行部位（颈两侧、腋窝、腹肌沟等）、头部冷敷、30～32℃温盐水灌肠（婴幼儿100～200 mL，儿童300～500 mL）等。体温超过38.5℃时给予药物降温，儿童首选对乙酰氨基酚，每次 10～13 mg/kg，或布洛芬每次 5～10 mg/kg 口服，两次间隔时间 4 小时以上。

2. 解除鼻塞

鼻塞者清除鼻腔分泌物后用 0.5% 的麻黄碱滴鼻，每次每侧鼻孔 1 滴～2 滴，每日 2～3 次，于睡前或喂奶前 10～15 分钟滴鼻，连用 2～3 日，或用新可麻合剂滴鼻，用法同前。

3. 止咳化痰

复方甘草合剂每岁每次 1 mL，每日 3 次；常用药物尚有橘红痰咳冲剂、小儿祛痰止咳冲剂、鲜竹沥等。

4. 镇静止惊

高热惊厥患儿应使用镇静剂。常用药物：

（1）10% 的水合氯醛，每次 0.5 mL/kg 保留灌肠。

（2）地西泮每次 0.2～0.3 mL/kg 缓慢静脉推注，该药有呼吸抑制可能，速度宜慢，可按 1 mg/min 的速度注入。

（3）苯巴比安每次 5～10 mg/kg，肌内注射或每次 2～3 mg/kg，口服。

（三）病因治疗

1. 抗病毒药物

在发病早期使用可能减轻病情或缩短病程，但应注意此类药物可致白细胞减少。

（1）α-干扰素：1 万 U/mL 滴鼻，每次 1～2 滴，每日 4 次，或雾化吸入。

（2）利巴韦林：具有广谱抗病毒作用，可抑制多种 DNA、RNA 病毒，剂量为 10～15 mg/（kg·d），每日 1 次静脉滴注，或分 3～4 次口服，疗程 3～5 日。配置成 0.5%～1% 的溶液滴鼻，1～2 小时 1 次，亦可超声雾化吸入，剂量，2 岁以下 10 mg，2 岁以上 20～30 mg 溶于 30 mL 蒸馏水中雾化完为止，每 1～2 小时 1 次。

（3）中药：常用板蓝根冲剂、抗病毒口服液等。

2. 抗生素

上呼吸道感染大多由病毒感染引起，原则上不用抗生素，病情重或继发细菌感染或发生并发症时，可酌情使用：常用复方新诺明，50 mg/（kg·d），分 2 次口服，新生儿、磺胺过敏者、葡萄糖-6-磷酸脱氢酶缺乏者禁用：阿莫西林，40～80 mg/（kg·d），分 3～4 次口服；头孢氨苄，30 U～50 mg/（kg·d），分 3～4 次口服。严重者用青霉素，剂量 5 万 U～10 万 U/（kg·d），分 2 次静点快速滴注（30 分钟左右滴完）；疗程 3～5 日。如证实为溶血性链球菌感染，或既往有风湿热、肾小球肾炎病史者，青霉素使用 10～15 日。

第二节　急性支气管炎

急性支气管炎是气管及支气管黏膜的炎症。常继发于上呼吸道感染。病原体为各种病毒或细菌，常在病毒感染的基础上继发细菌感染。免疫功能失调、营养不良、佝偻病、鼻炎、鼻窦炎患儿易患本病，空气污染、化学因素亦为本病的发病因素。

一、临床表现

1. 症状

起病可急可缓，大部分先有上呼吸道感染的临床表现。主要症状是咳嗽，初为干咳，随着支气管分泌物增加，痰量增多，可出现痰鸣，后期可吐黄色浓痰；小婴儿常将痰吞咽。剧烈咳嗽可致呕吐及影响睡眠。年长儿全身症状较轻，可有乏力、低热、头痛、胸痛等。婴幼儿全身症状较重，常有发热、呼吸增快、精神不振、睡眠不安、食欲减退，可伴有消化系统症状。

2. 体检

见咽部充血，肺部听诊早期正常或呼吸音粗糙，以后可闻及干性啰音或不固定粗湿啰音，啰音多因体位改变或在咳嗽后明显变化或消失，一般无气促、发绀。症状常在 2 周内缓解，部分营养状况差的患儿或护理治疗不当可迁延很长时间，或反复加重，转为支气管肺炎。

喘息性支气管炎是婴幼儿时期一种特殊类型的支气管炎。病原体以病毒尤以呼吸道合胞病毒最为多见。多发生在 3 岁以内的虚胖儿，常有湿疹或过敏史。上呼吸道感染 1～2 日后出现喘息，严重者可出现呼吸困难、气促、发绀、鼻翼扇动及三凹征等。体温正常或低热。体检可见肺气肿体征，听诊两肺以哮鸣音为主，呼气延长，常伴有中等湿啰音。本病常反复发作。

二、辅助检查

1. 血常规

白细胞计数正常或稍高，合并细菌感染时明显升高。喘息性支气管炎白细胞总数一般不高，但淋巴细胞增高。

2. 胸部 X 线检查

多数正常或有肺纹理增粗，亦可见肺门阴影增浓。

三、治疗

（一）一般治疗

适当休息，多饮水，给予充足的热量和水分，经常更换体位，以利于痰液的排出。

（二）对症治疗

1. 止咳化痰

刺激性咳嗽可用复方甘草合剂、急支糖浆等，痰稠者可口服沐舒坦或富路施。雾化吸入也可稀释痰液。

2. 止喘

在喘息性支气管炎急性发作时，可给支气管扩张剂。

3. 镇静

一般不用中枢镇咳剂或镇静剂，以免抑制咳嗽反射，影响黏痰咳出。烦躁不安者可给予 10% 水合氯醛镇静。

（三）病因治疗

1. 抗生素治疗

常用青霉素静脉滴注，口服复方新诺明、阿莫西林、头孢氨苄，疗程 7～10 日。

2. 抗病毒治疗

常用利巴韦林静脉滴注或口服，还可口服抗病毒口服液等。

第三节　急性感染性喉炎

急性感染性喉炎是病毒、细菌等侵犯喉部黏膜而产生的急性弥漫性喉部炎性疾病。可发生于任何季节，以冬春季节为多。常见于 6 个月～4 岁小儿，多为急性上呼吸道病毒或细菌感染的一部分，或为麻疹、猩红热及肺炎等的前驱症状或并发症，由于小儿喉腔的生理解剖特点，易引起不同程度的喉梗阻，不及时治疗可造成小儿窒息死亡。小儿急性喉炎以副流感病毒Ⅰ型及Ⅲ型为主要病原，副流感病毒Ⅱ型、呼吸道合胞病毒、腺病毒也是常见病原。有时在麻疹、流行性感冒等传染病流行时亦可并发喉炎。细菌感染较少见，在有细菌继发感染时则以金黄色葡萄球菌、链球菌、肺炎球菌为主。由于计划免疫预防接种的广泛进行，白喉引起的喉炎已很少见。

一、病史采集

1. 现病史

询问有无发热，咳嗽是否有犬吠样声音，有无声音嘶哑，有无吸气性喉鸣、呼吸困难及青紫等。询问有无异物吸入。

2. 过去史

询问有无佝偻病史，有无反复咳喘病史，有无支气管异物史。

3. 个人史

询问有无先天性喉喘鸣，询问生长发育情况，是否接种过白喉疫苗。

4. 家族史

父母有无急、慢性传染病史，有无过敏性疾病家族史。

二、体格检查

（1）检查咽喉部是否有明显充血，有无白膜覆盖。注意呼吸情况，有无吸气性呼吸困难、三凹征、鼻翼扇动、发绀，有无心率加快。肺部听诊可闻及吸气性喉鸣声，但重度梗阻时呼吸音几乎消失。

（2）检查时有无先天性喉喘鸣的表现，先天性喉喘鸣的患儿吸气时喉软骨下陷，导致吸气性呼吸困难及喉鸣声，在感染时症状加重，可伴有颅骨软化等佝偻病的表现。

三、辅助检查

1. 实验室检查

病毒感染引起者，血常规中白细胞计数可正常或偏低，C 反应蛋白正常。细菌感染者血白细胞升高，中性粒细胞比例升高，C 反应蛋白升高。咽拭子或喉气管吸出物做细菌培养可阳性。

2. 特殊检查

间接喉镜检查可见声带肿胀，声门下黏膜呈梭形肿胀。

四、诊断与鉴别诊断

（一）诊断要点

1. 诊断依据

（1）发热、声嘶、犬吠样咳嗽，重者可致失声和吸气时喉鸣音，体检可见咽喉部充血，严重者有面色苍白、发绀、烦躁不安或嗜睡、鼻翼扇动、心率加快、三凹征，呈吸气性呼吸困难，咳出喉部分泌物后可稍见缓解。

（2）排除白喉、喉痉挛、急性喉气管支气管炎、支气管异物等所致的喉梗阻。

（3）间接喉镜下可见声带肿胀，声门下黏膜呈梭形肿胀。

（4）细菌感染者咽拭子或喉气管吸出物做细菌培养可阳性。

具有上述第（1）、（2）项可临床诊断为急性感染性喉炎，如同时具有第（3）项可确诊，如同时具有第（4）项可做病原学诊断。

2. 喉梗阻分度诊断标准

典型喉炎在发病初有轻度呼吸道感染症状，如轻咳、声音粗、发热，高热及中毒症状不常见。当炎症感染喉部下气道时，主要症状为犬吠样咳嗽、声音嘶哑。常在夜间突然起病，骤然声嘶、频咳，咳声如吼叫，吸气时有喘鸣，呈吸气性呼吸困难，呼吸增快、三凹征及呼吸音减弱都表明严重气道狭窄，不安、出汗、心动过速、意识状态改变、苍白或发绀提示有明显缺氧。有人依病情轻重分为 4 度。

Ⅰ度：发热、声嘶、哮吼样咳嗽、间歇吸气性喉鸣，活动后出现吸气性呼吸困难。

Ⅱ度：持续吸气性喉鸣，安静时有吸气性呼吸困难，颈部、肋间、肋下呼吸辅助肌收缩。

Ⅲ度：有缺氧及 CO_2 潴留现象，呈不安、焦虑、苍白、出汗、呼吸增快，唇、指（趾）发绀。

Ⅳ度：间歇性发绀至持续性发绀，半昏迷或昏迷状态，心音微弱至极钝，呼吸音几乎全消失甚至窒息。

（二）鉴别诊断

1. 痉挛性喉炎

1～3 岁幼儿夜间突然发作哮吼样咳嗽，声音嘶哑伴吸气性呼吸困难，次晨自行缓解，入夜又发，病因不明，可能与病毒、过敏、心理因素有关。

2. 白喉

发病较缓慢，有全身中毒症状，声嘶与喉梗阻呈进行性加剧。直接喉镜检查喉部有灰白色假膜，做涂片可找到白喉杆菌。

五、治疗

1. 保持呼吸道通畅

吸氧防止缺氧加重，可用 1%～3% 的麻黄碱和肾上腺皮质激素超声雾化吸入，有利于黏膜水肿消退。

2. 控制感染

一般给予全身抗生素，常选用青霉素类、大环内酯类或头孢菌素类抗生素等，病情严重者可联合使用两种以上的抗生素，并取咽拭子做细菌培养及药敏试验，以便参考和选用适当的抗生素。

3. 肾上腺皮质激素

常用泼尼松 1～2 mg/（kg·d），分 2～3 次口服；重者可用地塞米松静脉推注，每次 2～5 mg，或氢化可的松 5～10 mg/kg，4～6 小时滴完。一般用 2～3 天，症状可缓解。

4. 对症治疗

烦躁不安者可用镇静剂，异丙嗪肌内注射或水合氯醛灌肠。

5. 气管切开术

经上述处理如仍有严重缺氧征象，或有Ⅱ度以上喉梗阻者，应及时行气管切开术。

第四节　支气管哮喘

支气管哮喘是一种以嗜酸粒细胞、肥大细胞和 T 淋巴细胞等多种炎症细胞参与的气道慢性炎性疾病，这种炎症使易感者对各种激发因子具有气道高反应性。临床主要表现为反复发作性喘息、咳嗽、呼吸困难，常于夜间或清晨发作、加剧。支气管哮喘多发于儿童，约半数发生于 3 岁以前。中国儿童哮喘患病率为 1.54%。在青春期前，男孩哮喘的患病率是女孩的 1.5～3 倍，青春期时这种差别消失。

支气管哮喘是一种多基因遗传病，多数学者认为遗传和环境的相互作用在哮喘发生中起重要作用。在儿童，特异性素质被认为是导致哮喘发生的最确定的危险因素。呼吸道感染是儿童哮喘发作的常见诱因。

支气管哮喘按全球性哮喘防治建议方案进行规范、系统的治疗可达长期缓解，甚至临床治愈。极少数患儿因长期反复发作，气道重塑而导致不可逆损害，严重影响身心健康和生活质量。哮喘本身很少引起死亡，其死亡原因往往是由对其严重程度估计不足而未给予及时和恰当的救助所致。

一、临床表现

1. 病史

注意哮喘是否为突然发作，发作是否与接触某种变应原或刺激物、环境有关。患儿有无湿疹、过敏性鼻炎、食物过敏、药物过敏等特异性病史。了解家族遗传史、家族过敏史。

2. 症状

由变应原引起的急性哮喘发作往往有前驱症状：鼻痒、喷嚏、流涕、眼痒等，而后出现咳嗽、喘息、呼吸困难，常在夜间或清晨加重；年长儿可诉胸闷、胸痛，突发的胸痛要考虑自发性气胸的可能。在儿童，有时慢性或反复咳嗽可能是哮喘唯一的症状。

3. 体征

哮喘急性发作时呼吸可增快，可呈端坐呼吸，双肺出现哮鸣音，呼气延长，部分患儿只有呼气延长而无喘鸣。可闻及随体位或咳嗽变化的粗湿啰音，可有肺气肿征象。严重气道梗阻时呼吸音减弱，喘鸣音消失，出现奇脉、反常呼吸。发作间歇期可无任何症状、体征。

二、辅助检查

1. 外周血常规

外周血嗜酸粒细胞计数多增高，大于 $300 \times 10^6/L$。

2. 血液免疫学检查

血清 IgE、特异性 IgE 可升高，嗜酸性粒细胞阳离子蛋白（ECP）增高。

3. 痰液检查

痰细胞学检查发现较多的嗜酸粒细胞有助于诊断；痰液 ECP 检测是气道慢性炎症标志物之一。

4. 血气分析

急性发作期 PaO_2 下降，开始 PaO_2 可能降低，病情严重时 $PaCO_2$ 上升，后期 pH 值可下降。

5. 肺部 X 线检查

发作时胸片可正常，或肺气肿、支气管周围间质浸润及肺不张；并发支气管肺炎时可见小片状阴影。

6. 变应原皮肤试验

变应原皮肤试验是诊断变态反应的首要工具，有助于明确变应原。

7. 肺功能检查

目前，临床工作中主要用一秒用力呼气容积/用力肺活量（FEV/FVC）及呼气峰流速（PEF）两种方法测定气流受限的存在和程度，适用于 5 岁以上小儿。每天检测呼气峰流速值及其一天的变异率，是判断临床型哮喘的良好指标。近年开展的多频脉冲振荡肺功能测定技术已应用于年龄更小的儿童。

8. 气道高反应性

气道高反应性是指基础气道张力的增高。肺功能在正常范围时，可做激发试验。标准 6 分钟运动激发试验对儿童哮喘的诊断特别有意义，运动后 5～15 分钟 FEV_1 较基础值下降 15% 或 PEF 下降 20% 可诊断为哮喘。

三、诊断标准

1. 婴幼儿哮喘诊断标准

（1）年龄＜3 岁，喘息发作≥3 次。

（2）发作时间双肺闻及哮鸣音，呼气相延长。

（3）具有特应性体质。

（4）一、二级亲属中有哮喘病史或过敏史。

（5）其他引起喘息的疾病。

具备第（1）、（2）、（5）项即可诊断哮喘。如喘息发作，并具备第（2）、（5）项，诊断为可疑哮喘或喘息性支气管炎。

2. 3 岁以上儿童哮喘诊断标准

（1）喘息呈反复发作者（或可追溯与某种变应原或刺激因素有关）。

（2）发作时双肺闻及哮鸣音，呼气相延长。

（3）上述症状可经治疗缓解或自行缓解。

（4）症状不典型者应至少具备以下一项试验阳性：①支气管激发试验或运动试验阳性；②支气管扩张试验阳性；③最大呼气量日内变异率或昼夜波动率≥20%。

（5）其他引起喘息的疾病

3. 咳嗽变异性哮喘诊断标准

（1）咳嗽持续或反复发作＞1 个月，夜间或清晨发作，运动后加重，痰少，临床无感染征象，或以较长期抗生素治疗无效。

（2）用支气管扩张剂可使咳嗽发作缓解。

（3）有个人过敏史或家族过敏史，变应原试验阳性可做辅助诊断。

（4）其他原因引起的慢性咳嗽。

（5）需注意的是咳嗽变异性哮喘的唯一症状是慢性咳嗽，无明显阳性体征，肺功能可以正常。

四、哮喘的分期与病情评价

1. 哮喘的分期

根据临床表现支气管哮喘分为急性发作期、非急性发作期及缓解期。缓解期是指经过治疗或未经治疗症状、体征消失，儿童肺功能恢复到 FEV_1 或最大呼气流速（PEF）≥80% 预计值，并维持 4 周以上。

2. 哮喘的病情评价

（1）非急性发作期病情的评价：许多哮喘患儿即使没有急性发作，但在相当长的时间内总是不同频度和不同程度地出现症状（喘息、咳嗽、胸闷），因此需要依据就诊前临床表现、肺功能对其病情进行评价。

（2）急性发作期严重程度的评价：哮喘急性发作是指气促、咳嗽、胸闷等症状突然发生，常有呼吸困难，以呼气流量降低为其特征。常因接触变应原、刺激物等所致。其程度轻重不一，病情加重可在数小时或数天内出现，偶然可在数分钟内即危及生命，故应对病情做出正确评价，以便给予及时、有效的紧急治疗。

1）儿童哮喘急性发作期严重程度分级如下：轻度哮喘：呼吸频率增快，比平均值增加≤30%。能讲完整的句子。面色正常，无或有轻度呼吸困难，无或轻度三凹症，听诊仅在呼气末有哮鸣音。$SaO_2>95\%$，$PCO_2<4.66\,kPa$（35 mmHg），PEF 为预计值或个人最佳值的 70%～90%。

2）中度哮喘：呼吸频率增快>平均值的 30%～50%。可讲部分句子和短语。面色苍白，重度呼吸困难，中度三凹症。呼、吸气相均有哮鸣音，SaO_2 90%～95%，PCO_2 4.66～5.32 kPa（35～40 mmHg），PEF 为预计值或个人最佳值的 50%～70%。

3）重度哮喘：呼吸频率增快>平均值的 50%。说话困难，只能讲单字或简单词组。面色发绀，重度呼吸困难和三凹症。听诊呼吸音几乎消失。$SaO_2<90\%$，$PCO_2>5.32\,kPa$（40 mmHg），PEF<预计值或个人最佳值的 50%～70%。

五、治疗

儿童支气管哮喘主要用药物治疗，抗哮喘药物可以笼统分为抗炎性药物和平喘性药物。抗炎性药物主要是通过拮抗或消除气道炎症来治疗和预防哮喘的急性发作，而平喘性药物是通过解除支气管痉挛而达到缓解哮喘症状的目的。吸入疗法可使病变部位药物浓度较高，起效迅速，所用药物剂量少，全身不良反应轻，是目前哮喘治疗的最佳给药途径。

（一）治疗原则

坚持长期、持续、规范、个体化的治疗原则。发作期为快速缓解症状、抗炎、平喘；缓解期为长期控制症状、抗炎、降低气道反应性、避免促发因素、自我保健。

（二）治疗目的

（1）尽可能控制并消除哮喘症状。

（2）使哮喘发作次数减少，甚至不发作。

（3）肺功能正常或接近正常。

（4）能参加正常活动，包括体育锻炼。

（5）β_2 受体激动剂用量最少，乃至不用。

（6）所用药物副作用减至最少，乃至没有。

（7）预防发展为不可逆性气道阻塞。

（三）药物治疗

1. 支气管舒张剂

（1）β_2 受体激动剂：能选择性作用于气道内 β_2 肾上腺素能受体，松弛气道平滑肌，并增加气道的黏液纤毛清除功能，降低血管通透性，调节肥大细胞嗜碱粒细胞介质的释放。①吸入用药，短效 β_2 受体激动剂，如沙丁胺醇和特布他林。通过气雾剂或干粉剂吸入，通常 5～10 分钟即可见效，疗效维持 4～6 小时。全身不良反应（心悸、骨骼肌震颤、低血钾等）较轻，可用于治疗哮喘急性发作或预防运动性哮喘，应按需使用。如需要增加每天使用短效 β_2 受体激动剂的次数、剂量才能控制病情，提示哮喘加重，此时切忌过分或盲目地增加 β_2 受体激动剂的次数（过量使用，可引起危及生命的心律失常，甚至猝死），需要合用肾上腺糖皮质激素或增加肾上腺糖皮质激素量。新一代长效 β_2 受体激动剂沙美特罗和福莫特罗，吸入后药物作用持续 8～12 小时，适用于防治夜间和清晨哮喘发作和加剧者。哮喘急性发作患儿因呼吸困难不能有效地使用时，可用溶液通过氧气或空气压缩泵为动力，雾化吸入给药。②口服用药，口服短效 β_2 受体激动剂在服药后 15～30 分钟起效，但心悸、骨骼肌震颤等不良反应较多。β_2 受体激动剂的缓释型及控释型制剂疗效维持时间较长，用于防治反复发作性哮喘和夜间哮喘。长期应用 β_2 受体激动剂可造成 β_2 受体功能下调，药物疗效下降，停止用药 1 周后可恢复正常，也可用肾上腺糖皮质激素纠正这种现象。由静脉给药易出现心血管副作用，现已少用。

1）沙丁胺醇：临床最常用，其吸入制剂已被 GINA 推荐为缓解哮喘急性发作的首选药物。该药起效迅速，吸入 5～15 分钟起效，持续 4～6 小时。0.5% 全乐宁雾化溶液剂量：1～4 岁 0.25 mL，5～8 岁 0.5 mL，9～12 岁 0.75 mL，>12 岁 1 mL，一般最大量不超过 1.5 mL，用生理盐水稀释至 2 mL，以空气压缩泵或氧气（氧流量 5～8 L/min）作为动力，每 4～6 小时吸入 1 次。喘乐宁手控式定量气雾剂，每掀剂量为 100 μg，每次使用 1～2 次，每日 3～4 次。全特宁为缓释制剂，适用于 5 岁以上儿童，5～14 岁患儿每 12 小时口服 1 片（4 mg），不能嚼服。

2）特布他林：特布他林 MDI，250 μg/片，每日 3～4 次。口服用法为 1～2 岁每次 1/4～1/3 片，3～5 岁每次 1/3～2/3 片，6～14 岁每次 2/3～1 片，每日 3 次。

3）克仑特罗：6～14 岁患儿，每次 20～40 μg，每日 3 次。

4）班布特罗：是特布他林的前体物质，是长效 β2 受体激动剂，药效维持 24 小时。用法，2～6 岁 5 mL，6 岁以上 10 mL，每天睡前口服 1 次。

（2）茶碱类药物：能抑制磷酸二酯酶的活性，减少环磷酸腺苷的分解，舒张气道平滑肌。此外，还具有强心、利尿、扩张冠状动脉及兴奋呼吸中枢和呼吸肌的作用。小剂量茶碱具有抗炎和免疫调节作用。

口服用药常用的有氨茶碱和控释型茶碱，控释型茶碱用后昼夜血液浓度稳定，作用持久，尤其适用于控制夜间哮喘发作。静脉应用氨茶碱用于哮喘急性发作。茶碱的不良反应包括胃肠道症状（恶心、呕吐）、心血管系统症状（心动过速、心律失常、血压下降），偶可兴奋呼吸中枢，严重者可引起抽搐及突然死亡。由于茶碱的有效血药浓度与中毒血药浓度十分接近，且体内代谢个体差异较大，用药前需仔细询问近期是否用过茶碱，若此前应用过茶碱，应监测血药浓度，密切观察临床症状，以防茶碱过量中毒。有效安全的血药浓度应保持在 5～15 μg/mL，如＞20 μg/mL，则不良反应明显增多，最好在用药一开始即监测血药浓度。静脉用药时务必注意药物浓度不能过高，滴注速度不能过快，以免引起不良反应。发热或患有肝脏疾患、充血性心力衰竭者尤应慎用。合用西咪替丁、喹诺酮类、大环内酯类药物等可影响茶碱代谢而使其排泄减慢，应减少其用药剂量。茶碱与肾上腺糖皮质激素、抗胆碱药合用具有协同作用，但是应慎与口服 β2 受体激动剂联合应用，因为这样易诱发心律失常，如欲两药合用应适当减少剂量。

1）氨茶碱：具有解痉平喘、强心、利尿和抗变态反应性炎症的药理作用。口服常用剂量为每次 4～5 mg/kg，6～8 小时 1 次。口服 60～120 分钟可达血药峰值浓度。静脉应用氨茶碱，对于 24 小时内未用过氨茶碱者，首次剂量为 3～5 mg/kg，加入 5% 葡萄糖溶液 30 mL 中，20～30 分钟内静脉滴注，重症病例继之以每小时 0.6～0.9 mg/kg 的速度维持；如不维持给药，每 6 小时可重复给原药量。对年龄在 2 岁以内或 6 小时内用过茶碱者，静脉剂量应减半。

2）茶碱缓（控）释剂：如舒弗美、时尔平、葆乐辉等，平喘作用可维持 12～24 小时。尤其适用于夜间哮喘。持续作用 24 小时的缓释剂剂量为每次 8～9 mg/kg，每 12 小时 1 次。

（3）M 胆碱受体阻滞剂：能抑制细胞内 cGMP 转化，提高 CAMP 的活性来降低细胞内钙离子浓度，松弛气道平滑肌，舒张气道，抑制气道的黏液分泌，对大气道的作用强于小气道。常用药物有异丙托溴铵，通过竞争阻断乙酰胆碱与 M 受体结合来抑制胆碱能神经对气道平滑肌的控制，使气道舒张。吸入后 5 分钟左右起效，30～90 分钟达高峰，平喘作用维持 4～6 小时。异丙托溴铵舒张支气管和作用较 β2 受体激动剂弱，起效也较缓慢，但不良反应很少。本品与 β_2 受体激动剂联用可同时扩张大、中、小气道，平喘效果更佳。可与 β_2 受体激动剂联合吸入治疗，使支气管舒张作用增强并持久。某些哮喘患者应用较大剂量 β_2 受体激动剂不良反应明显，可换用此类药物，尤其适用于夜间哮喘及痰多的哮喘患儿。异丙托溴铵雾化吸入用法为：≤2 岁予 125 μg（0.025% 异丙托溴铵 0.5 mL），>2 岁 250 μg（1 mL），一般最大量不超过 1.5 mL，用生理盐水稀释至 2 mL，空气压缩泵或氧氯驱动吸入，每日 2～3 次。异丙托溴铵气雾剂，每片 20 μg，每次 3～4 次。副作用少，少数患者出现口干、口苦。

（4）α 受体拮抗剂：临床常用的 α 受体拮抗剂是酚妥拉明，对难治性重度哮喘有较好效果，此时气道 β 受体功能显著低下，α 受体的气道的调节作用相对增强。笔者使用 0.25～0.5 μg/（kg·min）静脉滴注，每次 1 小时，每天 2～3 次，取得较好疗效。不良反应以鼻塞、皮肤潮红较常见。

镁：本品与钙离子竞争，使细胞内钙离子浓度下降；激活腺苷酸环化酶，提高 cAMP，致气道平滑肌舒张。25% 硫酸镁 0.1～0.2 mL/kg 加入 5% 葡萄糖液 20 mL 静脉滴注，于 20～30 分钟内滴完，对血镁偏低的顽固或重症哮喘患者有加强平喘作用。

2. 控制气道炎症药物

（1）肾上腺糖皮质激素（糖皮质激素）：是目前哮喘抗感染治疗的最有效药物。作用机制为：抑制炎症细胞迁移和活化；抑制炎症介质、细胞因子的生成和释放；减少微血管渗漏；降低气道对各种刺激的敏感性和反应性；增加气道平滑肌对 β_2 受体激动剂的敏感性。

1）吸入用药：吸入肾上腺糖皮质激素具有较强的呼吸道局部抗炎作用，用于哮喘发作的预防。

该类吸入制剂有：①丙酸倍氯米松（必可酮），在气道内有较强的抗炎作用，可以降低气道反应性，抑制迟发相和速发相哮喘反应，极少发生全身副作用；②丁地去炎松（普米克都宝），局部抗炎作用强，仅次于丙酸氟替卡松；③丙酸氟替卡松（辅舒酮），脂溶性高，对人类气道内的肾上腺糖皮质激素受体具有高度选择性并有着很强的亲和力，口服生物利用度几乎接近于零，是目前抗炎活性最强、全身副作用最少的吸入性肾上腺糖皮质激素制剂，是持续性哮喘抗感染治疗的首选药物；④舒利迭，为丙酸氟替卡松和沙美特罗（长效 β_2 受体激动剂）的复合制剂，为干粉吸入剂，具有起效快、疗效好和作用持续时间长等优点，而且长期使用不会使 β_2 受体激动剂下调，特别适用于中度以上哮喘。

中、重度持续的哮喘患儿在非急性发作期或缓解期仍应长期吸入肾上腺糖皮质激素，不少学者主张轻度持续患儿也需长期吸入肾上腺糖皮质激素。具体按哮喘阶梯治疗方案实施：轻度持续用低剂量必可酮或普米克都宝每日 100～400 μg 或辅舒酮每日 200～500 μg；重度持续用必可酮或普米克都宝每日 >800 μg 或辅舒酮每日 >500 μg。≤5 岁患儿需使用带有储雾器和面罩的定量吸入器或使用雾化器。

吸入用药通常需要连续、规则吸入 1 周后方能奏效，因此在哮喘急性发作时应与 β_2

受体激动剂吸入或茶碱类合用，先吸入 β_2 受体激动剂，随后吸入肾上腺糖皮质激素。对于季节性哮喘发作者，可在预计发作前 2~4 周开始连续、规则地吸入肾上腺糖皮质激素。局部不良反应为口咽部念珠菌感染、声音嘶哑，或上呼吸道不适，吸药时加用储雾罐或吸药后用清水漱口或减轻局部不良反应和胃肠吸收。儿童吸入肾上腺糖皮质激素的安全剂量为每日 200~400 μg，病重、年长儿可短期用到每日 600~800 μg，但应用时间不宜过长。使用常规剂量治疗时，不会抑制下丘脑-垂体肾上腺皮质轴。强调要坚持用药，病情缓解，后应继续吸入维持量肾上腺糖皮质激素，至少 6 个月至 2 年或更长时间。

2）口服用药：急性发作病情较重的患儿应早期口服肾上腺糖皮质激素，以防病情恶化，使用半衰期短的肾上腺糖皮质激素，可用泼尼松，短程口服 1~7 日，每日 1~2 mg/kg，一般不超过每日 30 mg，分 2~3 次服。但长期持续口服肾上腺糖皮质激素在儿科患儿很少应用，儿童哮喘应当尽量采用吸入型肾上腺糖皮质激素，对一些重症患儿或吸入 MDI 效果不好的患儿，可采用干粉类肾上腺糖皮质激素吸入，并注意确实掌握正确的吸入方法，对绝大多数患儿有效。

3）静脉用药：严重哮喘发作时应及早通过静脉给予琥珀酸氢化可的松或氢化可的松，每次 5~10 mg/kg，或甲泼尼龙每次 1~2 mg/kg，每日 2~3 次，但注射后 4~6 小时才能起效，因此，应尽早用药并同时给予支气管舒张剂。极严重病例应在短期内（3~5 日）使用较大剂量肾上腺激素，最好应和琥珀酸氢化可的松或甲泼尼龙。待病情得到缓解后再次逐渐减量，改为口服给药，一般用 1~7 日，如连续用药 10 日以上者，不宜骤然停药，应减量维持，以免复发。

（2）色甘酸钠：是非肾上腺糖皮质激素类抗炎制剂，有防止肥大细胞或其他炎症细胞释放介质的膜保护作用。吸入 10~20 分钟血药浓度达峰值，半衰期短，不会引起蓄积。用于预防哮喘发作。主要适用于：①季节性发作的哮喘，如对某种药粉过敏的哮喘患儿，在花粉季节来临前 1~3 周吸入色甘酸钠；②运动性哮喘，于运动前 10~15 分钟使用；③诱因明确的哮喘，如已知冷空气或某种变应原会诱发患儿哮喘发作，在接触这些诱因前吸入色甘酸钠；用法为采用 MDI 每次 5~10 mg，每日 3~4 次。本药少数病例吸入后感咽喉部不适，胸闷，偶见皮疹。因目前制剂气味患儿多不愿接受，临床少用。

（3）白三烯受体拮抗剂：是新一代非肾上腺糖皮质激素类抗炎药物。能选择性抑制气道平滑肌中白三烯多肽的活性，并有效预防和抑制白三烯所导致的血管透性增强、气道嗜酸粒细胞浸润及支气管痉挛，能减少气道因变应原刺激引起的细胞和非细胞性炎症物质，能抑制变应原激发的气道高反应。对二氧化硫、运动和冷空气等刺激及各种变应原如药粉、毛屑等引起的速发相和迟发相炎性反应均有抑制作用。适用于 12 岁以上儿童哮喘和长期预防治疗，但不适用于哮喘发作期的解痉治疗。一般用于：①吸入肾上腺糖皮质激素疗效差；②吸入肾上腺糖皮质激素依从性差；③需大剂量吸入肾上腺糖皮质激素的患儿，加用白三烯受体拮抗剂可减少肾上腺糖皮质激素用量。副作用轻微，可有头痛、腹不适、皮疹或一过性转氨酶升高。

3. 其他

（1）特异性免疫治疗：目前通过正规应用各种药物及采取必要的预防措施，基本上可以满意地控制哮喘，在无法避免接触变应原或药物治疗无效时，可以考虑针对变应原进行特异性免疫治疗。对药粉或尘螨过敏者可采用相应变应原提取物脱敏治疗以缓解哮喘发作，皮下注射是最常用的给药方法，但应注意制剂的标准化，并注意可能出现的严重副反应，包括全身变态反应和哮喘严重发作。目前已有口服或舌下含服制剂，其优点是安全性好，无严重副作用。

（2）免疫调节剂：因反复呼吸道感染诱发喘息发作者可加用免疫调节剂，常用胸腺素等。

（3）中药：急性发作期可辨证施治。缓解期可给予健脾、补肾扶正等方法进行预防治疗。

（4）抗过敏药物：如酮替芬或氯雷他定等也可应用，对轻症哮喘和季节性哮喘有一定效果。

（四）哮喘阶梯治疗方案

1. 间歇发作

按需吸入 β_2 肾上腺素能受体激动剂（β_2 受体激动剂）：沙丁胺醇（沙丁胺醇、喘乐宁）、特布他林（特布他林）或口服茶碱类或 β_2 受体激动剂，多数学者主张长期吸入肾上腺素糖皮质激素或色甘酸钠。

2. 轻度持续

吸入 β_2 受体激动剂，或口服茶碱类或 β_2 受体激动剂。

3. 中度持续

吸入 β_2 受体激动剂，或口服茶碱类或 β_2 受体激动剂；夜间发作者改用缓释 β_2 受体激动剂或缓释茶碱类。需长期吸入肾上腺糖皮质激素或色甘酸钠。

4. 重度持续

吸入或口服茶碱类或 β_2 受体激动剂，持续使用丙酸倍氯米松（必可酮、必酮碟）、丁地去炎松（普米克者宝、普米克气雾剂）或丙酸氟替卡松（辅舒酮）吸入治疗。

5. 哮喘严重急性发作

经吸氧或口服茶碱类或 β_2 受体激动剂雾化吸入、静脉用肾上腺糖皮质激素等联合治疗，症状多能缓解，很少需气管插管或使用呼吸机。祛除诱因，尽量避免与变应原接触，包括尘螨、花粉、过敏食品和药物等。

6. 升级或降级治疗

每 3~6 个月复核 1 次治疗方案，如症状控制并至少维持 3 个月，则有可能逐步降级治疗。如症状控制不满意则考虑升级治疗，但首先应该核查患者用药技术、依从性及周围环境控制情况（避免变应原及其他促发因素）。任何年龄患儿哮喘治疗方案的确定，均要根据患儿平素病情轻重程度选择，从相当于初始病情严重程度所适合的那一级开始治疗，之后根据病情变化及治疗反应随时进行调查。

（五）哮喘危重状态的治疗

1. 氧气疗法

鼻导管或面罩给氧，后者更为理想。氧浓度以 40% 为宜，相当于氧流量的 4～5 L/min，使 PaO_2 保持在 9.3～12.0 kPa（70～90 mmHg）。

2. 支气管扩张剂

（1）沙丁胺醇：首选 0.5% 全乐宁联合氧气驱动（氧流量 5～8 L/min）吸入，既给药又能同时供氧。吸入治疗或静脉滴注氨茶碱后病情未见好转者，可采用沙丁胺醇静脉给药；学龄儿童每次 5 μg/kg，若病情十分严重，可将沙丁胺醇 2 mg 加入 10% 的葡萄糖溶液 250 mL 内静脉滴注，速率在 8 μg 次/分左右，静脉滴注 20～30 分钟，若病情好转则减慢速度；维持时间在 4～6 小时，故 6～8 小时可重复使用。学龄前儿童剂量减半。静脉滴注沙丁胺醇全身不良反应发生率较高，易发生严重的心律失常，甚至心搏骤停，尽量少用，必要时在心电监护下慎用。

（2）氨茶碱：一般用于无条件采用吸入疗法的患儿。6 小时内未用过茶碱的患儿，首次予负荷量 5～6 mg/kg，葡萄糖液稀释后于 20～30 分钟静脉滴注；如果 6 小时内用过氨茶碱，首剂剂量应减半。首剂后用维持量 0.75～1 mg/（kg·h），以 3 小时为度。不用维持量则于首剂 6 小时后重复 1 次。氨茶碱有效治疗量和中毒量非常接近，临床应密切观察，注意有无过度兴奋、恶心、呕吐，重者可出现心律失常、惊厥、心跳呼吸停止等不良反应；有条件应监测血药浓度，有效浓度以 10～20 μg/mL 为宜。在肝肾功能损害、高热或全用红霉素、西咪替丁时，氨茶碱应减少 1/3～1/2 量使用，以免中毒。

β_2 受体激动剂不宜与氨茶碱同时使用，二药合用，疗效不增加，反而有增加其副作用的危险，二药主张间隔至少 4 小时使用。

（3）肾上腺糖皮质激素：应早期、足量、短程应用。儿童首选琥珀酸氢化可的松或甲泼尼龙，前者每次 5～10 mg/kg，后者每次 1～2 mg/kg，每 6～8 小时静脉滴注 1 次；一般用 1～3 日；病情缓解后改为泼尼松口服给药，并逐渐过渡至吸入给药。宜同时应用支气管扩张剂。注意激素高血压、高血糖、消化道溃疡等不良反应。

（4）维持水电解质、酸碱平衡

1）补液：哮喘严重发作时常伴有轻度脱水，因此需要补液，开始予 1/3 张含钠液 5～10 mL/（kg·h），2 小时后用 1/4～1/5 张含钠液维持，根据患儿脱水程度、年龄、心功能情况，补液量一般为 50～120 mL/（kg·h）。

2）纠正电解质紊乱：纠正高钾或低钾、低钠氯血症。

3）纠正酸中毒：改善通气可纠正呼吸性酸中毒。吸氧和补液可纠正轻度的代谢性酸毒；明显的代谢性酸中毒，pH 值<7.25 时，可使用碳酸氢钠。碱性液量（mmol）=0.15×体重（kg）×1-BE（碱剩余）。

一般稀释至等张液滴注，需根据血气分析调整进一步用量。

（5）镇静剂：烦躁不安患儿可用 10% 水合氯醛，每次 0.3～0.5 mL/kg 保留灌肠。未建立人工气道前禁用吗啡，慎用其他镇静剂。有气管插管条件，可用地西泮，每次 0.3～0.5 mg/kg，静脉慢推。

（6）抗生素应用：合并细菌感染时用，对哮喘本身及其他并发症并无作用。

（7）祛痰处理：补液以稀释痰液，必要时可试用祛痰剂。

（8）机械通气：指征为①持续严重呼吸困难；②肺过度通气、呼吸肌疲劳使胸廓活动受限；③听诊几乎听不到呼吸音和哮喘音（需除外气胸）；④意识障碍，血压改变（或高或低）；⑤吸入 40% 的氧气仍有发绀；⑥$PaCO_2 \geq 8.6$ kPa（65 mmHg）。

（六）缓解期的处理

为了巩固疗效，维持患儿病情长期稳定，提高其生活质量，应加强缓解期的处理。

（1）鼓励患儿坚持每日定时测量 PEF，监测病情变化，记录哮喘日记。

（2）注意有无哮喘发作先兆，一旦出现应及时用药以减轻哮喘发作症状。

（3）病情缓解后应继续吸入维持量肾上腺糖皮质激素，至少 6 个月至 2 年或更长时间。

（4）根据患儿具体情况，包括诱因和以往发作规律，与患儿及家长共同研究，提出并采取一切必要的切实可行的预防措施，包括避免接触变应原，避免哮喘发作，保持长期稳定。

第五节　肺炎

肺炎是由不同病原体或其他因素所引起的肺部炎症。肺炎是我国儿童重点防治的四种疾病之一，也是我国小儿死亡的第一位病因。多见于婴幼儿，冬春季节或气候骤变时发病率高。本病可原发，也可继发于上呼吸道感染、支气管炎及麻疹、百日咳等急性传染病之后。当患营养不良、佝偻病等疾病时，其发病率更高，死亡率也高。

发达国家中小儿肺炎病原以病毒为主，发展中国家则以细菌为主，细菌感染以肺炎链球菌多见，近年来流感嗜血杆菌和肺炎支原体有增多趋势。

一、诊断依据分类

1. 病理分类

分为支气管肺炎（小叶性肺炎）、大叶性肺炎、间质性肺炎等。支气管肺炎是小儿时期最常见的肺炎。

2. 病因分类

病毒性肺炎、细菌性肺炎、支原体肺炎、衣原体肺炎、原虫性肺炎、真菌性肺炎及非感染病因引起的肺炎（嗜酸细胞性肺炎、吸入肺炎、坠积性肺炎、脱屑性肺炎等）。

3. 病程分类

急性肺炎，病程在 1 个月以内；迁延性肺炎，病程在 1～3 个月；慢性肺炎，病程在 3 个月以上。

4. 病情分类

轻症：病情轻，无全身中毒症状，除呼吸系统症状外其他系统仅有轻微受累；重症：病情重，全身中毒症状明显，除有较严重的呼吸系统症状外，其他系统可受累。

5. 根据临床表现是否典型分类

（1）典型性肺炎：肺炎链球菌、流感嗜血杆菌、金黄色葡萄球菌、革兰阴性杆菌及厌氧菌肺炎。

（2）非典型肺炎：肺炎支原体、衣原体、军团菌肺炎，某些病毒感染引起的肺炎。

6. 其他肺炎分类

（1）社区获得性肺炎（CAP）：指无明显免疫抑制的患儿在院外或住院 48 小时 内发生的肺炎。

（2）院内获得性肺炎（HAP）：指住院 48 小时后发生的肺炎，也包括呼吸机相关性肺炎。

二、临床表现

1. 轻型肺炎

以呼吸系统症状为主，无呼吸衰竭及其他脏器或系统功能的明显损害。起病可急可缓，一般先有上呼吸道感染症状，但也可骤然发病。

（1）发热多为不规则热，可呈弛张热或稽留热。新生儿、重度营养不良等患儿可不发热，甚至体温不升。

（2）咳嗽最为常见，其严重程度与肺炎的轻重不一定平行。开始为频繁的刺激性干咳，以后咳嗽有痰，剧咳时常引起呕吐、呛奶。

（3）呼吸表浅增快，可有鼻翼扇动，部分患儿口周、指甲轻度发绀。

（4）肺部体征：多数患儿肺部叩诊正常；早期呼吸音粗糙或稍低，以后可闻及固定的中、细湿啰音，以肺低部及脊柱旁较多，深吸气末更明显；少部分患儿病灶融合，出现肺实变体征。

（5）常有食欲缺乏、乏力、嗜睡或烦躁不安。婴儿常有拒乳。如治疗及时得当多在两周内恢复。

2. 重症肺炎

除呼吸系统症状之外，并发下述情况之一者，均属重症肺炎：心力衰竭、呼吸衰竭、弥散性血管内凝血、超高热或体温不升、中毒性脑病和中毒性麻痹以及肝肾功能损害。先天性心脏病患儿、营养不良儿、新生儿等患肺炎时，也属重症。

（1）呼吸系统：呼吸浅促，每分钟可达 80 次以上，鼻翼扇动明显，出现三凹征、点头状呼吸或呼气呻吟，颜面部及四肢末端明显发绀甚至面色苍白或青灰。两肺可闻及密集的细湿啰音。

（2）循环系统：由于肺循环阻力增加，心肌缺氧及毒素作用，可并发心力衰竭及心肌炎。肺炎合并心力衰竭临床诊断指征：

1）呼吸困难突然加重，呼吸明显增快，婴儿 60 次/分以上，幼儿 40 次/分，不能以呼吸系统疾病解释。

2）突然烦躁不安，面色苍白或发绀，经吸氧及镇静剂治疗仍不能缓解。

3）心率突然不安，新生儿 180 次/分以上，婴儿 160 次/分以上，幼儿 140 次/分以上，不能用体温增高及呼吸困难缺氧来解释者。

4）心音低钝或出现奔马律、心脏扩大等。

5）肝脏在短时间内增大 1.5 cm，或肝在肋下可触及 3 cm 以上。

6）肺部啰音突然增多，可有颈静脉怒张，颜面四肢水肿，尿少。心肌炎表现：面色苍白，心动过速，心音低钝，心律失常；心电图示 S-T 段下降和 T 波平、双向或倒置。

（3）神经系统

1）烦躁、嗜睡、凝视、斜视、眼球跳动。

2）昏睡，甚至昏迷、惊厥。

3）球结膜水肿。

4）瞳孔改变，对光反应迟钝或消失。

5）呼吸节律不整。

6）前囟隆起，有脑膜刺激征。中毒性脑病脑脊液检查除压力增高外，其他均正常。

（4）消化系统：常出现呕吐、腹泻，部分患儿并有水电解质紊乱。类重者出现中毒性肠麻痹，表现为腹胀及肠鸣音消失，并使呼吸困难加重。

（5）血液系统：可见弥散性血管内凝血。

（6）婴儿、免疫功能低下者易致败血症。

（7）可出现代谢性酸中毒、呼吸性酸中毒等，重症肺炎常存在不同程度的混合性酸中毒。

三、辅助检查

1. 血常规

细菌性肺炎白细胞总数增高，为（15～20）×10^9/L，中性粒细胞比例增加，并有核左移，细胞质中可有中毒性颗粒；中性粒细胞碱性磷酸酶活性测定阳性率及积分增高，积分多达 200 以上。但重症金黄色葡萄球菌肺炎和流感杆菌肺炎，有时白细胞总数反而减低。病毒性肺炎白细胞计数大多数偏低或正常，淋巴数比例增加，中性粒细胞数无增高，碱性磷酸酶活性积分低于 60。

2. CRP

细菌性感染此值上升。病毒及支原体感染时一般不增高。本法对细菌性肺炎的诊断、判断病情及疗效有一定价值。

3. 病原学检查

（1）细菌病原学检查：痰细菌培养对肺炎病源学诊断有一定意义，并可根据药敏试验选用抗生素。必要时胸腔渗出液、血液均可送细菌培养。目前已有学者研制出肺炎链球菌、β 溶血性链球菌及嗜血杆菌等细菌感染的快速诊断方法。

（2）病毒病原学检查：国内已研制出腺病毒、合胞病毒、流感病毒、副流感病毒等呼吸道病毒感染的快速诊断检测试剂盒，还可直接检测鼻咽分泌物中病毒抗原或检测急性期血清中特异性 IgM。

（3）其他：可测定支原体、衣原体等急性期血清特异性 IgM。

4. 血气分析

帮助判断病情或指导治疗。

5. 胸部 X 线检查

早期肺纹理增粗，以后出现小斑片状阴影，以双下肺野、中内带及心隔区明显，有融全病灶可见大片状影。局部代偿性肺气肿常见，可见肺不张。并发脓胸，早期肋膈角变钝；积液较多时，呈外高内低致密阴影，肋间隙增宽，纵隔、心脏向健侧移位。并发脓气胸，可见气、液平面。肺大泡侧见完整的薄壁、多无液平面的大泡影。

四、几种不同病原体所致的肺炎的特点

1. 病毒性肺炎

（1）呼吸道合胞病毒性肺炎：2 岁以内尤以 2～6 个月婴儿多见。主要临床特点是阵发性喘憋和伴有两肺广泛的喘鸣音。病初干咳，低至中度发热，2～3 日后病情渐加重，出现呼吸增快，三凹征和鼻翼扇动，严重者可有发绀。喘憋严重时可合并心力衰竭、呼吸衰竭，甚至窒息死亡，尤以先天性心脏病患儿死亡率高。临床上有两个类型：①毛细支气管炎，中毒症状不重，呼吸音可减低，在喘憋发作时，往往听不到湿啰音，胸部 X 线常显示不同程度的梗阻性肺气肿和支气管周围炎，有时可见小点片状阴影或肺不张；②间质性肺炎，全身中毒症状较重，胸部 X 线呈线条或单条状阴影增深，或互相交叉成网状阴影，多伴有小点片状致密影。

（2）腺病毒肺炎：腺病毒 3、7 两型为主要病原体，11、21 型次之。多见于 6 个月至 2 岁的小儿。近年该病发病有下降趋势。本病的临床特点：病情重、恢复慢、死亡率较高。高热、呈稽留热，发热 3～4 日即出现精神萎靡、嗜睡或烦躁不安等神经系统症状，严重者惊厥或昏迷，但脑脊液正常。频咳或阵咳，可有喘憋、呼吸困难、发绀等，肺部体征出现较晚，发热 4～5 日后始出现湿啰音，部分患儿可出现肺实变体征。少数可有渗出性胸膜炎。X 线特点有："四多"即肺纹理多、肺气肿多、大病灶多、融合病灶多；"三

少"即圆形病灶少、肺大疱少、胸腔积液少。病灶吸收需数周数月。

2. 细菌性肺炎

（1）葡萄糖菌肺炎：由金黄色葡萄糖球菌和白色葡萄球菌所致。好发于冬春季，新生儿和婴幼儿多见。葡萄球菌肺炎的特点是起病急，病情重，弛张高热，病变进展急剧，可在数小时内出现肺脓肿、肺大疱、脓胸、脓气胸；严重者纵隔积气、皮下气肿，支气管胸膜瘘。全身中毒症状较为突出，如中毒性肠麻痹、中毒性心肌炎、感染性休克等：呼吸困难、咳嗽、呻吟；早期双肺可闻及中、细湿啰音；常见麻疹样、猩红样皮疹，肝脾大，贫血等。实验室检查：白细胞一般高达（15～30）×10⁹/L，中性粒细胞增高，细胞内可见中毒颗粒；白细胞总数低于5×10⁹/L多示预后不良。气管分泌物及胸腔穿刺液进行细菌培养阳性者有诊断意义。X线特点：①临床症状和胸片表现不完全一致；②病灶变化快，可在数小时内发展为脓肿；③常见脓肿、肺大疱、脓气胸；④胸片阴影常需2个月左右才消散，肺大疱则可达数月之久。

（2）流感嗜血杆菌肺炎：近年发病率有上升趋势，多见于2个月至3岁的婴幼儿。发病多缓慢，有持久的百日咳样咳嗽，呼吸困难、发绀、鼻翼扇动和三凹征，全身中毒症状重。脓胸常见，可引起脑膜炎、败血症、心包炎、化脓性关节炎、中耳炎等。外周血白细胞增多，淋巴细胞百分比相对增多。胸部X线检查常见下叶大叶性肺炎，也可呈支气管肺炎或肺段实变改变，常伴胸腔积液，X线病灶吸收常需2～4周。

3. 其他微生物所致肺炎

（1）肺炎支原体肺炎：近年发病率显著增高。常年均可发生，每3～5年有1次地区性流行。主要经飞沫传播。既往认为本病多见于年长儿，目前发现婴幼儿感染率也高达25%～69%。一般起病隐匿，临床表现多种多样，严重病例表现类似暴发型肺炎，发展迅速，可导致呼吸衰竭而死亡。发热、热型不定，热程1～3周；刺激性咳嗽为突出表现，有的酷似百日样咳嗽，痰黏稠，有时带血丝。婴幼儿表现喘憋或呼吸困难，年长儿还可伴咽痛、胸闷、胸痛等症状。肺部体征常不明显，这是本病的特点之一，可整个过程无任何体征，少数病例有局限性干、湿啰音，可有实变体征。部分患儿有心脏、血液、胃肠、肝脏、肾脏、关节和皮肤等多个脏器受累。X线表现与体征不相称，其表现为：①小斑片或扇形浸润影，通常为典型的MP肺炎表现；②肺门影增浓；③间质性肺炎改变。血清特异性IgM抗体测定有诊断价值。PCR-MP-DNA可作为早期诊断方法。

（2）衣原体肺炎：衣原体是引起6个月以下婴儿肺炎的重要病原，起病缓慢，可先有上呼吸道感染症状，多不发热或偶有低热为其主要临床特点，然后出现气促和频咳，吸气时常有细湿啰音；半数患儿可伴结膜炎。衣原体肺炎常见于5岁以上小儿，发病隐匿，多无发热，症状轻。先有鼻塞、流涕，1～2周后逐渐好转，但咳嗽逐渐加重，可持续1～2个月，双肺可闻干、湿啰音。X线多单侧下肺浸润，表现为节段性肺炎，严重者为广泛双侧肺炎。可伴肺外表现，如甲状腺炎、吉兰-巴雷综合征。

五、治疗

（一）一般治疗

保持通风，室温 18～20℃，相对湿度 60%。加强营养，多吃含蛋白质维生素丰富的食物；对危重患儿不能进食者，给予部分或全静脉营养，液量每 60～80 mL/kg 为宜，必要时输入全血液或血浆。执行严格的呼吸道隔离制度，防止交叉感染。

（二）抗生素治疗

WHO 推荐一线抗生素有复方新诺明、青霉素、氨苄西林或阿莫西林，我国推荐对轻症肺炎口服头孢氨苄。总之，抗生素使用原则为：早期、足量；根据病原菌选用敏感药物；选用渗入下呼吸道浓度高的药物。病原学检查是肺炎合理使用抗生素的基础；最好先取标本细菌培养再用抗生素，药敏结果未回报时，先按临床经验用药。

1. 革兰阳性球菌感染

肺炎链球菌培养肺炎最常见，首选青霉素静脉滴注，对青霉素过敏者改静脉滴注红霉素，剂量 20～30 mg/（kg·d）。葡萄球菌肺炎，选择耐 β 内酰胺酶类药物，如苯唑西林 50～200 mg/（kg·d），分 2～3 次静脉滴注，还可用第三代头孢菌素，如头孢曲松，剂量 20～80 mg/（kg·d），每日 1 次静脉滴注，疗程要足，过早停药容易复发。厌氧菌肺炎用甲硝唑，首剂 15 mg/kg，以后每 6 小时给予 7.5 mg/kg，每次滴注 1 小时，疗程一般 7～10 日。

2. 革兰阴性杆菌感染

常用氨苄西林 100～200 mg/（kg·d），分 2～4 次静脉滴注；或用氨基糖苷类抗生素：奈替米星 5～8 mg/（kg·d）；阿米卡星 4～8 mg/（kg·d），每日 1 次静脉滴注；使用时应注意其耳毒、肾毒作用。铜绿假单胞菌肺炎可用头孢他啶 25～100 mg/（kg·d），分 2～3 次静脉滴注，或头孢曲松等静脉滴注。

3. 肺炎支原体、衣原体肺炎

应使用大环内酯类药物，其作用为阻碍细菌蛋白质合成。轻者口服罗红霉素、红霉素或阿奇霉素。罗红霉素用量为 5～8 mg/（kg·d），分 2 次口服，连用 2 周。红霉素 30～50 mg/（kg·d），分 3 次口服。用阿奇霉素副作用少，依从性好，剂量 10 mg/（kg·d），每日 1 次，连用 3～5 日，其作用至少能维持 10 日。针对支原体血症；持续高热，或弛张热型，肺部可有大片絮状阴影，血 MP-IgM 阳性，应静脉滴注血清浓度高的红霉素或吉他霉素 20～30 mg/（kg·d），待支原体血症控制，进入序贯疗法，即改用口服新大环内酯类药（阿奇霉素等）；或是在静脉滴注红霉素或吉他霉素的同时口服阿奇霉素 3 日，该疗法比较有超前意识。静脉滴注红霉素药物浓度≤1 mg/mL，注意防止肝脏损伤，使用超过 1 周者应复查肝功能。

4. 细菌不明确的肺炎

应选择广谱抗生素并联合用药。待细菌明确再酌情更换相应敏感的抗生素。

5. 抗生素停用指征

用药时间应持续至体温正常后 5～7 日，临床症状基本消失后 3 日；支原体肺炎用药 2～3 周，以免复发；肺炎链球菌肺炎疗程 7～10 日，流感嗜血杆菌肺炎 2 周，肠杆菌肺炎 2～3 周，铜绿假单胞杆菌肺炎 3～4 周，葡萄球菌肺炎用药至体温正常后 2 周，总疗程 4～6 周。停药过早不能完全控制感染，而滥用抗生素易引起体内菌群失调，造成致病菌耐药和真菌感染。

（三）抗病毒治疗

明确为病毒感染者用抗病毒制剂，一旦确立细菌感染应该加用有效抗生素。

1. 利巴韦林

具有广谱抗病毒作用。剂量 10～15 mg/(kg·d)，每日 1 次静脉滴注，疗程 5～7 日。也可进行超声雾化吸入，剂量：2 岁以下 10 mg，2 岁以上 20～30 mg，溶于 30 mL 蒸馏水中雾化完为止，每日 2 小时，连用 5～7 日。还可用 0.5%～1% 的溶液 1～2 小时滴鼻 1 次。

2. 保持呼吸道通畅

应及时清除鼻痂、鼻腔分泌物和呼吸道痰液。痰多稀薄者，可反复翻身叩背以利于痰液排出。痰液黏稠不易咳出者宜提供足液量，或用生理盐水 10～20 mL 超声雾化吸入，每次吸入 10～15 分钟，每日 2～3 次；还可用祛痰剂沐舒坦雾化吸入或静脉滴注；口服富露施每次 0.1 g，每日 2～4 次。必要时吸痰，喘憋者可用支气管扩张剂。

3. 镇静

烦躁不安常可加重缺氧，适当选用苯巴比妥、水合氯醛等药物镇静，但不可用过多的镇静剂，避免咳嗽受抑制。不用呼吸兴奋剂，以免加重患儿的烦躁。

4. 降温

体温超过 38.5℃ 患儿可用物理降温或药物退热治疗。

5. 腹胀的治疗

伴低钾血症时应及时补钾。中毒性肠麻痹，应禁食、胃肠减压，皮下注射或肌内注射新斯的明，每次 0.03～0.04 mg/kg，以兴奋胃肠平滑肌，促进肠蠕动，注射后 15～20 分钟放置肛管排气，一日可用 3 次；同时可用松节油敷腹部；亦可用酚妥拉明及间羟胺，加入 5%～10% 的葡萄糖液 20～30 mL 中静脉滴注，能改善肠壁微循环，消除肠壁瘀血和水肿，增加蠕动，2 小时后重复使用，一般 2～4 次可缓解。

6. 心力衰竭的治疗

除镇静、给氧外，需用强心药物以增强心肌收缩力，减慢心率，增加心每搏输出量。可用利尿剂、血管活性药物。

7. 中毒性脑病的治疗

首先保持呼吸道通畅，供氧。减轻脑水肿、降低颅压。酌情应用血管扩张剂及促进脑细胞恢复的药物。

（四）肾上腺糖皮质激素的应用

对中毒症状明显，严重喘憋，伴有脑水肿、感染性休克、呼吸衰竭、胸膜有渗出的病例，在应用足量有效抗生素的同时，可短期加用肾上腺糖皮质激素，应注意其应激性胃肠出血和降低抵抗力等副作用。氢化可的松 5～10 mg/（kg·d），分 2 次静脉滴注，或泼尼松 0.5～1 mg/（kg·d）口服，一般应用 3～5 日，状态改善即可停药。

（五）并发症的治疗

并发脓胸、脓气胸者应及时行抽脓、抽气处理；对于脓液黏稠，经反复穿刺抽脓不畅者、张力性气胸、中毒症状重的婴幼儿，应考虑胸腔闭式引流。肺大疱一般不需特殊处理，可随炎症的控制而消失。治疗佝偻病、营养不良。

（六）其他

1. 肺部理疗

有促进炎症消散的作用。适用于病程长或迁延性肺炎、体弱、呼吸道分泌物不易吸收，啰音经久不散，但已无明显急性炎症者。

2. 维生素

维生素 C、维生素 E 等能清除氧自由基。

3. 应用免疫调节剂

可应用的免疫调节剂如胸腺素等。

第四章　消化系统疾病

第一节　口炎

口炎是指口腔黏膜的炎症，如病变仅限于舌，齿龈或口角亦可称为舌炎，齿龈炎或口角炎。本病在小儿时期较多见，尤其是婴幼儿，可单独发生，亦可继发于全身性疾病，如急性感染、腹泻和营养不良。多由病毒、细菌、真菌或螺旋体等引起。

一、鹅口疮

鹅口疮（又名"雪口疮"），为白色念珠菌引起的慢性炎症，多见于新生儿、营养不良、腹泻、长期使用广谱抗生素或激素的患儿，使用污染的喂乳器具以及新生儿在出生时经产道亦可污染。

（一）临床表现

本病特征是在口腔黏膜上出现白色或灰白色乳凝块样物，此物略高于黏膜表面，粗糙无光，最常见于颊黏膜，亦可蔓延至口腔其他部位。干燥，不红，不流涎是本病不同于其他口炎的特点，有时灰白色物融合成片，很像乳块。若有怀疑，可用棉签蘸水轻轻揩拭，鹅口疮不易揩去。本病一般无全身症状，若累及食管、肠道、气管、肺等，出现呕吐、吞咽困难、声音嘶哑或呼吸困难。

（二）治疗

局部涂 1% 龙胆紫溶液，每天 1～2 次。病变广泛者，可用制霉菌素每次 10 万 U 加水 1～2 mL 涂患处，每天 3～4 次，或口服制霉菌素 5 万～10 万 U，每天 3 次。

（三）预防

预防以口腔卫生为主，注意乳瓶、乳头、玩具等的清洁消毒。不要经常为小儿揩洗口腔，因为易揩伤口腔黏膜，并将致病菌带入。

二、疱疹性口炎

疱疹性口炎为单纯疱疹病毒所致，多见于 1～3 岁小儿，全年均可发生，无季节性，传染性较强，在集体托幼机构可引起小范围流行。

（一）临床表现

有低热或高热达 40℃，齿龈红肿，舌、腭，等处散布黄白色小溃疡，周围黏膜充血。口唇可红肿裂开近唇黏膜的皮肤可有疱疹，颈淋巴结肿大。病程较长，发热常在 3 天以上，可持续 5～7 天；溃疡需 10～14 天才完全愈合，淋巴结经 2～3 周才消肿。本病须和疱疹性咽峡炎鉴别，后者由柯萨奇病毒引起，多发生于夏秋季，疱疹主要是在咽部和软腭，有时见于舌，但不累及齿龈和颊黏膜，领下淋巴结不肿大，病程较短。

（二）治疗

保持口腔清洁，勤喂水，局部可撒冰硼散或锡类散等中药，为预防感染可涂 2.5%～5% 金霉素甘油。疼痛重者，在食前用 2% 利多卡因涂局部，食物以微温或凉的流质为宜。对发热者可给予退热剂，对体弱者需补充营养和复合维生素 B 及维生素 C，后期疑有继发细菌感染者。选用抗菌药物。

三、溃疡性口炎

溃疡性口炎主要致病菌有链球菌、金黄色葡萄球菌、肺炎双球菌、绿脓杆菌、大肠杆菌等，多见于婴幼儿，常发生于急性感染，长期腹泻等机体抵抗力降低时，口腔不洁更利于细菌繁殖而致病。

（一）临床表现

口腔各部位均可发生，常见于舌、唇内侧及颊黏膜等处，可蔓延到咽喉部。开始时口腔黏膜充血水肿，随后发生大小不等的糜烂或溃疡，可融合成片，表面有较厚的纤维素性炎症渗出物形成的假膜，呈灰白色，边界清楚，易拭去，涂片染色可见大量细菌。局部疼痛、流涎、拒食。烦躁，常有发热，高达 39～40℃，局部淋巴结肿大，白细胞增高，饮食少者可出现失水和酸中毒。

（二）治疗

及时控制感染，加强口腔护理。用 3% 过氧化氢清洗溃疡面后涂 1% 龙胆紫或 2.5%～5% 金霉素甘油，局部止痛用 2% 利多卡因涂抹。较大儿童可用含漱剂如 0.1% 雷凡奴尔溶液。一般需用抗菌药物。高热者给予药物或物理降温，注意热量和液体的补充；宜用微温或凉的流质饮食，出现失水和酸中毒者应及时纠正。

第二节　胃食管反流病

胃食管反流（GER）是指胃内容物反流入食管，分生理性和病理性两种。生理情况下，由于小婴儿食管下端括约肌（LES）发育不成熟或神经肌肉协调功能差，可出现反流，往往出现于日间餐时或餐后，又称"溢乳"。病理性反流是由于 LES 的功能障碍和（或）与其功能有关的组织结构异常，以致 LES 压力低下而出现的反流，常常发生于睡眠、仰卧及空腹时，引起一系列临床症状和并发症，即胃食管反流病（GERD）。

一、病因和发病机制

（一）食管下端括约肌（LES）

（1）LES 压力降低是引起 GER 的主要原因：LES 是食管下端平滑肌形成的功能高压区，是最主要的抗反流屏障。正常吞咽时 LES 反射性松弛，静息状态保持一定的压力使食管下端关闭，如因某种因素使上述正常功能发生紊乱时，LES 短暂性松弛即可导致胃内容物反流入食管。

（2）LES 周围组织作用减弱：例如，缺少腹腔段食管，致使腹内压增高时不能将其传导至 LES 使之收缩达到抗反流的作用；小婴儿食管角（由食管和胃贲门形成的夹角，即 His 角）较大（正常为 30°～50°）；膈肌食管裂孔钳夹作用减弱；膈食管韧带和食管下端黏膜瓣解剖结构存在器质性或功能性病变时，以及胃内压、腹内压增高等，均可破坏正常的抗反流功能。

（二）食管与胃的夹角（His 角）

由胃肌层悬带形成，正常是锐角，胃底扩张时悬带紧张使角度变锐起瓣膜作用，可防止反流。新生儿 His 角较钝，易反流。

（三）食管廓清能力降低

正常情况下，食管廓清能力是依靠食管的推动性蠕动、唾液的冲洗和对酸的中和作用，食丸的重力和食管黏膜细胞分泌的碳酸氢盐等多种因素发挥作用。当食管蠕动减弱、消失或出现病理性蠕动时，食管清除反流物的能力下降，这样就延长了有害的反流物质在食管内停留时间，增加了对黏膜的损伤。

（四）食管黏膜的屏障功能破坏

屏障作用是由黏液层，细胞内的缓冲液、细胞代谢及血液供应共同构成的。反流物中的某些物质，如胃酸、胃蛋白酶，以及十二指肠反流入胃的胆盐和胰酶使食管黏膜的屏障功能受损，引起食管黏膜炎症。

（五）胃、十二指肠功能失常

胃排空能力低下，使胃内容物及其压力增加，当胃内压增高超过 LES 压力时可使 LES 开放。胃容量增加又导致胃扩张，致使贲门食管段缩短，使其抗反流屏障功能降低。十二指肠病变时，幽门括约肌关闭不全则导致十二指肠胃反流。

二、临床表现

（一）呕吐

新生儿和婴幼儿以呕吐为主要表现。多数发生在进食后，呕吐物为胃内容物，有时含少量胆汁，也有表现为漾奶、反刍或吐泡沫。年长儿以反胃、反酸、嗳气等症状多见。

（二）反流性食管炎常见症状

1. 胃灼热

见于有表达能力的年长儿，位于胸骨下端，饮用酸性饮料可使症状加重，服用抗酸剂症状减轻。

2. 咽下疼痛

婴幼儿表现为喂奶困难、烦躁、拒食，年长儿诉咽下疼痛，如并发食管狭窄则出现严重呕吐和持续性咽下困难。

3. 呕血和便血

食管炎严重者可发生糜烂或溃疡，出现呕血或黑便症状。严重的反流性食管炎可发生缺铁性贫血。

（三）Barrette 食管

由慢性 GER，食管下端的鳞状上皮被增生的柱状上皮所替代，抗酸能力增强，但更易发生食管溃疡、狭窄和腺癌。症状为咽下困难、胸痛、营养不良和贫血。

（四）其他全身症状

1. 呼吸系统疾病

流物直接或间接进入气管可引发反复呼吸道感染、吸入性肺炎，难治性哮喘，早产儿窒息或呼吸暂停及婴儿猝死综合征等。

2. 营养不良

主要表现为体重不增和生长发育迟缓、贫血。

3. 其他

如声音嘶哑、中耳炎、鼻窦炎、反复口腔溃疡、龋齿等。部分患儿可出现精神神经症状。①Sandifer 综合征，是指病理性 GER 患儿表现类似斜颈样的一种特殊"公鸡头"样的姿势。此为一种保护性机制，以期保持气道通畅或减轻酸反流所致的疼痛，同时伴有杵状指、蛋白丢失性肠病及贫血；②婴儿哭吵综合征，表现为易激惹、夜惊、进食时哭闹等。

三、诊断

GER 临床表现复杂且缺乏特异性，单一检查方法都有局限性，故诊断需采用综合技术。凡临床发现不明原因反复呕吐、咽下困难、反复发作的慢性呼吸道感染、难治性哮喘、生长发育迟缓、营养不良、贫血、反复出现窒息、呼吸暂停等症状时都应考虑到 GER 的可能以及严重病例的食管黏膜炎症改变。

四、辅助检查

（一）食管钡餐造影

适用于任何年龄，但对胃滞留的早产儿应慎重。可对食管的形态、运动状况、钡剂的反流和食管与胃连接部的组织结构做出判断，并能观察到食管裂孔疝等先天性疾患，检查前禁食 3～4 小时，分次给予相当于正常摄食量的钡剂（表 4-1）。

表 4-1　GRE X 线分级

分级	表现
0 级	无胃内容物反流入食管下端
1 级	少量胃内容物反流入食管下端
2 级	反流至食管，相当于主动脉弓部位
3 级	反流至咽部
4 级	频繁反流至咽部，且伴有食管运动功能障碍
5 级	反流至咽部，且有钡剂吸入

（二）食管 pH 值动态监测

将微电极放置在食管括约肌的上方，24 小时连续监测食管下端 pH 值，如有酸性 ER 发生则 pH 值下降。通过计算机分析可反映 GER 的发生频率、时间，反流物在食管内停留的状况以及反流与起居活动、临床症状之间的关系，借助一些评分标准，可区分生理性和病理性反流，是目前最可靠的诊断方法。

（三）食管动力功能检查

应用低顺应性灌注导管系统和腔内微型传感器导管系统等测压设备，了解食管运动情况及 LES 功能。对于 LES 压力正常患儿应连续测压，动态观察食管运动功能。

（四）食管内镜检查及黏膜活检

可确定是否存在食管炎病变及 Barrette 食管。内镜下食管炎可分为 3 度：Ⅰ度为充血；Ⅱ度为糜烂和（或）浅溃疡；Ⅲ度为溃疡呈狭窄状。

（五）胃-食管同位素闪烁扫描

口服或胃管内注入含有 ^{99m}Tc 标记的液体，应用 R 照相机测定食管反流量，可了解食管运动功能，明确呼吸道症状与 GER 的关系。

（六）超声学检查

B 型超声可检测食管腹段的长度、黏膜纹理状况、食管黏膜的抗反流作用，同时可探查有无食管裂孔疝。

五、鉴别诊断

（1）以呕吐为主要表现的新生儿、小婴儿应排除消化道器质性病变，如肠旋转不良、肠梗阻、先天性幽门肥厚性狭窄、胃扭转等。

（2）对反流性食管炎伴并发症的患儿，必须排除由物理性、化学性、生物性等致病因素引起组织损伤而出现的类似症状。

六、治疗

治疗的目的是缓解症状，改善生活质量，防治并发症。

（一）一般治疗

1. 体位治疗

将床头抬高 15°～30°，婴儿采用仰卧位，年长儿左侧卧位。

2. 饮食治疗

适当增加饮食的稠厚度，少量多餐，睡前避免进食。低脂、低糖饮食，避免过饱。肥胖患儿应控制体重。避免食用辛辣食品、巧克力、酸性饮料、高脂饮食。

（二）药物治疗

包括 3 类，即促胃肠动力药、抑酸药、黏膜保护剂。

1. 促胃肠动力药

能提高 LES 张力，增加食管和胃蠕动，促进胃排空，从而减少反流。①多巴胺受体拮抗剂，多潘立酮为选择性、周围性多巴胺受体拮抗剂，促进胃排空，但对食管动力改善不明显。常用剂量为每次 0.2～0.3 mg/kg，每日 3 次，饭前半小时及睡前口服；②通过乙酰胆碱起作用的药物，西沙必利，为新型全胃肠动力剂，是一种非胆碱能非多巴胺拮抗剂。主要作用于消化道壁肌间神经丛运动神经元的 5-羟色胺受体，增加乙酰胆碱释放，从而诱导和加强胃肠道生理运动。常用剂量为每次 0.1～0.2 mg/kg，每日 3 次，口服。

2. 抗酸和抑酸药

主要作用为抑制酸分泌以减少反流物对食管黏膜的损伤，提高 LES 张力。①抑酸药，H_2 受体拮抗剂，常用西咪替丁、雷尼替丁；质子泵抑制剂，奥美拉唑；②中和胃酸药，如氢氧化铝凝胶，多用于年长儿。

3. 黏膜保护剂

如硫酸铝、硅酸铝盐、磷酸铝等。

4. 外科治疗

采用上述治疗后，大多数患儿症状能明显改善和痊愈。具有下列指征可考虑外科手术：①内科治疗 6～8 周无效，有严重并发症（消化道出血、营养不良、生长发育迟缓）；②严重食管炎伴溃疡，狭窄或发现有食管裂孔疝者；③有严重的呼吸道并发症，如呼吸道梗阻、反复发作吸入性肺炎或窒息、伴支气管肺发育不良者；④合并严重神经系统疾病。

第三节　小儿胃炎

胃炎是指由各种物理性、化学性或生物性有害因子引起的胃黏膜或胃壁炎症性改变的一种疾病。我国小儿人群中胃炎的确切患病率不清。根据病程分为急性和慢性两种，后者发病率高。

一、诊断依据

（一）病史

1. 发病诱因

对于急性胃炎应首先了解患儿近期有无急性严重感染、中毒、创伤及精神过度紧张等，有无误服强酸、强碱及其他腐蚀剂或毒性物质等。对于慢性胃炎而言，不良的饮食习惯是主要原因，应了解患儿饮食有无规律、有无偏食、挑食；了解患儿有无过冷、过热饮食，有无食用辣椒、咖啡、浓茶等刺激性调味品，有无食用粗糙的难以消化的食物；了解患儿有无服用非甾体消炎药或肾上腺皮质激素类药物等；还要了解患儿有无对牛奶或其他奶制品过敏等。

2. 既往史

有无慢性疾病史，如慢性肾炎、尿毒症、重症糖尿病、肝胆系统疾病、儿童结缔组织疾病等；有无家族性消化系统疾病史；有无十二指肠胃反流病史等。

（二）临床表现

1. 急性胃炎

多急性起病，表现为上腹饱胀、疼痛、嗳气、恶心及呕吐，呕吐物可带血呈咖啡色，也可发生较多出血，表现为呕血及黑便。呕吐严重者可引起脱水、电解质及酸碱平衡紊乱。失血量多者可出现休克表现。有细菌感染者常伴有发热等全身中毒症状。

2. 慢性胃炎

常见症状有腹痛、腹胀。呃逆、反酸、恶心呕吐、食欲缺乏、腹泻、无力、消瘦等。反复腹痛是小儿就诊的常见原因，年长儿多可指出上腹痛，幼儿及学龄前儿童多指脐周不适。

（三）体格检查

1. 急性胃炎

可表现为上腹部或脐周压痛。呕吐严重者可出现脱水、酸中毒体征，如呼吸深快，口渴，口唇黏膜干燥且呈樱红色、皮肤弹性差、尿少等。并发较大量消化道出血时可有贫血或休克表现。

2. 慢性胃炎

一般无明显特殊体征，部分患儿可表现为消瘦、面色苍黄、舌苔厚腻、腹胀、上腹部或脐周轻度压痛等。

（四）并发症

长期慢性呕吐、食欲缺乏可引起消瘦或营养不良，严重呕吐可引起脱水、酸中毒和电解质紊乱，长期性小量失血可引起贫血，大量失血可引起休克。

（五）辅助检查

1. 胃镜检查

可见黏膜广泛充血、水肿、糜烂、出血，有时可见黏膜表面的黏液斑或反流的胆汁。幽门螺杆菌（Hp）感染性胃炎时，可见到胃黏膜微小结节形成（又称胃窦小结节或淋巴细胞样小结节增生）。同时可取病变部位组织进行 Hp 或病理学检查。

2. X 线上消化道钡餐造影

胃窦部有浅表炎症者有时可呈胃窦部激惹征，黏膜纹理增粗、迂曲锯齿状，幽门前区呈半收缩状态，可见不规则痉挛收缩。气钡双重造影效果较好。

3. 实验室检查

（1）幽门螺杆菌检测方法有胃黏膜组织切片染色与培养。尿素酶试验、血清学检测，核素标记尿素呼吸试验。

（2）胃酸测定：多数浅表性胃炎患儿胃酸水平与胃黏膜正常小儿相近，少数慢性浅表性胃炎患儿胃酸降低。

（3）胃蛋白酶原测定：一般萎缩性胃炎中影响其分泌的程度不如盐酸明显。

（4）内因子测定：检测内因子水平有助于萎缩性胃炎和恶性贫血的诊断。

二、诊断中的临床思维

典型的胃炎根据病史、临床表现、体检、X 线钡餐造影、纤维胃镜及病理学检查基本可确诊。但由于引起小儿腹痛的病因很多，急性发作的腹痛必须与外科急腹症、肝、胆、胰、肠等腹内脏器的器质性疾病以及腹型过敏性紫癜等鉴别。慢性反复发作的腹痛应与肠道寄生虫、肠痉挛等鉴别。

（一）急性阑尾炎

该病疼痛开始可在上腹部，常伴有发热，部分患儿呕吐，典型疼痛部位以右下腹为主，呈持续性，有固定压痛点、反跳痛及腹肌紧张、腰大肌试验阳性等体征，白细胞总数及中性粒细胞增高。

（二）过敏性紫癜

腹型过敏性紫癜由肠壁水肿、出血、坏死等可引起阵发性剧烈腹痛，常位于脐周或下腹部，可伴有呕吐或吐咖啡色物，部分患儿可有黑便或血便。但该病患儿可出现典型的皮肤紫癜、关节肿痛、血尿及蛋白尿等。

（三）肠蛔虫症

常有不固定腹痛、偏食、异食癖、恶心、呕吐等消化道功能紊乱症状，有时出现全身过敏症状。往往有吐、排虫史，粪便查找虫卵，驱虫治疗有效等可协助诊断。

（四）肠痉挛

婴儿多见，可出现反复发作的阵发性腹痛，腹部无特异性体征，排气、排便后可缓解。

（五）心理因素所致非特异性腹痛

该病是一种常见的儿童期身心疾病。病因不明，与情绪改变、生活事件、精神紧张、过度焦虑等有关。表现为弥漫性、发作性腹痛，持续数十分钟或数小时而自行缓解，可伴有恶心、呕吐等症状。临床及辅助检查往往无阳性发现。

三、治疗

（一）急性胃炎

1. 一般治疗

病儿应注意休息，进食清淡流质或半流质饮食，必要时停食 1～2 餐。药物所致急性胃炎首先停用相关药物，避免服用一切刺激性食物。及时纠正水电解质紊乱。有上消化道出血者应卧床休息，保持安静，检测生命体征及呕吐与黑便情况。

2. 药物治疗

（1）H_2 受体拮抗药：常用西咪替丁，每日 10～15 mg/kg，分 1～2 次静脉滴注或分 3～4 次每餐前或睡前口服；雷尼替丁，每日 3～5 mg/kg，分 2 次或睡前 1 次口服。

（2）质子泵抑制剂：常用奥美拉唑，每日 0.6～0.8 mg/kg，清晨顿服。

（3）胃黏膜保护药：可选用硫糖铝、十六角蒙脱石粉、麦滋林-S 颗粒剂等。

（4）抗生素：合并细菌感染者应用有效抗生素。

3. 对症治疗

主要针对腹痛、呕吐和消化道出血的情况。

腹痛：腹痛严重且除外外科急腹症者可酌情给予抗胆碱能药，如 10% 颠茄合剂、甘颠散、溴丙胺太林、山莨菪碱、阿托品等。

呕吐：呕吐严重者可给予爱茂尔、甲氧氯普胺、多潘立酮等药物止吐。注意纠正脱水、酸中毒和电解质紊乱。

消化道出血：可给予卡巴克洛或凝血酶等口服或灌胃局部止血，必要时内镜止血。注意补充血容量，纠正电解质紊乱等。有休克表现者，按失血性休克处理。

（二）慢性胃炎

1. 一般治疗

慢性胃炎又称特发性胃炎，缺乏特殊治疗方法，以对症治疗为主。养成良好的饮食习惯及生活规律，少吃生冷及刺激性食物。停用能够损伤胃黏膜的药物。

2. 病因治疗

对感染性胃炎应使用敏感的抗生素。确诊为 Hp 感染者可给予阿莫西林、庆大霉素等口服治疗。

3. 药物治疗

（1）对症治疗：有餐后腹痛、腹胀、恶心、呕吐者，用胃肠动力药。如多潘立酮，每次 0.1 mg/kg，3～4 次/天，餐前 15～30 分钟服用。腹痛明显者给予抗胆碱能药，以缓解胃肠平滑肌痉挛。可用硫酸阿托品，每次 0.01 mg/kg，皮下注射。或溴丙胺太林，每次 0.5 mg/kg，口服。

（2）黏膜保护药：①枸橼酸铋钾，6～8 mg/（kg·d），分 2 次服用。大剂量铋剂对肝、肾和中枢神经系统有损伤，故连续使用本剂一般限制在 4～6 周之内为妥；②硫糖铝，10～25 mg/（kg·d），分 3 次餐前 2 小时服用，疗程 4～8 周，肾功能不全者慎用；③麦滋林-S，每次 30～40 mg/kg，口服 3 次/天，餐前服用。

（3）抗酸药：一般慢性胃炎伴有反酸者可给予中和胃酸药，如氢氧化铝凝胶、复方氢氧化铝片，于餐后 1 小时服用。

（4）抑酸药：仅用于慢性胃炎伴有溃疡病、严重反酸或出血时，疗程不超过 2 周。H_2 受体拮抗药，西咪替丁 10～15 mg/（k·d），分 2 次口服，或睡前一次服用。雷尼替丁 4～6 mg/（k·d），分 2 次服或睡前一次服用。质子泵抑制药，如奥美拉唑 0.6～0.8 mg/kg，清晨顿服。

四、治疗中的临床思维

（1）绝大多数急性胃炎患儿经治疗在 1 周左右症状消失。

（2）急性胃炎治愈后若不注意规律饮食和卫生习惯，或在服用能损伤胃黏膜的药物时仍可急性发作。在有严重感染等应急状态下更易复发，此时可短期给予 H_2 受体拮抗药预防应急性胃炎的发生。

（3）慢性胃炎患儿因缺乏特异性治疗，消化系统症状可反复出现，造成患儿贫血，消瘦、营养不良、免疫力低下等。可酌情给予免疫调节药治疗。

（4）小儿慢性胃炎，胃酸分泌过多者不多见，因此要慎用抗酸药。主要选用饮食治疗。避免医源性因素，如频繁使用糖皮质激素或非甾体消炎药等。

第四节　消化性溃疡

消化性溃疡是指胃和十二指肠的慢性溃疡。各年龄均可发病，学龄儿童多见，婴幼儿多为继发性溃疡，胃溃疡和十二指肠溃疡发病率相近；年长儿多为原发性十二指肠溃疡，男孩多于女孩。

一、病因和发病机制

原发性消化性溃疡的病因复杂，与诸多因素有关，确切发病机制至今尚未完全阐明，目前认为溃疡的形成是由于对胃和十二指肠黏膜有损害作用的侵袭因子（酸、胃蛋白酶、胆盐、药物，微生物及其他有害物质）与黏膜自身的防御因素（黏膜屏障、黏液重碳酸盐屏障、黏膜血流量、细胞更新、前列腺素、表皮生长因子等）之间失去平衡的结果。

（一）胃酸和胃蛋白酶

胃酸和胃蛋白酶是胃液的主要成分，也是对胃和十二指肠黏膜有侵袭作用的主要因素。十二指肠溃疡患者基础胃酸、壁细胞数量及壁细胞对刺激物质的敏感性均高于正常人，且胃酸分泌的正常反馈抑制亦发生缺陷，故酸度增高是形成溃疡的重要原因。因胃酸分泌随年龄而增加，因此年长儿消化性溃疡发病率较婴幼儿为高。胃蛋白酶不仅能水解食物蛋白质的肽链，也能裂解胃液中的糖蛋白、脂蛋白及结缔组织、破坏黏膜屏障。消化性溃疡患者胃液中蛋白酶及血清胃蛋白酶原水平均高于正常人。

（二）胃和十二指肠黏膜屏障

胃和十二指肠黏膜在正常情况下，被其上皮所分泌的黏液覆盖，黏液与完整的上皮细胞膜及细胞间连接形成一道防线，称黏液-黏膜屏障，能防止食物的机械摩擦，阻抑和中和腔内 H^+ 反渗至黏膜，上皮细胞分泌黏液和 HCO_3^-，可中和弥散来的 H^+。在各种攻击因子的作用下，这一屏障功能受损，即可影响黏膜血循环及上皮细胞的更新，使黏膜缺血、坏死而形成溃疡。

（三）幽门螺杆菌感染

小儿十二指肠溃疡幽门螺杆菌检出率为 52.6%～62.9%，被根除后复发率即下降，说明幽门螺杆菌在溃疡病发病机制中起重要作用。

（四）遗传因素

消化性溃疡属常染色体显性遗传病，20%～60% 患儿有家族史，O 型血的人十二指肠溃疡或胃溃疡发病率较其他型的人高，2/3 的十二指肠溃疡患者家族血清胃蛋白酶原升高。

（五）其他

外伤、手术后、精神刺激或创伤；暴饮暴食，过冷、油炸食品；对胃黏膜有刺激性的药物如阿司匹林、非甾体抗炎药、肾上腺皮质激素等。继发性溃疡是由全身疾病引起的胃、十二指肠黏膜局部损害，见于各种危重疾病所致的应激反应。

二、病理

新生儿和婴儿多为急性溃疡，溃疡为多发性，易穿孔，亦易愈合。年长儿多为慢性，单发。十二指肠溃疡好发于球部，胃溃疡多发生在胃窦、胃体交界的弯侧。溃疡大小不等，胃镜下观察呈圆形或不规则圆形，也有呈椭圆形或线形，底部有灰白苔，周围黏膜充血、水肿。球部因黏膜充血、水肿，或因多次复发后，纤维组织增生和收缩而导致球部变形，有时出现假憩室。胃和十二指肠同时有溃疡存在时称复合溃疡。

三、临床表现

年龄不同，临床表现多样，年龄越小，越不典型。

（一）年长儿

以原发性十二指肠溃疡多见，主要表现为反复发作脐周及上腹部胀痛、烧灼感，饥饿时或夜间多发；严重者可出现呕血、便血、贫血；部分病例可有穿孔，穿孔时疼痛剧烈并放射至背部。也有仅表现为贫血、粪便潜血试验阳性者。

（二）学龄前期

多数为十二指肠溃疡。上腹部疼痛不如年长儿典型，常为不典型的脐周围疼痛，多为间歇性。进食后疼痛加重，呕吐后减轻。消化道出血亦常见。

（三）婴幼儿期

十二指肠溃疡略多于胃溃疡。发病急，首发症状可为消化道出血或穿孔。主要表现为食欲差，进食后呕吐。腹痛较为明显，不很剧烈。多在夜间发作，吐后减轻，腹痛与进食关系不密切。可发生呕血、便血。

（四）新生儿期

应激性溃疡多见，常见原发病有：早产儿窒息缺氧、败血症，低血糖、呼吸窘迫综合征和中枢神经系统疾病等。多数为急性起病，呕血、黑便。出生后24～48小时亦可发生原发性溃疡，突然出现消化道出血、穿孔或两者兼有。

四、并发症

主要为出血、穿孔和幽门梗阻。常可伴发缺铁性贫血。重症可出现失血性休克。如溃疡穿孔至腹腔或邻近器官，可出现腹膜炎、胰腺炎等。

五、实验室及辅助检查

（一）粪便隐血试验

素食3天后检查，阳性者提示溃疡有活动性。

（二）胃液分析

用五肽胃泌素法观察基础酸排量和酸的最大分泌量，十二指肠溃疡患儿明显增高。但有的胃溃疡患者胃酸正常或偏低。

（三）幽门螺杆菌检测方法

可通过胃黏膜组织切片染色与培养，尿素酶试验，核素标记尿素呼吸试验检测Hp。或通过血清学检测抗Hp的IgG～IgA抗体，PCR法检测Hp的DNA。

（四）胃肠X线钡餐造影

发现胃和十二指肠壁龛影可确诊；溃疡对侧切迹，十二指肠球部痉挛、畸形对本病诊断有参考价值。

（五）纤维胃镜检查

纤维胃镜检查是当前公认诊断溃疡病准确率最高的方法。内镜观察可估计溃疡灶大小、溃疡周围炎症的轻重，溃疡表面有无血管暴露和评估药物治疗的效果，同时又可采取黏膜活检做病理组织学和细菌学检查。

六、诊断和鉴别诊断

诊断主要依靠症状、体征、X 线检查及纤维胃镜检查。由于小儿消化性溃疡的症状和体征不如成人典型，常易误诊和漏诊，对有临床症状的患儿应及时进行胃镜检查，尽早明确诊断。有腹痛者应与肠痉挛、蛔虫症、结石等鉴别；有呕血者在新生儿和小婴儿与新生儿出血症、食管裂孔疝、败血症鉴别；年长儿与食管静脉曲张破裂及全身出血性疾病鉴别。便血者与肠套叠、憩室、息肉、过敏性紫癜鉴别。

七、治疗

原则是消除症状，促进溃疡愈合，防止并发症的发生。

（一）一般治疗

饮食定时定量，避免过饥、过饱、过冷，避免过度疲劳及精神紧张。注意饮食，禁忌吃刺激性强的食物。

（二）药物治疗

1. 抗酸和抑酸剂

目的是减低胃、十二指肠液的酸度，缓解疼痛，促进溃疡愈合。

（1）H_2 受体拮抗剂：可直接抑制组织胺、阻滞乙酰胆碱和胃泌素分泌，达到抑酸和加速溃疡愈合的目的。常用西咪替丁，$10\sim15$ mg/(kg·d)，分 4 次于饭前 $10\sim30$ 分钟口服；雷尼替丁，$3\sim5$ mg/(k·d)，每 12 小时 1 次，或每晚 1 次口服；或将上述剂量分 $2\sim3$ 次，用 $5\%\sim10\%$ 葡萄糖液稀释后静脉滴注，肾功能不全者剂量减半。疗程均为 $4\sim8$ 周。

（2）质子泵抑制剂：作用于胃黏膜壁细胞，降低壁细胞中的 H^+、K^+-ATP 酶活性，阻抑 H^+ 从细胞质内转移到胃腔而抑制胃酸分泌。常用奥美拉唑，剂量为 0.7 mg/(k·d)，清晨顿服，疗程 $2\sim4$ 周。

2. 胃黏膜保护剂

①硫糖铝，常用剂量为 $10\sim25$ mg/(k·d)，分 4 次口服，疗程 $4\sim8$ 周。肾功能不全者禁用；②枸橼酸铋钾，剂量 $6\sim8$ mg/(k·d)，分 3 次口服，疗程 $4\sim6$ 周。本药有导致神经系统不可逆损害和急性肾衰竭等不良反应，长期大剂量应用时应谨慎，最好有血铋监测；③呋喃唑酮，剂量 $5\sim10$ mg/(k·d)，分 3 次口服，连用 2 周；④蒙脱石粉，麦滋林-S 颗粒剂亦具有保护胃黏膜。促进溃疡愈合的作用。

3. 抗幽门螺杆菌治疗

幽门螺杆菌与小儿消化性溃疡的发病密切相关，根除幽门螺杆菌可显著降低消化性溃疡的复发率和并发症的发生率。临床上常用的药物有：枸橼酸铋钾 $6\sim8$ mg/(kg·d)；阿莫西林 50 mg/(k·d)；克拉霉素 $15\sim30$ mg/(k·d)；甲硝唑 $25\sim30$ mg/(k·d)。

由于幽门螺杆菌栖居部位环境的特殊性，不易被根除，目前多主张联合用药（二联或三联）。以铋剂为中心药物的治疗方案为：枸橼酸铋钾 6 周＋阿莫西林 4 周，或＋甲硝唑 2～4 周，或＋呋喃唑酮 2 周。亦有主张使用短程低剂量二联或三联疗法者，即奥美拉唑＋阿莫西林或克拉霉素 2 周，或奥美拉唑＋克拉霉素＋甲硝唑 2 周，根除率可达 95%以上。

（三）外科治疗

外科治疗的指征为：①急性大出血；②急性穿孔；③器质性幽门梗阻。

第五节　婴幼儿腹泻病

婴幼儿腹泻病，是一组由多病原、多因素引起的以腹泻为主要临床表现的消化道疾病。近年来本病发病率及死亡率已明显降低，但仍是婴幼儿的重要常见病和死亡病因。2岁以下多见，约半数为 1 岁以内。

一、病因

（一）易感因素

（1）婴幼儿期生长发育快，所需营养物质相对较多，胃肠道负担重，经常处于紧张的工作状态，易发生消化功能紊乱。

（2）消化系统发育不成熟，胃酸和消化酶分泌少，消化酶活性低，对食物质和量的变化耐受力差；胃内酸度低，胃排空较快，对进入胃内的细菌杀灭能力弱。

（3）血清免疫球蛋白（尤以 IgM 和 IgA）和肠道分泌型 IgA 均较低。

（4）正常肠道菌群对入侵的病原体有拮抗作用，而新生儿正常肠道菌群尚未建立，或因使用抗生素等引起肠道菌群失调，易患肠道感染。

（5）人工喂养：母乳中含有大量体液因子（SIgA、乳铁蛋白）。巨噬细胞和粒细胞、溶菌酶、溶酶体，有很强的抗肠道感染作用。家畜乳中虽有某些上述成分，但在加热过程中被破坏，而且人工喂养的食物和食具极易受污染，故人工喂养儿肠道感染发生率明显高于母乳喂养儿。

（二）感染因素

1. 肠道内感染

肠道内感染可由病毒、细菌、真菌、寄生虫引起，以前两者多见，尤其是病毒。

（1）病毒感染：人类轮状病毒是婴幼儿秋冬季腹泻的最常见的病原；诺沃克病毒多侵犯儿童及成人；其他如埃可病毒、柯萨奇病毒、腺病毒、冠状病毒等都可引起肠道内感染。

（2）细菌感染（不包括法定传染病）。

1）大肠杆菌：①致病性大肠杆菌，近年来由此菌引起的肠炎已较少见，但仍可在新生儿中流行；②产毒性大肠杆菌，是引起肠炎的较常见病原；③出血性大肠杆菌，可产生与志贺菌相似的肠毒素而致病；④侵袭性大肠杆菌，可侵入结肠黏膜引起细菌性痢疾样病变和临床症状；⑤黏附集聚性大肠杆菌，黏附于下段小肠和结肠黏膜而致病。

2）空肠弯曲菌：又名螺旋菌或螺杆菌，是肠炎的重要病原菌，可侵入空肠、回肠、结肠。有些菌株可产生肠毒素。

3）耶尔森菌：为引起肠炎较常见的致病菌。

4）其他细菌和真菌：鼠伤寒杆菌、变形杆菌、绿脓杆菌和克雷伯菌等有时可引起腹泻，在新生儿较易发病。长期应用广谱抗生素引起肠道菌群失调，可诱发白色念珠菌、金葡菌、难辨梭状芽孢杆菌、变形杆菌、绿脓杆菌等引起的肠炎。长期用肾上腺皮质激素使机体免疫功能下降，易发生白色念珠菌或其他条件致病菌肠炎。

（3）寄生虫感染：如梨形鞭毛虫、结肠小袋虫等。

2. 肠道外感染

患中耳炎、上呼吸道感染、肺炎、肾盂肾炎、皮肤感染、急性传染病等可出现腹泻。肠道外感染的某些病原体（主要是病毒）也可同时感染肠道引起腹泻。

（三）非感染因素

1. 饮食因素

①喂养不当可引起腹泻，多为人工喂养儿；②过敏性腹泻，如对牛奶或大豆过敏而引起腹泻；③原发性或继发性双糖酶（主要为乳糖酶）缺乏或活性降低，肠道对糖的消化吸收不良而引起腹泻。

2. 气候因素

腹部受凉使肠蠕动增加，天气过热使消化液分泌减少，而由于口渴、吃奶过多，增加消化道负担而致腹泻。

3. 精神因素

精神紧张致胃肠道功能紊乱，也可引起腹泻。

二、发病机制

导致腹泻的机制有：①渗透性腹泻，因肠腔内存在大量不能吸收的具有渗透活性的物质而引起的腹泻；②分泌性腹泻，肠腔内电解质分泌过多而引起的腹泻；③渗出性腹泻，炎症所致的液体大量渗出而引起的腹泻；④动力性腹泻，肠道运动功能异常而引起的腹泻。但临床上不少腹泻并非由某种单一机制引起，而是在多种机制共同作用下发生的。

（一）非感染性腹泻

由于饮食量和质不恰当，食物消化、吸收不良，积滞于小肠上部，致酸度减低，肠道下部细菌上窜并繁殖（即内源性感染），使消化功能更加紊乱。在肠内可产生小分子短链有机酸，使肠腔内渗透压增高，加之食物分解后腐败性毒性产物刺激肠道，使肠蠕动增加，而致腹泻。

（二）感染性腹泻

1. 细菌肠毒素作用

有些肠道致病菌分泌肠毒素，细菌不侵入肠黏膜组织，仅接触肠道表面，一般不造成肠黏膜组织学损伤。肠毒素抑制小肠绒毛上皮细胞吸收 Na^+、Cl^- 及水，促进肠腺分泌 Cl^-，使肠液中 Na^+、Cl^-、水分增加，超过结肠的吸收限度而导致腹泻，排大量无脓血的水样便，并可导致脱水、电解质紊乱。

2. 细菌侵袭肠黏膜作用

有些细菌可侵入肠黏膜组织，造成广泛的炎性反应，如充血、水肿、炎症细胞浸润、溃疡、渗出。大便初为水样，后以血便或黏冻状大便为主。大便常规检查与菌痢同。可有高热、腹痛、呕吐、里急后重等症状。

3. 病毒性肠炎

轮状病毒颗粒侵入小肠绒毛的上皮细胞，小肠绒毛肿胀缩短、脱落，绒毛细胞毁坏后其修复功能不全，使水、电解质吸收减少，而导致腹泻。肠腔内的碳水化合物分解吸收障碍，又被肠道内细菌分解，产生有机酸，增加肠内渗透压，使水分进入肠腔而加重腹泻。轮状病毒感染仅有肠绒毛破坏，故便镜检阴性或仅有少量白细胞。

三、临床表现

（一）各类腹泻的临床表现

1. 轻型腹泻

多为饮食因素或肠道外感染引起。每天大便多在 10 次以下，呈黄色或黄绿色，稀水样或蛋花汤样，有酸臭味，可有少量黏液及未消化的奶瓣。大便镜检可见大量脂肪球。无中毒症状，精神尚好，无明显脱水，电解质紊乱。多在数日内痊愈。

2. 重型腹泻

多由肠道内感染所致。有以下 3 组症状。

（1）严重的胃肠道症状：腹泻频繁，每日大便 10 次以上，多者可达数十次。大便呈水样或蛋花汤样，有黏液，量多，倾泻而出。粪便镜检有少量白细胞。伴有呕吐，甚至吐出咖啡渣样物。

（2）全身中毒症状：发热、食欲低下、烦躁不安、精神萎靡、嗜睡、甚至昏迷、惊厥。

（3）水、电解质、酸碱平衡紊乱症状。

1）脱水：由吐泻丧失体液和摄入量减少所致。体液丢失量的不同及水与电解质丢失的比例不同，可造成不同程度，不同性质的脱水。

2）代谢性酸中毒：重型腹泻都有代谢性酸中毒，脱水越重酸中毒也越重。原因是：①腹泻时，大量碱性物质如 Na^+、K^+ 随大便丢失；②进食少和肠吸收不良，使脂肪分解增加，产生大量中间代谢产物—酮体；③失水时血液变稠，血流缓慢，组织缺氧引起乳酸堆积和肾血流量不足，排酸保碱功能低下。

3）低钾血症：胃肠道分泌液中含钾较多，呕吐和腹泻可致大量失钾；腹泻时进食少，钾的入量不足；肾脏保钾的功能比保钠的差，在缺钾时，尿中仍有一定量的钾排出；由于以上原因，腹泻患儿都有不同程度的缺钾，尤其是久泻和营养不良者。但在脱水、酸中毒未纠正前，体内钾的总量虽然减少，而血钾多数正常。其主要原因是：①血液浓缩；②酸中毒时钾从细胞内向细胞外转移；③尿少使钾排出量减少。随着脱水、酸中毒的纠正，血钾被稀释，输入的葡萄糖合成糖原使钾从细胞外向细胞内转移；同时由于利尿后钾排出增加，腹泻不止时从大便继续失钾，因此血钾继续降低。

4）低钙和低镁血症：进食少，吸收不良，由大便丢失钙、镁，使体内钙、镁减少，但一般为轻度缺乏。久泻或有活动性佝偻病者血钙低。但在脱水时，由于血液浓缩，体内钙总量虽低，但血钙浓度不低；酸中毒可使钙离子增加，故可不出现低钙症状。脱水和酸中毒被纠正后，血液稀释，钙离子减少，可出现手足搐搦和惊厥。极少数久泻和营养不良者，偶见低镁症状，故当输液后出现震颤、手足搐搦或惊厥，用钙治疗无效时，应想到可能有低镁血症。

3. 迁延性和慢性腹泻

病程连续超过 2 周者称迁延性腹泻，超过 2 个月者称慢性腹泻。多与营养不良和急性期未彻底治疗有关，以人工喂养儿多见。凡迁延性腹泻，应注意检查大便中有无真菌孢子和菌丝及梨形鞭毛虫。应仔细查找引起病程迁延和转为慢性的原因。

（二）不同病因所致肠炎的临床特点

1. 轮状病毒肠炎

轮状病毒肠炎又称秋季腹泻。多发生在秋冬季节。多见于 6 个月至 2 岁小儿，起病急，常伴发热和上呼吸道感染症状，多先有呕吐，每日大便 10 次以上甚至数十次，量多，呈水样或蛋花汤样，黄色或黄绿色，无腥臭味，常出现水及电解质紊乱。近年报道，轮状病毒感染亦可侵犯多个脏器，偶可产生神经系统症状，如惊厥等；50% 左右患儿血清心肌酶谱异常，提示心肌受累。本病为自限性疾病，病程多为 3～8 天。大便镜检偶见少量白细胞。血清抗体一般在感染后 3 周上升。

2. 三种类型大肠杆菌肠炎

（1）致病性大肠杆菌肠炎：以 5～8 月龄多见。年龄多<1 岁，起病较缓，大便每日 5～10 次，呈黄绿色蛋花汤样，量中等，有霉臭味和较多黏液。镜检有少量白细胞。常有呕吐，多无发热和全身症状。重者可有脱水、酸中毒及电解质紊乱。病程 1～2 周。

（2）产毒性大肠杆菌肠炎：起病较急。重者腹泻频繁，大便量多，呈蛋花汤样或水样，有黏液，镜检偶见白细胞。可发生脱水、电解质紊乱、酸中毒。也有轻症者。一般病程约 5～10 天。

（3）侵袭性大肠杆菌肠炎：起病急，高热，腹泻频繁，大便呈黏冻状，含脓血。常有恶心、呕吐、腹痛，可伴里急后重。全身中毒症状严重，甚至休克。临床症状和大便常规化验不能与菌痢区别，需做大便细菌培养加以鉴别。

3. 鼠伤寒沙门菌小肠结肠炎

鼠伤寒沙门菌小肠结肠炎是小儿沙门菌感染中最常见者。全年均有发生，以 6～9 月发病率最高。年龄多为 2 岁以下，小于 1 岁者占 1/2～1/3，很多家禽、家畜、鼠、鸟、冷血动物是自然宿主。蝇、蚤可带菌传播。经口感染。起病较急，主要症状为腹泻，有发热、厌食、呕吐、腹痛等。大便一般每日 6～10 次，重者每日可达 30 次以上。大便初为黄绿色稀水便或黏液便，病程迁延时呈深绿色黏液脓便或脓血便。大便镜检有多量白细胞及红细胞。轻症排出数次不成形大便后即痊愈。腹泻频繁者迅速出现严重中毒症状、明显脱水及酸中毒，甚至发生休克和 DIC。少数重者呈伤寒败血症症状，并出现化脓灶。一般病程约 2～4 周。

4. 金黄色葡萄球菌肠炎

多因长期应用广谱抗生素引起肠道菌群失调，使耐药的金葡菌在肠道大量繁殖，侵袭肠壁而致病。腹泻为主要症状，轻症日泻数次，停药后即逐渐恢复。重症腹泻频繁，大便有腥臭味，呈水样，黄或暗绿似海水色，黏液较多，有假膜出现，少数有血便，伴有腹痛和中毒症状，如发热、恶心、呕吐、乏力、谵妄，甚至休克。大便镜检有大量脓细胞和成簇的革兰阳性球菌。大便培养有金葡菌生长，凝固酶阳性。

5. 真菌性肠炎

多见于 2 岁以下，常为白色念珠菌所致。主要症状为腹泻，大便稀黄，有发酵气味，泡沫较多，含黏液，有时可见豆腐渣样细块（菌落），偶见血便。大便镜检可见真菌孢子和假菌丝，真菌培养阳性，常伴鹅口疮。

四、实验室检查

（一）轮状病毒检测

1. 电镜检查

采集急性期（起病 3 天以内）粪便的滤液或离心上清液染色后电镜检查，可查见该病毒。

2. 抗体检查

（1）补体结合反应：以轮状病毒阳性大便做抗原，做补体结合试验，阳性率较高。

（2）酶联免疫吸附试验（ELISA）：能检出血清中 IgM 抗体。较补体结合法更敏感。

（二）细菌培养

可从粪便中培养出致病菌。

（三）真菌检测

（1）涂片检查，从大便中找真菌，发现念珠菌孢子及假菌丝则对诊断有帮助。

（2）可做培养和病理组织检查。

（3）免疫学检查。

五、诊断和鉴别诊断

根据发病季节、病史（包括喂养史和流行病学资料）、临床表现和大便性状可以做出临床诊断。必须判定有无脱水（程度和性质）、电解质紊乱和酸碱失衡。积极寻找病因。需要和以下疾病相鉴别。

（一）生理性腹泻

多见于 6 个月以下婴儿，外观虚胖，常有湿疹。出生后不久即腹泻，但除大便次数增多外，无其他症状，食欲好，生长发育正常，到添加辅食后便逐渐转为正常。

（二）细菌性痢疾

常有接触史，发热、腹痛、脓血便、里急后重等症状及大便培养可资鉴别。

（三）坏死性肠炎

中毒症状严重，腹痛、腹胀、频繁呕吐，高热。大便初为稀水黏液状或蛋花汤样，后为血便或"赤豆汤样"便，有腥臭味，隐血强阳性，重症常有休克。腹部 X 线检查有助于诊断。

六、治疗

治疗原则为：调整饮食，预防和纠正脱水，合理用药，加强护理，防治并发症。

（一）饮食疗法

应强调继续饮食，满足生理需要。轻型腹泻停止喂不易消化的食物和脂肪类食物。吐泻严重者应暂时禁食，一般不禁水。禁食时间一般不超过 4～6 小时。母乳喂养者继续哺乳，暂停辅食。人工喂养者可先给米汤、稀释牛奶、脱脂奶等。

（二）护理

勤换尿布，冲洗臀部，预防上行性泌尿道感染和红臀。感染性腹泻注意消毒隔离。

（三）控制感染

病毒性肠炎不用抗生素，以饮食疗法和支持疗法为主。非侵袭性细菌所致急性肠炎除对新生儿、婴儿、衰弱儿和重症者使用抗生素外，一般也不用抗生素。侵袭性细菌所致肠炎一般需用抗生素治疗。

水样便腹泻患儿多为病毒及非侵袭性细菌所致，一般不用抗生素，应合理使用液体疗法，选用微生态制剂和黏膜保护剂。如伴有明显中毒症状不能用脱水解释者，尤其是对重症患儿、新生儿、小婴儿和衰弱患儿（免疫功能低下）应选用抗生素治疗。

黏液、脓血便患者多为侵袭性细菌感染，应根据临床特点，针对病原经验性选用抗菌药物，再根据大便细菌培养和药敏试验结果进行调整。针对大肠杆菌、空肠弯曲菌、耶尔森菌、鼠伤寒沙门菌所致感染选用庆大霉素、卡那霉素、氨苄西林、红霉素，氯霉素、头孢霉素、诺氟沙星、环丙沙星、呋喃唑酮、复方新诺明等。均可有疗效，但有些药如诺氟沙星、环丙沙星等喹诺酮类抗生素小儿一般禁用，卡那霉素、庆大霉素等氨基糖苷类抗生素又可致使耳聋或肾损害，故 6 岁以下小儿禁用。金黄色葡萄球菌肠炎、假膜性肠炎、真菌性肠炎应立即停用原使用的抗生素，根据症状可选用万古霉素、新青霉素、利福平、甲硝唑或抗真菌药物治疗。

（四）液体疗法

1. 口服补液

世界卫生组织推荐的口服补液盐（ORS）可用于腹泻时预防脱水以及纠正轻、中度患儿的脱水。新生儿和频繁呕吐、腹胀、休克、心肾功能不全等患儿不宜口服补液。补液步骤除无扩容阶段外，与静脉补液基本相同。

（1）补充累积损失：轻度脱水约为 50 mL/kg，中度脱水约为 80～100 mL/kg，在 8～12 小时服完。

（2）维持补液阶段：脱水纠正后将 ORS 溶液加等量水稀释后使用。口服液量和速度根据大便量适当增减。

2. 静脉补液

中度以上脱水或吐泻严重或腹胀者需静脉补液。

（1）第一天（24 小时）补液。

1）输液总量：包括补充累积损失量、继续损失量及生理需要量。按脱水程度确定累积损失量，按腹泻轻重确定继续损失量，将 3 项加在一起概括为以下总量，可适用于大多数病例，轻度脱水为 90～120 mL/kg，中度脱水为 120～150 mg/kg，重度脱水为 150～180 mL/kg。

2）溶液种类：按脱水性质而定。补充累积损失量等渗性脱水用 1/2～2/3 张含钠液，低渗性脱水用 2/3 张含钠液，高渗性脱水用 1/3 张含钠液，补充继续损失量用 1/3～1/2 张含钠液，补充生理需要量用 1/5～1/4 张含钠液。根据临床表现判断脱水性质有困难时，可先按等渗性脱水处理。

3）补液步骤及速度：主要取决于脱水程度和继续损失的量及速度。

扩容阶段：重度脱水有明显周围循环障碍者首先用 2：1 等张含钠液（2 份生理盐水＋1 份 1.4% $NaHCO_3$ 液）20 mg/kg（总量不超过 300 mL），于 30～60 分钟内静脉注射或快速点滴，以迅速增加血容量，改善循环功能和肾功能。

以补充累积损失量为主的阶段：在扩容后根据脱水性质选用不同溶液（扣除扩容液量）继续静脉补液。中度脱水无明显周围循环障碍者不需扩容，可直接从本阶段开始。本阶段（8～12 小时）滴速宜稍快，一般为每小时 8～10 mL/kg。

维持补液阶段：经上述治疗，脱水基本纠正后尚需补充继续损失量和生理需要量。输液速度稍放慢，将余量于 12～16 小时内滴完，一般约每小时 5 mL/kg。

各例病情不同，进水量不等，尤其是大便量难以准确估算，故需在补液过程中密切观察治疗后的反应，随时调整液体的成分量和滴速。

4）纠正酸中毒：轻、中度酸中毒一般无须另行纠正，因在输入的溶液中已有一部分碱性液，而且经过输液后循环和肾功能改善，酸中毒随即纠正。对重度酸中毒可另加碳酸氢钠等碱性液进行纠正。

5）钾的补充：一般患儿按 3～4 mmol/(k·d)[相当于 KCl 200～300 mg/(kg·d)]，缺钾症状明显者可增至 4～6 mmol/(kg·d)[相当于 KCl 300～450 mg/(kg·d)]。必须在肾功能恢复较好（有尿）后开始补钾。含钾液体绝对不能静脉推注。若患儿已进食，食量达正常一半时，一般不会缺钾。

6）钙和镁的补充：一般患儿无须常规服用钙剂。对有营养不良或佝偻病者应早给钙。在输液过程中，如出现抽搐，可给 10% 葡萄糖酸钙 5～10 mL 静脉缓注，必要时重复使用。若抽搐患儿用钙剂无效，应考虑低血镁的可能，可测血清镁，用 25% 硫酸镁每次 0.1 mL/kg，深部肌内注射，每 6 小时 1 次，每日 3～4 次，症状缓解后停用。

（2）第二天以后（24 小时后）的补液：经过 24 小时左右的补液后，脱水、酸中毒、电解质紊乱已基本纠正。以后的补液主要是补充生理需要量和继续损失量，防止发生新的累积损失，继续补钾，供给热量。一般生理需要量按 60～80 mL/(k·d)，用 1/5 张含钠液补充；继续损失量原则上丢多少补多少，如大便量一般，可在 30 mL/(k·d)以下，用 1/3～1/2 张含钠液补充。生理需要量和继续损失量可加在一起于 12～24 小时内匀速静点。无呕吐者可改为口服补液。

（五）对症治疗

1. 腹泻

对一般腹泻患儿不宜用止泻剂，应着重病因治疗和液体疗法。仅在经过治疗后一般状态好转，中毒症状消失，但腹泻仍频繁者，可用鞣酸蛋白、碱式碳酸铋、氢氧化铝等收敛剂。微生态疗法有助于肠道正常菌群的生态平衡，有利于控制腹泻。常用制剂有双歧杆菌、嗜酸乳酸杆菌和粪链球菌制剂。肠黏膜保护剂如蒙脱石粉能吸附病原体和毒素，维持肠细胞的吸收和分泌功能，增强肠道屏障功能，阻止病原微生物的攻击。

2. 腹胀

多为肠道细菌分解糖产气而引起，可肌内注射新斯的明，肛管排气。晚期腹胀多因缺钾，宜及早补钾预防。若因中毒性肠麻痹所致腹胀除治疗原发病外可用酚妥拉明。

3. 呕吐

多为酸中毒或全身中毒症状，随着病情好转可逐渐恢复。必要时可肌内注射氯丙嗪。

（六）迁延性和慢性腹泻的治疗

迁延性腹泻常伴有营养不良等症，应仔细寻找引起病程迁延的原因，针对病因治疗。

（1）对于肠道内细菌感染，应根据大便细菌培养和药敏试验选用抗生素，切忌滥用，以免引起肠道菌群失调。

（2）调整饮食不宜过快，母乳喂养儿暂停辅食，人工喂养儿可吸酸乳或脱脂乳，口服助消化剂如胃蛋白酶、胰酶等。应用微生态调节剂和肠黏膜保护剂。成人辅以静脉营养，补充各种维生素。

（3）有双糖酶缺乏时，暂停乳类，改喂豆浆或酸奶加葡萄糖。

（4）中医辨证论治，并可配合中药，推拿、捏脊、针灸等。

第六节　肠套叠

肠套叠系肠管的一部分及其附着的肠系膜套入邻近的肠腔内。是婴儿急性肠梗阻中最常见的一种疾病。多见于 4～10 个月以内，2 岁以下幼儿，占发病数的 80%，偶见成人及新生儿。男孩患病率为女孩的 2～3 倍。以春季发病者为多。

肠套叠的病因至今尚不明确，分原发性和继发性。继发性肠套叠少见，可继发梅克尔憩室、息肉、血管瘤、腹型紫癜等。原发性肠套叠约占 95%，其发病可能与以下因素有关：饮食改变；回盲部解剖因素；病毒感染；回肠末端肠壁淋巴组织增生；肠痉挛及自主神经因素。

病理改变是肠套叠发生后，套入肠管发生循环障碍。早期静脉回流受阻，组织水肿充血，黏膜细胞分泌大量黏液，与血液和粪便混合形成果酱样排出。病情加重，动脉受累，导致肠壁缺血坏死。

一、诊断

（一）病史

各年龄组均可发病，多见于健康肥胖的婴儿，发病年龄多见于 4～12 个月，起病急骤，主要表现：

1. 阵发性哭闹

占 95%，患儿突然哭闹不安，面色苍白，尖叫，手足乱动，呈异常痛苦状，这是一种腹痛的表现，持续 2～5 分钟，不久痛止，小儿即安静如常，但后又发作哭闹，如此反复多次。以后哭闹就不如起病时那样剧烈，间歇期也延长，造成缓解的假象。发作间歇期一般从 5～30 分钟。

2. 呕吐

占 91.7%，早期是因肠系膜被牵拉而产生的反射性呕吐，呕吐物为奶汁及胃内容物。后转为胆汁及肠内容物，此乃系肠套叠致肠梗阻所致。

3. 血便

占 83.8%～95%，血便出现时间一般在起病后 4～12 小时，排出暗红色果酱样粪便，有时仅为少许血丝。

（二）查体

主要的阳性体征是腹部肿块。有 74%～89% 病例可触及腹部肿块，多数在右季肋部和上腹中部如腊肠状，中等硬度，表面光滑，稍可活动。腹部肿块是对诊断最有价值的体征。儿童肠套叠腹部肿块较婴儿易触及。

（三）辅助检查

B 超检查可以发现腹部有同心圆或靶块样肿块影，腹部肠管胀气，可以诊断。

（四）诊断要点

（1）如果肠套叠的四个主要表现，阵发性哭闹、呕吐、血便和腹部肿块都具备时，肠套叠易于诊断。

（2）如果在早期病例上没发生便血，或由于腹胀没能触及腹部肿块，怀疑此病时，应做直肠指检，可以有指套染血或引起血便，有的患儿可以触到子宫颈样肿块。

（3）B 超检查可以发现腹部有同心圆或靶块样肿块影，可以诊断。

（五）鉴别诊断

（1）急性细菌性痢疾：因起病急，也有呕吐、腹痛及血便，易与肠套叠混淆，致误诊。但痢疾腹泻次数较多，大便以脓为主，早期就有发热，腹痛不及肠套叠剧烈，腹部不能触及肿块，大便镜检可见大量白细胞及吞噬细胞。而肠套叠以红细胞为主。不能鉴别者可行空气灌肠。

（2）还应与腹型紫癜、坏死性小肠炎。梅克尔憩室出血、结肠息肉并出血等相鉴别。

二、治疗

该病一旦确诊，肠套叠目前的治疗有非手术疗法和手术疗法两种方法。非手术疗法是空气灌肠。

三、诊疗体会

（一）诊断方面

如果肠套叠的四个主要表现都具备时，肠套叠易于诊断。但有的患儿表现往往不典型，有的患儿哭闹不规律，有的患儿无哭闹，仅表现为一过性面部表情痛苦，或一过性臀部撅起，身体屈曲。有的患儿虽发病超过 8 小时但无血便。所以有上述四大症状之一时，应高度警惕肠套叠，可以行肛诊或 B 超检查，如不能排除可行诊断性空气灌肠。

（二）治疗方面

该病治疗只有两种办法，一是行 X 线透视下空气灌肠或 B 超检测下生理盐水灌肠；二是手术治疗。

四、患者教育

该病好发于婴儿，随年龄增长发病率明显减低。而且早期治疗多不需手术。婴儿添加辅食应循序渐进。预防呼吸道和肠道感染。

第五章　循环系统疾病

第一节　感染性心内膜炎

一、概述

感染性心内膜炎（IE）是由致病微生物直接侵袭心内膜而引起的炎性疾病，在心瓣膜表面形成的赘生物中含有病原微生物。引起心内膜感染的因素有：①病原菌侵入血流，引起菌血症、败血症或脓毒血症，并侵袭心内膜；②先天性或后天性心脏病患儿，尤其在心脏手术后，有人工瓣膜和心内膜补片者，有利于病原菌的寄居繁殖；③免疫功能低下如应用免疫抑制剂、器官移植应用细胞毒性药物者易发病。致病微生物主要为细菌，偶见霉菌、病毒、立克次体。近 20 年来，本病在小儿有显著增多的趋势。根据起病缓急和病情程度，本病可分 2 类：①急性感染性心内膜炎，原无心脏病，发生于败血症时，细菌毒力强，病程<6 周；②亚急性感染性心内膜炎，在原有心脏病的基础上感染毒力较弱的细菌，病程>6 周。随着抗生素的广泛应用和病原微生物的变化，前者已大为减少。

二、诊断思路

（一）病史要点

1. 现病史

询问患儿有无发热、乏力、食欲低下、盗汗、关节痛、肌痛、皮肤瘀点、腹痛、恶心、呕吐、腰痛、血尿、便血、头痛、偏瘫、失语、抽搐、昏迷等身体不适。发病前有无扁桃体炎、龋齿、皮肤感染、败血症、拔牙等小手术、静脉插管、心内手术等。

2. 过去史

询问有无室间隔缺损、动脉导管未闭等先天性心脏病及后天性心脏病病史，有无心脏手术、人工瓣膜或心内膜补片等病史，询问患儿有无外伤史。

3. 个人史

询问出生时喂养及生长发育情况。

4. 家族史

询问家属中有无心脏病患者。

（二）查体要点

1. 一般表现

注意有无体温升高、苍白、精神不振。寻找各器官有无栓塞表现，如指、趾尖有无红色疼痛性 Osler 结，手、足掌有无出血性红斑（Janeway 斑）、有无指甲下条纹状出血、眼结膜出血，有无脾大及压痛等；有无杵状指、趾；有无肾区叩击痛、脑膜刺激征、偏瘫；视网膜有无卵圆形出血红斑；有无心力衰竭表现如肝大、水肿等。

2. 心脏检查

对原有先天性心脏病或风湿性心脏病等患者，听诊时注意心脏有无出现新杂音或心脏杂音性质改变。原有杂音可变响变粗。

（三）辅助检查

1. 常规检查

（1）外周血常规表现为白细胞增多、中性粒细胞升高、进行性贫血，可有血小板减少。

（2）红细胞沉降率增快，CRP 升高。

（3）血培养阳性。

（4）特殊检查：原有心脏病者心电图、胸部 X 线片等有相应异常。超声心动图检查可确定赘生物的大小、数量、位置及心瓣膜损坏情况。

2. 其他检查

尿常规中可出现蛋白及红细胞。血清球蛋白、γ 球蛋白可升高，循环免疫复合物、类风湿因子、抗心内膜抗体、抗核抗体可升高。

（四）诊断标准

1. 临床指标（2001 年中华儿科学会心血管组制订）

（1）主要指标

1）血培养阳性：分别 2 次血培养有相同的 IE 常见的致病菌（如草绿色链球菌、金黄色葡萄球菌、肠球菌等）。

2）心内膜受累证据：应用超声心动图检查有心内膜受累证据（有以下征象之一）：①附着于心脏瓣膜或瓣膜装置、心脏、大血管内膜、置入人工材料上的赘生物；②心内脓肿；③瓣膜穿孔、人工瓣膜或缺损补片有新的部分裂开。

3）血管征象：重要动脉栓塞，脓毒性肺梗死或感染性动脉瘤。

（2）次要指标

1）易感染条件：基础心脏疾病、心脏手术、心导管术或中心静脉内插管。

2）症状：较长时间的发热（体温≥38℃），伴贫血。

3）心脏检查：原有心脏杂音加重，出现新的反流杂音或心功能不全。

4）血管征象：瘀斑、脾大、颅内出血、结膜出血，镜下血尿或 Janeway 斑（手掌和足底有直径 1～4 mm 的出血红斑）。

5）免疫学征象：肾小球肾炎，Osler 结 [指（趾）尖豌豆大的红色或紫色痛性结节]，

Roth 斑（视网膜的卵圆形出血红斑，中心呈白色），或类风湿因子阳性。

6）微生物学证据：血培养阳性，但未符合主要指标中的要求。

2. 病理学指标

（1）赘生物（包括已形成的栓塞）或心内脓肿经培养或镜检发现微生物。

（2）存在赘生物或心内脓肿，并经病理检查证实伴活动性心内膜炎。

3. 诊断依据

（1）具备以下①～⑤项中任何之一者可确诊为感染性心内膜炎：①符合临床指标中主要指标2项；②符合临床主要指标1项和次要指标3项；③有心内膜受累证据并符合临床次要指标2项；④符合临床次要指标5项；⑤符合病理学指标1项。

（2）有以下情况时可排除感染性心内膜炎诊断：①有明确的其他诊断可解释临床表现；②经抗生素治疗不超过4天临床表现消除；③抗生素治疗不超过4天，手术或尸检无感染性心内膜炎的病理证据。

（3）临床考虑感染性心内膜炎：但不具备确诊依据时仍应进行治疗，根据临床观察及进一步的检查结果确诊或排除感染性心内膜炎。

（五）诊断步骤

诊断步骤见图5-1。

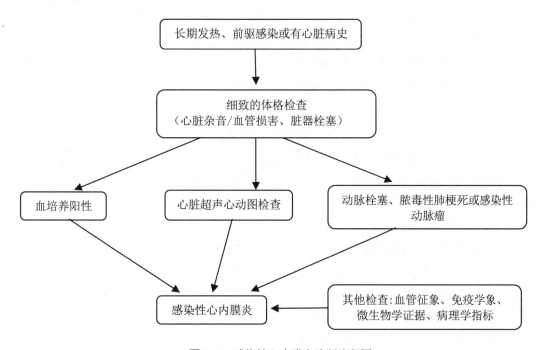

图 5-1 感染性心内膜炎诊断流程图。

（六）鉴别诊断

（1）本病如以发热为主要表现者，需与伤寒、败血症、结核、风湿热和系统性红斑狼疮等鉴别。

（2）本病如以心力衰竭为主要表现者，需与伴有低热的先天性或后天性心脏病并发心力衰竭者相鉴别。

（3）与活动性风湿性心肌炎的鉴别比较困难，但感染性心内膜炎有栓塞、脾大、杵状指（趾）及血培养阳性，特别是二维超声心动图检查发现较大赘生物等，均可与上述诸病相鉴别。

（4）手术后感染性心内膜炎须与心包切开综合征及术后灌注综合征鉴别，后两者均为自限性疾病，经休息、服用阿司匹林或糖皮质激素治疗后可痊愈。

三、治疗措施

（一）经典治疗

1. 一般治疗

卧床休息，加强营养，维持水、电解质平衡，补充维生素及铁剂，对病情严重或一般情况较差者可行输血、血浆及静脉滴注免疫球蛋白等支持治疗。

2. 药物治疗

应尽早、足量、足疗程、联合静脉应用具有杀菌作用的抗生素，然后再根据血培养结果及药物敏感情况改用敏感而有效的抗生素，最好选用药物敏感试验阳性的两种抗生素，1 个疗程至少 4 周。对伴有严重并发症或病情顽固者 1 个疗程可达 8 周。

（1）致病菌不明者：青霉素与苯唑西林及奈替米星三者联用，前两者剂量、疗程见下述，奈替米星每日 6.0～7.5 mg/kg，每日静脉滴注 1 次，1 个疗程为 6～8 周。根据文献建议，对 <6 岁者不使用氨基糖苷类抗生素，对 ≥6 岁者使用时，须监测听力或测定血药浓度。

（2）草绿色链球菌：青霉素与氨基糖苷类抗生素如奈替米星等联用，青霉素每日 30 万 IU/kg，每 4 小时静脉推注或静脉滴注 1 次，1 个疗程 4～6 周。也可选用头孢菌素如头孢呋辛、头孢曲松。对青霉素耐药者应用万古霉素（或去甲万古霉素），但有较大不良反应，万古霉素剂量为每日 40 mg/kg，分 2～4 次静脉滴注。替考拉宁不良反应少，每次 12 mg/kg，第 1 日每 12 小时 1 次，以后每次 6 mg/kg，每日 1 次。

（3）葡萄球菌：对青霉素敏感者以青霉素与利福平联用，青霉素剂量、疗程同前，利福平每日 10 mg/kg，分 2 次口服，1 个疗程 6～8 周。对青霉素耐药者选用苯唑西林（新青霉素Ⅱ）或萘夫西林（新青霉素Ⅲ），均为每日 200 mg/kg，分 4～6 次静脉推注或静脉滴注，1 个疗程 4～6 周。耐甲氧西林金黄色葡萄球菌（MRSA）感染者可用万古霉素或去甲万古霉素、替考拉宁，与利福平联用。

（4）肠球菌：可应用青霉素、氨苄西林＋舒巴坦，对青霉素耐药者选用头孢匹罗、亚胺培南、万古霉素，可与氨基糖苷类抗生素如奈替米星等联用。1 个疗程 4～6 周。耐万古霉素肠球菌（VRE）感染者可用替考拉宁。

（5）真菌：两性霉素 B 每日 1 mg/kg 静脉滴注，并用 5-氟胞嘧啶每日 150 mg/kg，分 4 次口服，1 个疗程 6～8 周。

3. 其他治疗

手术治疗指征：①瓣膜功能不全导致难治性心力衰竭；②主动脉瓣或二尖瓣人造瓣膜置换术后感染性心内膜炎，经内科治疗不能控制感染者，应手术切除感染的人造组织或瓣膜；③先天性心脏病患者，如动脉导管未闭、室间隔缺损等并发感染性心内膜炎经内科治疗无效者，应进行导管结扎或缺损修补术；④反复发生的严重或多发性栓塞，或巨大赘生物（直径 1 cm 以上），或赘生物阻塞瓣口；⑤内科疗法不能控制的心力衰竭，或最佳抗生素治疗无效，或霉菌感染；⑥新发生的心脏传导阻滞。

（二）治疗步骤

治疗步骤见图 5-2。

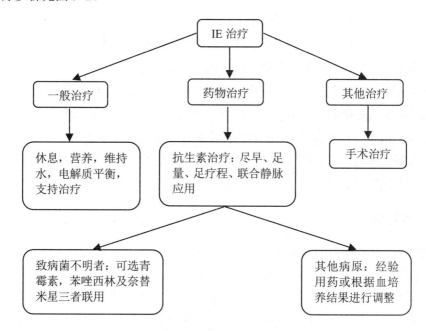

图 5-2 感染性心内膜炎治疗流程。

四、预后

本病小儿的死亡率为 20%～40%。预后取决于下列因素：①治疗的早晚，治疗越早，治愈率越高；②致病菌的毒性及破坏性，金黄色葡萄球菌及真菌性心内膜炎的预后较差；③免疫功能低下或经治疗后免疫复合物滴度不下降者预后差；④抗生素治疗后赘生物不消失者预后差。治愈者由于心内膜瘢痕形成而造成严重的瓣膜变形和腱索增粗、缩短，可导致瓣膜狭窄和（或）关闭不全。

用药后体温逐渐降至正常，心脏杂音减弱甚至消失，栓塞征减轻或消失，红细胞沉降率常在治疗后 1 个月或疗程结束时恢复正常，停药后血培养 3 次均无菌生长，临床上即达到治愈标准可给予出院，定期随访。

五、预防

本病复发率达 10%，复发与下列情况有关：①治疗前病程长；②对抗生素不敏感或疗程不足；③有严重肺、脑或心内膜的损害。复发病例再治疗时应联合用药，加大剂量和延长疗程。故需积极治疗原发病，疗程要足。必要时使用长效青霉素做预防性治疗。

第二节　病毒性心肌炎

心肌炎是指心肌局灶性或弥漫性炎性病变，其特征为间质炎性细胞浸润以及心肌细胞的变性和坏死。炎症可累及心肌细胞、间质组织、血管成分及心包。心肌炎可由多种病因引起，感染性心肌炎最常见，其中最主要的病原为病毒感染，其他如细菌、支原体、寄生虫、真菌、衣原体等病原的感染也可导致心肌炎。此外，免疫介导疾病、中毒和过敏等因素也可引起心肌炎。本章介绍病毒性心肌炎。

病毒性心肌炎是指病毒感染心肌后，通过对心肌细胞产生直接损伤和（或）通过自身免疫反应引起的心肌细胞坏死、变性和间质炎性细胞及纤维素渗出过程。有时病变也可累及心内膜或心包。临床可呈暴发性、急性和慢性过程。大多预后良好，少数可转为慢性，发展为扩张型心肌病。

一、流行病学

儿童期病毒性心肌炎的发病率尚不确切，由于到目前为止没有统一的病毒性心肌炎临床诊断标准，而病理组织学检查敏感性又有不同，病毒性心肌炎的发病率的统计差异很大。并且由于心肌炎临床表现差异很大，许多患者隐匿起病，甚至没有临床表现，故临床检出的心肌炎和病理诊断的心肌炎发病率差异很大。国外资料显示，对因意外事故死亡的年轻人进行尸检，心肌炎的检出率为 4%～5%，6%～21% 猝死儿童尸检有心肌炎表现。有研究者认为临床诊断的心肌炎发病率约 0.012%。柯萨奇病毒感染后心肌炎在男性比女性更常见。

二、病因

许多病毒都可以引起病毒性心肌炎，其中肠道病毒最常见，尤其是柯萨奇病毒 B_1～B_6 型。最近研究资料表明，腺病毒也是病毒性心肌炎的主要病因之一。其他还包括细小病毒 B_{19}、人类疱疹病毒 6、呼吸道流感病毒、巨细胞病毒、EBV、轮状病毒、丙型肝炎病毒、HIV 等。近年，日本学者连续报道，感染在心肌炎中也起重要作用。此外的感染与心肌疾病的发生也有关联。

三、发病机制

病毒性心肌炎的发病机制尚未完全阐明。目前认为病毒性心肌炎的发病机制主要包括病毒直接损伤心肌；病毒触发机体免疫反应损伤心肌细胞；可能与遗传有关。

1. 病毒对心肌的直接损伤作用

病毒与心肌细胞膜上的病毒受体结合，进入心肌细胞进行复制，通过损伤心肌细胞膜功能、干扰心肌代谢等导致心肌细胞溶解。此外，柯萨奇病毒还能够产生蛋白酶溶解细胞-细胞间或者细胞-基质间连接，导致心肌细胞完整性破坏，促进病毒进入宿主心肌细胞进行复制，也促进病毒从心肌细胞释放，并导致心肌细胞损伤。

2. 病毒对心肌的间接免疫损伤作用

病毒感染后触发的自身免疫反应是把"双刃剑"。一方面，免疫系统的适当激活可增强机体清除病毒的能力，病毒感染后 NK 细胞和巨噬细胞被激活，清除病毒感染的心肌细胞并且抑制病毒复制；另一方面，免疫系统过度激活能够导致炎症浸润，反而破坏心肌细胞。

（1）体液免疫：目前研究已从病毒性心肌炎患者和动物体内检测出多种抗心肌成分的自身抗体，包括抗肌球蛋白抗体、抗心磷脂抗体、抗肌凝蛋白抗体等。目前一般认为抗心肌肌凝蛋白等自身抗体的产生可能主要通过抗原模拟机制，即病毒与心肌肌凝蛋白等有相同的抗原表位，病毒感染刺激产生的抗病毒抗体也可作用于肌凝蛋白等自身抗原，从而造成心肌损伤。

（2）细胞免疫：在病毒性心肌炎发病中具有重要作用。T 细胞过度激活，CD_4/CD_8 T 细胞比例失调、Th1/Th2 细胞比例失调。细胞毒性 T 细胞通过穿孔素-颗粒酶介导的细胞毒作用和 Fas/FasL 途径介导的细胞毒作用损伤心肌细胞。

（3）细胞因子：由巨噬细胞、NK 细胞和 T 细胞等分泌的细胞因子是体液免疫和细胞免疫的介质，研究证实肿瘤坏死因子、白介素和干扰素等多种细胞因子在病毒诱发的炎症和感染后免疫反应的产生及进展过程中起重要作用。此外，激活的免疫细胞产生细胞因子，引起诱导型 NO 合成酶产生 NO 增加，促进心肌损伤。

3. 遗传因素

具有遗传易感性的患者容易发生心肌炎。不同研究发现 HLA-DR4、DR12、DR15 和 DQ8 阳性可能与心肌炎发生相关。此外，具有特殊遗传背景的心肌炎患者易发生 DCM，如 CD_{45} 和编码心肌蛋白的基因可能也与慢性心肌炎或扩张型心肌病的发生有关。

四、病理

心脏可显示不同程度的扩大，心肌苍白松弛。心肌纤维之间和血管周围的结缔组织中有单核细胞、淋巴细胞等炎性细胞浸润。心肌纤维不同程度变性、横纹消失、肌浆溶解，呈小灶性、斑点性或大片状坏死。可伴浆液纤维素性心包炎和心内膜炎。慢性病例晚期除心肌纤维变性坏死外，可见纤维细胞增生，胶原纤维增多，瘢痕形成。

五、临床表现

病毒性心肌炎的临床表现轻重不一，有无任何临床表现隐性发病者，也有重症暴发起病者，还有猝死者。取决于病变的范围和严重程度。起病前常有呼吸道感染或消化道感染等前驱病毒感染史。

症状轻重相差悬殊。轻型可无自觉症状或表现为心悸、胸痛、胸闷、心前区不适、乏力、多汗、气短、头晕、面色苍白、腹痛、恶心、呕吐等。体检心脏大小正常或轻微扩大，常有窦性心动过速、第一心音低钝，时有奔马律或各种心律失常（以期前收缩多见）。

重型起病较急，可表现为：①心力衰竭，呼吸急促，呼吸困难，肺底部可闻及细湿啰音，肝脏增大，水肿；②心源性休克，四肢发冷，脉搏细弱，血压下降，面色青灰；③严重心律失常，听诊心动过缓（完全性房室传导阻滞或病态窦房结综合征）或心动过速（室上性心动过速或室性心动过速）。临床常表现为突然晕厥，重者意识完全丧失，面色苍白，常伴有抽搐及大、小便失禁，阿-斯综合征发作。也可发生猝死。

部分患儿呈慢性过程，演变为扩张型心肌病，临床表现为心脏扩大、心力衰竭和心功能减低等。

新生儿病毒性心肌炎病情严重，进展迅猛，死亡率高，预后差，易有流行倾向。多在出生后 10 天内发病，部分患儿起病前可先有发热、腹泻、呕吐和拒食等前驱症状。临床表现多为非特异症状，病情进展很快发展为心力衰竭和心源性休克。并累及多个脏器，累及神经系统引起惊厥和昏迷，累及肝引起肝增大、肝功能损害和黄疸，累及肺引起肺炎和呼吸衰竭。还可出现类似重症败血症的表现。新生儿心肌炎易有流行倾向，多个国家报道过柯萨奇 B 病毒引起新生儿心肌炎的流行。

六、辅助检查

1. 胸部 X 线片

心脏大小正常或不同程度增大。有心力衰竭时心脏明显增大，肺瘀血，心脏搏动减弱。

2. 心电图

急性期心电图多有异常改变，①窦性心动过速，很常见；②ST-T 改变，ST 段偏移，T 波平坦、双向或倒置。有时 ST-T 形成单向曲线，酷似急性心肌梗死；③心律失常，期前收缩常见，尤其室性期前收缩最常见。亦可见室上性及室性心动过速、心房扑动和颤动等。传导阻滞可为窦房传导阻滞、房室传导阻滞、左或右束支阻滞、双束支阻滞甚至 3 束支阻滞，其中以三度房室传导阻滞最重要；④其他，尚可见 QRS 波群低电压（新生儿除外），Q-T 间期延长及异常 Q 波等。

但是心电图改变缺乏特异性，强调动态观察的重要性。

3. 超声心动图

超声心动图检测不能特异性诊断心肌炎，但可除外先天性心脏病和瓣膜性心脏病、心脏肿瘤等心脏结构改变。急性心肌炎超声心动图最常见的表现是非特异性的节段性室壁运动异常。可因室壁水肿而表现一过性心室壁肥厚，但与肥厚型心肌病不同，心肌肥厚于数周或数月内恢复。可有少量心包积液和瓣膜关闭不全。慢性心肌炎可表现为类似扩张型心肌病改变，心腔扩大，心室收缩功能减低。

4. 心肌损伤的血清生化指标

（1）心肌酶谱：心肌受损时，血清中有十余种酶的活力可以增高，临床用于诊断病毒性心肌炎的酶主要为肌酸激酶（CK）及其同工酶 CK-MB。CK 主要存在于骨骼肌、心肌及脑组织中。心肌受损时，一般在起病 3～6 小时 CK 即可出现升高，2～5 天达高峰，多数病例在 2 周内恢复正常。现已知 CK 有 4 种同工酶，即 CK-MM（骨骼肌型）、CK-MB（心肌型）、CK-BB（脑型）和线粒体同工酶 Mt。CK-MB 主要来源于心肌，对早期诊断心肌炎价值较大。由于血清总 CK 活力值、CK-MB 活力值与小儿年龄相关，因此，一般以血清 CK-MB 活性与 CK 总活性之比≥6% 作为心肌损伤的特异性指标（正常人血清中 CK-MB 占 CK 总活性的 5% 以下）。CK-MB 的定量分析（CK-MB 质量，单位 ng/mL）较活力分析（单位为 IU/mL）更为精确，且小儿正常参考值不受年龄因素的影响，≥5 ng/mL 为阳性，提示心肌损伤。

（2）心肌肌钙蛋白（cTn）：是心肌收缩和舒张过程中的一种调节蛋白，由 3 种亚单位（cTnT、cTnI 和 cTnC）组成。当心肌细胞受损时，cTnT（或 cTnI）易透过细胞膜释放人血，使血中 cTnT（或 cTnI）明显升高。近年来发现，cTn 这种非酶类蛋白血清标志物对于评价心肌损伤具有高度特异性和敏感性，并且出现早，持续时间长。

5. 抗心脏抗体

以免疫荧光或者 Western 等方法检测外周血或者心肌活检标本中的心脏抗体，如抗肌球蛋白抗体、抗肌凝蛋白抗体、抗线粒体腺苷酸转移酶抗体、抗心肌 G 蛋白偶联受体抗体、抗 β_1 受体抗体、抗热休克蛋白抗体等，如阳性支持心肌炎的诊断。如心脏抗体持续滴度升高，高度提示发展成扩张型心肌病（炎症性心肌病，慢性心肌炎）的可能。

6. 放射性核素心肌显像

（1）^{67}镓-心肌炎症显像：^{67}镓（^{67}Ga）具有被心肌炎症细胞（T 淋巴细胞及巨噬细胞等）摄取的性能，^{67}Ga 以离子或转铁蛋白结合形式易聚集到炎症部位（血管通透性增强）而显影。^{67}Ga 心肌显像对心肌炎有较高的诊断价值，特异性高，但敏感性差。

（2）^{111}铟-抗肌球蛋白抗体心肌坏死灶显像：心肌细胞坏死时，肌球蛋白轻链释放于血循环中，而重链仍残留心肌细胞内。^{111}铟（^{111}In）标记的单克隆抗肌球蛋白抗体可与重链特异性结合使心肌坏死灶显像。结合量多少与坏死灶大小及程度成正比，与局部心肌血流量成反比。研究显示 ^{111}In-抗肌球蛋白显像对心肌炎的特异性较高为 86%，敏感性为 66%。但需注射后 48 小时后延迟显像，放射性核素暴露时间长。

（3）^{99m}Tc-甲氧基异丁基异腈（MIBI）心肌灌注显像：^{99m}Tc-MIBI 静脉注射后能被正常心肌细胞摄取使心肌显影。心肌聚集放射性药物的量与该区冠状动脉血流灌注量呈正相关。心肌炎时，由于炎性细胞浸润，间质纤维组织增生，退行性变等，致使心肌缺血，正常心肌细胞减少，故核素心肌显像呈正常与减淡相间的放射性分布（呈花斑样改变），可做出心肌炎倾向性诊断，但特异性差。

7. 心脏磁共振显像

近十余年来，心脏磁共振显像（CMR）以其安全、无创、准确、全面等优点在心血管系统疾病诊断中的应用越来越广泛。CMR 除能显示心脏的形态（心腔大小、室壁厚度、心包积液）和心脏功能（收缩功能和舒张功能）外，还能显示心肌损伤的组织病理学特征改变。CMR 显示心肌炎的组织病理学特征主要有 3 种表现。①水肿信号，炎症细胞损伤的重要特征是细胞膜通透性的增加，从而导致细胞内水肿。T2 加权像对于组织水肿很敏感，水肿部位呈现高信号；②早期增强（充血和毛细血管渗漏），血管扩张是组织炎症的特征。由于炎症部位血容量增加，注射钆喷酸葡胺（Gd-DTPA）增强造影剂后在早期血管期（增强 T1 像）其摄取增加。造影剂快速分布到间质，故早期增强仅持续几分钟；③晚期增强（坏死和纤维化），晚期增强反映心肌坏死和纤维化等不可逆心肌损伤，可用于心肌梗死不可逆心肌损伤的诊断。晚期增强对于心肌炎的诊断特异性也很高。但是心肌梗死和心肌炎二者 CMR 显示的损伤部位不同：缺血损伤（心肌梗死）主要位于心内膜下；非缺血损伤（心肌炎）主要位于心外膜下，并且心室外侧游离壁更为常见。CMR 早期增强、晚期增强和水肿信号相结合，对心肌炎诊断的敏感性、特异性和准确性显著提高，可清楚显示炎症的位置、范围及严重程度，并且可长期随访观察严重的活动变化情况。

8. 心内膜心肌活检

心内膜心肌活检目前仍为病毒性心肌炎诊断的金标准。但由于炎症可呈局灶分布，取样部位的局限性使阳性率不高，而假阴性率高。并且心内膜心肌活检系有创性检查，有一定的危险性，在国内很难作为常规检查项目。美国心脏病学会推荐 11 种临床情况可以考虑行心内膜心肌活检，主要包括以下 2 种情况。①近 2 周内新出现的心力衰竭，伴左心室大小正常或扩张，血流动力学稳定；②近 2 周至 3 个月内新出现的心力衰竭，左心室扩张，出现新的室性心律失常，Ⅱ～Ⅲ度房室传导阻滞或经 1～2 周常规治疗反应差者。

心内膜心肌活检主要包括 3 项。

（1）病理组织学诊断：目前仍沿用 1984 年 Dallas 病理组织学诊断标准，拟定心肌炎形态学的定义为：心肌炎性细胞浸润，并伴邻近心肌细胞坏死和（或）退行性病变。可分成以下 3 种。

1）活动性心肌炎：炎性细胞浸润和邻近心肌细胞不同程度损害和坏死。

2）临界心肌炎：有炎性细胞浸润，但无心肌细胞损害或坏死。需要心内膜心肌活检复查确认。

3）无心肌炎：组织学正常。

病理组织学诊断心肌炎阳性率很低，约 10%，而且病理观察容易受主观因素影响。

（2）免疫组织学诊断：近年来免疫组织学检查已成功应用于心肌炎的诊断。免疫组织学法是应用各种特异免疫组织学标志物的单克隆抗体来检测心肌组织中的炎症浸润淋巴细胞。由于炎症免疫组织学标记物分布于整个心肌，不易出现假阴性，因此，明显提高了诊断阳性率（50% 以上）。并且有助于分辨炎症浸润细胞（T 细胞，B 细胞和巨噬细胞等）的类型和活性。免疫组织标记物包括主要组织相容性复合体（MHC）、人类白细胞抗原（HLA）、细胞黏附分子和 CD_2、CD_3、CD_4 和 CD_8 等。

采用特异单克隆抗体直接结合人淋巴细胞表面抗原对心肌组织浸润炎症细胞做定量分析。淋巴细胞数＞2.01（高倍视野×400），即相当于淋巴细胞数＞14.0/mm² 为阳性。

（3）病毒检测：目前应用最多的为病毒基因检测，即应用原位杂交或 PCR 法检测病毒核酸，从而明确有无病毒感染和感染病毒的类型。

9. 病毒学检查

（1）病毒分离：在急性期从心内膜心肌活检或心包穿刺液中可分离出病毒，但检出率极低。

（2）病毒基因检测：应用原位杂交或 PCR 法检测病毒核酸，从而明确有无病毒感染和感染病毒的类型，意义最大，应用最多。

（3）血清学检查：病程早期血清特异性病毒 IgM 阳性或者恢复期血清抗体滴度较急性期升高 4 倍以上有意义，但只能说明近期有该型病毒感染，而不能将其定位在心脏。

七、诊断

病毒性心肌炎缺乏特异性诊断方法，主要依靠综合临床资料，并须排除其他疾病。心内膜心肌活检的病理组织学及免疫组织学诊断，提供了可靠的病理诊断依据，但系创伤性检查，一般不作为常规检查。目前国际上没有统一的诊断标准。

1. 临床诊断依据

（1）心功能不全、心源性休克或心脑综合征。

（2）心脏扩大（X 线、超声心动检查具有表现之一）。

（3）心电图显示以 R 波为主的 2 个或 2 个以上主要导联（Ⅰ、Ⅱ、aVF、V_5）的 ST-T 改变持续 4 天以上伴动态变化，窦房传导阻滞、房室传导阻滞、完全性右或左束支阻滞，成联律、多形、多源、成对或并行性期前收缩，非房室结及房室折返引起的异位心动过速，低电压（新生儿除外）及异常 Q 波。

（4）CK-MB 升高或心肌肌钙蛋白（cTnⅠ和 cTnT）阳性。

2. 病原学诊断依据

（1）确诊指标：自患儿心内膜、心肌、心包（活检、病理）或心包穿刺液检查，发现以下之一者可确定心肌炎由病毒引起。

1）分离出病毒。

2）用病毒核酸探针查到病毒核酸。

3）特异性病毒抗体阳性。

（2）参考依据：有以下之一者结合临床可考虑心肌炎系病毒引起。

1）自患儿粪便、咽拭子或血液中分离出病毒，且恢复期血清同型抗体滴度较第一份血清升高或降低 4 倍以上。

2）病毒早期患儿血中特异性 IgM 抗体阳性。

3）用病毒核酸探针自患儿血中查到病毒核酸。

3. 确诊依据

（1）具备临床诊断依据 2 项，可临床诊断为心肌炎。发病同时或发病前 1～3 周有病毒感染的证据更支持诊断。

（2）同时具备病原学确诊依据之一，可确诊为病毒性心肌炎。具备病原学参考依据之一，可临床诊断为病毒性心肌炎。

（3）凡不具备确诊依据，应给予必要的治疗或随诊，根据病情变化，确诊或除外心肌炎。

（4）应除外风湿性心肌炎、中毒性心肌炎、先天性心脏病、结缔组织病以及代谢性疾病的心肌损害、甲状腺功能亢进症、原发性心肌病、原发性心内膜弹性纤维增生症、先天性房室传导阻滞、心脏自主神经功能异常、β 受体功能亢进及药物引起的心电图改变。

八、分期

1. 急性期

新发病，症状及检查阳性发现明显且多变，一般病程在半年以内。

2. 迁延期

临床症状反复出现，客观检查指标迁延不愈，病程多在半年以上。

3. 慢性期

进行性心脏增大，反复心力衰竭或心律失常，病情时轻时重，病程在 1 年以上。

九、鉴别诊断

病毒性心肌炎主要需与以下疾病进行鉴别。

1. 扩张型心肌病

多隐匿起病，临床上主要表现心脏扩大、心力衰竭和心律失常，超声心动图显示为左心扩大为主的全心扩大，心脏收缩功能下降。心脏扩大和心脏收缩功能下降的程度较病毒性心肌炎严重。心肌酶谱多正常。多预后不良。但应注意病毒性心肌炎如不能痊愈后期将表现打张性心肌病，即炎症性心肌病。

2. 风湿性心脏病

多有发热、关节炎等风湿热的病史，心脏表现以心脏瓣膜尤其二尖瓣和主动脉瓣受累为主，心电图 P-R 间期延长最常见，ASO 多升高。

3. 冠状动脉性心脏病

儿童少见，在儿童多为川崎病合并冠状动脉损害，少数为遗传性高胆固醇血症导致的冠状动脉粥样硬化性心脏病和先天性冠状动脉发育异常。心电图上具有异常 Q 波的病毒性心肌炎尤其需注意鉴别诊断。通过超声心动图、冠状动脉 CT，必要时冠状动脉造影可确诊。

4. 心包炎

心电图会显示肢导低电压，超声心动图发现中到大量心包积液。

5. 先天性心脏病

多为出生后即发现器质性心脏杂音和（或）发绀，超声心动图可发现心脏结构改变。

6. 功能性心血管疾病

包括 β 受体功能亢进和血管迷走性晕厥、体位性心动过速综合征等直立不耐受在内的一类疾病。这类疾病以学龄期儿童最常见，女孩多见，常常可以出现胸痛、胸闷、乏力、头晕、头痛等非特异症状，多有长时间直立、情绪激动、闷热环境等诱因。体检常常无阳性发现。心电图、超声心动图和生化心肌酶电解质等检查常常无阳性发现。部分 β 受体功能亢进症的儿童心电图可表现 T 波倒置，运动后或者给予普萘洛尔可使 T 波直立。直立试验或者直立倾斜试验有助于诊断，确诊前需除外器质性疾病。

十、治疗

本病目前尚无特效治疗，应结合患儿病情采取有效的综合措施，使大部分患儿痊愈或好转。

1. 休息

卧床休息是心肌炎最重要的治疗。卧床休息可以减轻心脏负荷及减少心肌氧耗量。动物实验证实，运动可使病毒感染力增强，加重心肌损害。急性期至少卧床休息 3～4 周。有心功能不全或心脏扩大者更应强调绝对卧床休息 3 个月。恢复期也要避免剧烈运动。

2. 抗病毒治疗

对处于病毒血症阶段的早期患儿或者心肌活检证实有病毒复制的患儿，可选用抗病毒治疗。但临床有时很难确定病毒感染存在与否以及感染病毒的类型。干扰素（INF）对病毒性心肌炎有较好的疗效，它可以选择性抑制病毒 mRNA 与宿主细胞核蛋白体的结合，阻断病毒的复制，同时可抑制抗心肌抗体的产生，增强巨噬细胞的功能，调节机体免疫。利巴韦林与 INF-α 合用是 HCV 感染的标准治疗方案，并且对柯萨奇病毒感染有效。巨细胞病毒也是引起心肌炎的常见病毒，更昔洛韦对此病毒有效。pleconaril 是一种能够与柯萨奇病毒 B 直接结合，并阻止其与靶细胞结并发感染靶细胞的药物，早期的小样本研究疗效满意，大规模临床研究正在进行。

3. 改善心肌营养与代谢药物

（1）大剂量维生素 C：缓慢静脉推注，对促进心肌病变的恢复、改善心肌代谢、减轻症状和纠正心源性休克有一定疗效。研究表明，大剂量维生素 C 治疗心肌炎的机制可能与清除自由基有关。用法每次 100～200 mg/kg，每天 1 次，2～4 周 1 个疗程。

（2）辅酶 Q_{10}：参与氧化磷酸化及能量的生成过程，并有抗氧自由基及膜稳定作用，改善心肌的收缩力，保护缺血心肌。

（3）1,6-二磷酸果糖：可改善心肌细胞线粒体能量代谢，能稳定细胞膜和溶酶体膜，抑制氧自由基生成，减轻组织损伤，保护心肌。

（4）磷酸肌酸：能够更直接地提供能量，改善心肌代谢。

4. 免疫抑制药

一直以来，应用免疫抑制药治疗病毒性心肌炎是有争议的，免疫抑制药对于心肌炎的疗效还没有定论。免疫抑制药一方面可以抑制病毒诱导的对心肌组织造成损伤的自身免疫反应，但另一方面也会抑制机体对病毒的免疫反应，引起机体免疫力下降及病毒扩散，不恰当的使用有可能会加剧病情。因此，应把握好时间和剂量，不可盲目滥用。

一般病例不宜常规应用，主要用于暴发起病有心力衰竭、心源性休克或高度房室传导阻滞、室性心动过速、室颤等严重心律失常的危重患者，或者慢性持续性心功能不全、心肌活检证实慢性心肌炎伴免疫激活而病毒检测阴性的患者。

免疫抑制药常用甲泼尼龙或泼尼松，少数病例加用硫唑嘌呤。泼尼松开始剂量为 1～2 mg/(kg·d)，分 3 次口服，2～4 周后逐渐减量，至 8 周左右减至 0.3 mg/(kg·d)，维持 2～3 个月后再逐渐减量停药，总疗程根据患者具体情况确定，约半年。硫唑嘌呤剂量为 2 mg/(kg·d)，分 2 次口服，疗程同前。对于危重病例可采用冲击疗法，甲泼尼龙 10～30 mg/(kg·d)，于 1～2 小时静脉滴注，连用 3 天，然后渐减量改为口服泼尼松。

5. 大剂量丙种球蛋白

疗效还没有定论，但多数研究显示静脉注射大剂量丙种球蛋白用于急性病毒性心肌炎有良好疗效。目前多用于急性起病有心力衰竭、心源性休克或高度房室传导阻滞和室性心动过速等严重心律失常的重症患儿，对于慢性心肌炎心肌活检证实伴免疫激活的患儿也可试用。总剂量为 2 g/kg，于 2～3 天内静脉滴注。治疗机制可能为：①直接提供针对病毒的中和抗体；②阻断 IgFe 段与心肌细胞上的病毒抗原 FcR 结合可改变免疫反应；③抑制炎症性细胞因子的产生，减轻补体介导的组织损伤；④影响细胞凋亡及调节细胞周期。

6. 对症治疗

（1）控制心力衰竭：心肌炎使心肌应激性增高，对强心苷耐受性差，易出现中毒而发生心律失常。一般病例用地高辛口服，饱和量用常规量的 2/3。心力衰竭不重，发展不快者，可用每日口服维持量法。

（2）抢救心源性休克：及时应用血管活性药物，如多巴胺、多巴酚丁胺、氨力农、米力农等加强心肌收缩力，维持血压及改善微循环。必要时使用体外模式氧合。

（3）心律失常的治疗：仅有期前收缩而无明显症状者，可先观察而不一定给予抗心律失常药物治疗。快速型心律失常可选用抗心律失常药物，要注意选择对心肌收缩力影响不大的药物。室上性心动过速无血流动力学障碍者可静脉注射腺苷，血流动力学不稳定者应直接电转复。室性心动过速者应用胺碘酮，此药在临床有效并且提高了存活率。但对心率缓慢的三度房室传导阻滞，QRS 宽或出现阿-斯综合征者需要安装临时人工心脏起搏器，如心脏阻滞 2 周不恢复可考虑安装永久起搏器。

7. 中医中药

黄芪、麦冬、人参等具有抗病毒和调节免疫功能的作用，临床上可根据病情选择应用。

十一、预后

绝大多数患者预后良好，经适当治疗后可痊愈。少数患儿可发展成扩张型心肌病。极少数暴发起病者由于心肌弥漫性炎症和坏死，发生心力衰竭、心源性休克或者严重心律失常，在早期死亡。暴发起病者如能存活，多数预后良好，很少会发展成扩张型心肌病。新生儿病毒性心肌炎往往病情重，死亡率可高达 75%。

第三节　扩张型心肌病

心肌病为发生于心肌的疾病。该术语最初出现于 1957 年，当时指一组不能归因于冠状动脉病变的心肌病变。此后，心肌病的定义发生了变化。目前，心肌病的定义为心肌的结构或功能异常，且无高血压或肺动脉高压、无心脏瓣膜病变、无先天性心脏病。

以解剖与生理改变为依据，可将心肌病分为以下三型：①扩张（充血）型心肌病，此型左心室或双心室扩大，心肌收缩功能不同程度降低。一般其主要临床特征为收缩功能异常，表现为充血性心力衰竭的症状与体征；②肥厚型心肌病，先前称之为特发性肥厚型心肌病，以左心室肥厚为特征，可不对称。收缩功能通常正常，临床表现由左心室流出道梗阻、舒张功能障碍或心律失常引起，后者可致猝死；③限制型心肌病，心房显著扩大，一般心室大小及收缩功能正常，舒张功能损害，症状由肺及体循环静脉充血引起，也可出现晕厥。

一、病因

扩张型心肌病（DCM）在各种类型心肌病中最为常见，在美国及欧洲，其年发病率为 2/10 万～8/10 万人口，据估计每 10 万人口中约有 36 人患有 DCM。最近的报道显示成人 DCM 患者中 47% 为特发性，12% 与心肌炎有关，11% 与冠状动脉病变有关，另有 30% 与其他原因相关。在另外两个不同年龄儿童 DCM 的研究表明其中 2%～15% 有活体组织检查证实的心肌炎，其余 85%～90% 的患儿原因不明。此外，20%～30% 的 DCM 患者为家族性的。

二、病理

DCM 病变以心肌纤维化为主，心肌肥厚不显著，心腔扩大明显，二尖瓣环和三尖瓣环增大，乳头肌伸长，常有心腔内附壁血栓，可累及心肌节律点及传导系统而引起心律失常。心肌纤维化，心肌收缩功能减弱，导致心力衰竭。

三、临床表现

本病起病及进展缓慢，症状轻重不一。主要表现为心脏增大，心力衰竭，心律失常，小动脉栓塞。患儿先出现心脏增大，但起初无症状，因此确定起病日期较困难，有时病儿已有射血分数下降，经数年仍无症状，以后在劳累后出现气喘、乏力、心悸、咳嗽、胸闷等症状，有的可有偏瘫。体格检查可见心尖冲动弥散或抬举，心浊音界向左扩大，心率增快，有时可有奔马律，可闻及 II/VI～III/VI 级收缩期杂音（心力衰竭控制后杂音减轻或消失），肝脏增大，下肢水肿等。

四、实验室检查

1. 胸部 X 线检查

心影扩大，由左心室、左心房扩大引起。常存在肺静脉充血，可发展为肺水肿。左肺部分区域可因左心房扩大压迫左支气管而致不张，也可出现胸腔积液。

2. 心电图及 HOLTER

大多数患儿心电图上呈窦性心动过速。常见非特异性 ST-T 变化，左心室肥大，左右心房扩大及右心室肥大。46% 的患儿 HOLTER 检查可发现心律失常。

3. 超声心动图

DCM 患儿的超声心动图特征包括左心室、左心房扩大，分数缩短及射血分数减低，左心室射血前期与射血期比率增加等。

4. 心导管检查与活体组织检查

由于 DCM 可由超声心动图检查确定，心导管检查主要用于排除异常的左冠状动脉起源，因这一情况在超声心动图检查时易于漏诊，必要时进行活体组织检查帮助确定心肌病的病因。

五、治疗

DCM 的临床特征为心排血量减少、液体潴留及血管收缩活性增加，后者为神经体液因素作用以维持足够的灌注压。因此，治疗的目的就是处理以上这些问题。此外，如怀疑代谢缺陷，应尽快予以经验性补充。

常用的增强心肌收缩力的药物有以下几种。

1. 拟交感药物

包括多巴胺、多巴酚丁胺及肾上腺素。多巴胺小剂量时可改善肾脏功能，剂量加大可增强对心脏的作用，但也可引起外周血管阻力增加，并有可能致心律失常。多巴酚丁胺致心律失常作用较弱，但有报道其可引起肺动脉楔压升高而致肺水肿。这两种药物通常联合应用。

2. 双吡啶衍生剂

包括氨力农及米力农，可通过抑制磷酸二酯酶以增加细胞内钙的浓度，有强心及扩张外周血管的作用。其可能的不良反应为血小板减少、肝毒性及胃肠道刺激。

3. 洋地黄类

地高辛为可长期应用的经典心肌收缩力增强药物，但在危重病例，心肌损害严重及肾功能减退，应减量慎用。

4. 利尿剂

改善液体内环境平衡在扩张型心肌病的治疗中至关重要。呋塞米为首选的药物，但应注意监测电解质水平，尤其是血钾水平，必要时可适当补充钾盐，也可与螺内酯等类药物合用。其他可应用的利尿剂包括依他尼酸、布美他尼。

5. 血管扩张剂

硝普钠及肼屈嗪可有效扩张外周血管，从而降低后负荷，增加心排血量及减低充盈压。有效的口服降低后负荷制剂包括 ACE 抑制剂。在儿科，最常用的为卡托普利及依那普利。ACE 抑制剂还有一定的抑制甚至逆转心肌病心室重塑作用。

6. 其他

治疗扩张型心肌病时因心腔扩大，血流淤滞，有可能发生血栓形成。因而这些患儿应考虑应用华法林等类抗凝剂。如已明确有心腔内血栓，应积极以肝素治疗，最终过渡到长期华法林治疗。

急性病例应推荐卧床休息，限制水及钠盐摄入以帮助控制液体潴留。每日称体重有助于评估液体潴留情况及指导利尿。

如确定系心动过速诱导的心肌病，应予以抗心律失常药物治疗。药物的选择依心动过速的原因而定。普鲁卡因胺及 β 受体阻滞剂是有效的抗心律失常药物，但因其有负性肌力作用，在这种患儿应慎用。

7. 心脏移植

儿童心脏移植例数近年已增加，且改善了严重心肌病患儿的存活率。因此，如积极的内科治疗无效，重症心肌病患儿应考虑心脏移植。

第四节　肥厚型心肌病

肥厚型心肌病（HCM）时左心室肥厚，但不扩张，诊断时应排除高血压、主动脉瓣狭窄、水肿及先天性心脏病等其他可引起肥厚的疾病。HCM 的命名与分类最为混乱。有的将有流出道狭窄的称为梗阻性心肌病。有的根据其心室肥厚是否对称而分类。如左右心室都肥厚的称为对称性，否则称为非对称性。一般对称性多数为非梗阻性，不对称多数为梗阻性，但也有左心室壁与室间隔肥厚，右心室壁不肥厚而左心室流出道不狭窄的，即只有不对称而无梗阻的。有的患儿室间隔特别肥厚，突入到左心室腔间，尤其在主动脉瓣下，表现为左心室流出道狭窄，称为特发性肥厚性主动脉瓣下狭窄。HCM 伴梗阻的不到总数的 25%。

一、病因

HCM 是一种原发性的通常是家族性的心脏疾病，因其发病年龄不同且许多遗传性病例呈亚临床过程，因而目前尚无其确切的发病率。有文献报道 HCM 的发病率为 2.5/10万人，占所有儿童原发性心肌病的 20%～30%。

HCM 通常以常染色体显性方式遗传，目前已知多个基因与典型的家族性 HCM 有关，这些基因均编码肌节蛋白，如 β 肌凝蛋白重链等。HCM 也可作为经母体遗传的线粒体病遗传。许多患儿伴有与遗传综合征一致的畸形，如那些患有 Noonan 综合征、Pompe病、Beckwith-Wiedemann 综合征的患儿。

二、临床表现

HCM 主要表现为呼吸困难，心绞痛、晕厥、亦可发生猝死。呼吸困难主要由左心室顺应性减退和二尖瓣反流引起左心房压力升高，左心室舒张末压力也升高，肺静脉回流受阻而引起肺瘀血。心绞痛是由心肌过度粗大或左心室流出道梗阻引起冠状动脉供血不足。由于脑供血不足，故剧烈运动时有晕厥，甚至猝死。年小儿可表现为生长落后，心力衰竭的发生率较年长儿高。

体格检查部分病例在心尖可闻及全收缩期杂音，并向左腋下放射，此杂音是由二尖瓣反流所致。左心室流出道梗阻者沿胸骨左缘下方及心尖可及收缩期杂音，其程度直接与主动脉瓣下压力阶差有关。可有第二心音逆分裂（即 P_2 在前，A_2 在后）。有些病例心浊音界扩大，偶可听到奔马律。

三、实验室检查

1. 胸部 X 线检查

心影扩大，但如无合并心力衰竭则肺纹理都正常。

2. 心电图

90%～95% 的 HCM 患儿有 12 导心电图异常，包括左心室肥大、ST-T 变化（如显著的 T 波倒置）、左心房扩大、异常的深 Q 波，外侧心前区导联 R 波振幅降低等，但本病无特征性心电图改变。有些 HCM 患婴可有右心室肥厚的心电图表现，可能反映有右心室流出道梗阻存在。

3. 超声心动图

HCM 可见心室壁增厚，其增厚的分布并非匀称。在 M 型超声可见二尖瓣的前瓣有收缩期的向前运动，其运动的幅度和持续时间与左心室流出道的梗阻程度直接有关。梗阻型心肌病的室间隔与左心室后壁均有增厚，室间隔肥厚尤其突出，与左心室后壁的比值大于 1.3：1（婴儿除外），而且左心室流出道内径变小。

4. 心导管检查

历史上，心导管检查在 HCM 的诊断及研究中起了重要作用。现今，超声心动图的精确应用已基本替代血流动力学研究及心血管造影。在婴儿，偶可应用心内膜心肌活体组织检查来确定病因，如线粒体肌病、糖原累积病等。不过现今骨骼肌活体组织检查更方便，且创伤更小。

四、治疗

1. 药物治疗

治疗的主旨为降低心肌的收缩力，改善舒张期的顺应性和预防猝死。

（1）β 受体阻滞剂普萘洛尔为本病治疗的主要药物，它减慢心率，降低心肌收缩力，从而减轻左心室流出道梗阻；且可减低心肌的张力，使氧需量减少，缓解心绞痛；此外，普萘洛尔尚有一定的抗心律失常作用。其他临床上应用的选择性 β 受体阻滞剂有阿替洛尔、美托洛尔等。有 1/3～1/2 的患儿用药后症状缓解。对无症状的患儿是否需长期用药意见不一。本品似可制止病变的发展和预防猝死，但目前缺乏对照资料。

（2）维拉帕米主要用于成人 HCM 患者。短、长期研究表明口服维拉帕米可改善心脏症状及运动能力，但该药有潜在的致心律失常作用及偶可引起肺水肿及猝死，因而在儿童极少应用。洋地黄忌用，只有在心房颤动心室率太快时方有指征，以小剂量与普萘洛尔同用。利尿剂和血管扩张药物均不宜用。终末期 HCM 心腔扩大、心壁变薄及收缩功能减退时可应用洋地黄、利尿剂和血管扩张药物。

2. 手术治疗

对左心室流出道梗阻产生严重症状而药物治疗无效者［压差＞50 mmHg（6.65 kPa）］，

可经主动脉切除室间隔的部分肥厚心肌（Morrow 手术），症状大多缓解。其他手术方式有二尖瓣换置术及心尖主动脉管道，但因疗效不确切，且并发症多，在儿科均极少应用。心脏移植是另一治疗手段。

3. 其他

近年，成人 HCM 患者有应用永久双腔起搏来降低左心室流出道梗阻，减轻症状，但疗效并不确切。乙醇间隔消融在某些成人 HCM 症状患者可降低左心室流出道压差，但这种实验性的治疗手段在小儿应慎用，因手术瘢痕可成为致心律失常的病理基础，增加猝死的危险。

第五节 心律失常

正常心脏激动起源于窦房结，并按一定的频率、速度及顺序传导到结间传导束、房室结、房室束、左右束支及蒲肯野纤维网而到达心室肌，此称窦性心律。如激动的频率、起源或激动传导不正常，都可构成心律失常。

一、期前收缩

（一）概述

期前收缩又称过期前收缩动，简称期前收缩，由心脏异位兴奋灶发放的冲动所引起，为小儿时期最常见的心律失常。根据异位起搏点的部位不同可分为房性、房室交界性及室性期前收缩。期前收缩常见于无器质性心脏病的小儿，可由疲劳、精神紧张、自主神经功能不稳定等引起，也可发生于先天性心脏病、心肌炎。此外，药物及毒物中毒、电解质紊乱、心导管检查等均可引起期前收缩。有 1%～2% 的健康学龄儿童有期前收缩。

（二）诊断思路

1. 病史要点

小儿症状较轻，常缺乏主诉。个别年长儿可述心悸、胸闷、胸部不适。既往可有发作病史。

2. 查体要点

检测脉搏或心脏听诊可检测到期前收缩，期前收缩次数因人而异，同一患儿在不同时间亦可有较大出入。某些患儿于运动后心率增快时期前收缩减少，但也有反而增多者。后者提示可能同时有器质性心脏病存在的可能。

3. 辅助检查

（1）常规检查

1）常规 12 导心电图：在发作时检查能确诊。

2）24 小时动态心电图：监测一天内的心律，诊断阳性率的意义较大。

（2）其他检查

1）窦房结心电图：可进一步明确房性/交界性期前收缩及窦房结功能。

2）二维超声心动图（2-DE）：了解有无心内结构异常或器质性病变。

4. 诊断标准

（1）心脏听诊可听到提前的心搏之后有较长的间隙。

（2）心电图特点

A. 房性期前收缩：①P'波提前，可与前一心动的 T 波重叠，形态与窦性 P 波稍有差异，但方向一致；②P'-R＞0.10 秒；③期前收缩之后代偿间隙不完全；④P'波之后的 QRS 波形态与窦性相同，如发生室内差异性传导，则 QRS 波可呈宽大畸形；P'波之后如无 QRS 波，称为阻滞性期前收缩。

B. 交界性期前收缩：①QRS-T 波提前，形态、时限正常，亦可出现室内差异性传导；②提前的 QRS 波前或后有逆行 P'波，P'-R＜0.10 秒，R-P'＜0.20 秒，P'有时可与 QRS 波重叠；③代偿间隙不完全。

C. 室性早搏：①QRS 波提前，形态异常、宽大，QRS 波＞0.10 秒，T 波与主波方向相反；②代偿间隙完全；③有时在同一导联出现形态不一，配对时间不等的室性早搏，称为多源性期前收缩。

5. 鉴别诊断

根据室性早搏发生的基础，临床上又将室性早搏分为功能性早搏（良性期前收缩）和病理性期前收缩（器质性期前收缩）两类。

（1）功能性早搏：其特点是，①多为偶发性；②无器质性心脏病，即通过查体和 X 线检查、超声心动图及有关的化验均未发现其他异常；③运动后期前收缩减少或消失，休息或卧床时期前收缩可增加；④心电图除有期前收缩外，无其他异常；⑤期前收缩多起源于右心室，QRS 波呈左束支传导阻滞图形。

（2）病理性期前收缩：其特点是，①心电图上 QRS 波形态宽大畸形特别明显，其时限可＞0.16 秒；②期前收缩频发（≥8 次/分），心电图上在同一导联其形态多变，呈多源性或多形性，多呈二联律、三联律或四联律；③联律间期不等或甚短或并行心律性期前收缩；④有时提前出现的 QRS 波落在 T 波上，此称 R-on-T 现象，可致室性心动过速或心室颤动；⑤期前收缩后常继以 ST 段或 T 波的改变；⑥运动后期前收缩增加；⑦心电图上有 QRS 波低电压或几种类型的期前收缩同时存在；⑧期前收缩伴 Q-T 间期延长或 P-R 间期改变；⑨期前收缩多起源于左心室，QRS 波呈右束支传导阻滞图形。通过查体、X 线检查、超声心动图或有关化验检查，多发现有心脏病的基础。应用洋地黄类药物出现期前收缩时，应考虑药物中毒，应予停药。

（三）治疗措施

1. 一般治疗

生活规律，睡眠充足，避免过累或紧张，停用可疑药物，避免接触毒物。必须针对基本病因治疗原发病。

2. 基本药物治疗

（1）室上性（房性及交界性）期前收缩：大多数发生于无明显其他症状的小儿，一般不须治疗。如果有以下情况则须进行治疗：①器质性心脏病伴室上性期前收缩增多；②虽无器质性心脏病但有较重自觉症状；③室上性期前收缩触发室上性心动过速。治疗可选用以下药物之一：①普罗帕酮，用于心功能正常者，每日 8～15 mg/kg，分 3 次口服；②β 受体阻滞剂，适用于活动、情绪激动或窦性心律增加时易发的期前收缩。普萘洛尔，每日 1 mg/kg，分 3 次口服；③上述药物疗效不佳者，可口服地高辛，或地高辛与普萘洛尔联合用药，亦可选用维罗帕米、奎尼丁、胺碘酮等。

（2）室性早搏：无明显其他症状、无器质性心脏病者一般不需治疗。如果以下两种情况并存，有可能发生室性心动过速与室颤而须用药物治疗：①有器质性心脏病（风湿性心脏病、心肌炎）证据；②出现复杂的室性早搏，如多源、成对或起始于 T 波或 U 波上的期前收缩；③期前收缩次数大于 10 次/分，有自觉症状。常用药物有普萘洛尔，每日 1 mg/kg，分 3 次口服；普罗帕酮每日 8～15 mg/kg，分 3 次口服，也可选用美西律，每日 10 mg/kg，分 3 次口服；胺碘酮每日 10 mg/kg，7～10 日后减为每日 5 mg/kg；莫雷西嗪每次 2～6 mg/kg，每 8 小时一次口服。如为洋地黄中毒者，除停用洋地黄外，首选苯妥英钠，每次 3～5 mg/kg，每日 3 次口服；并口服氯化钾，每日 75～100 mg/kg。心脏手术后发生的室性早搏也可用苯妥英钠。Q-T 间期延长综合征发生的室性早搏需长期服较大剂量的普萘洛尔，并避免用延长 Q-T 间期的药物如胺碘酮、奎尼丁。

（四）预后

本病预后取决于原发疾病。有些无器质性心脏病的患儿期前收缩可持续多年，不少患儿期前收缩最终消失，个别患儿可发展为更严重的心律失常，如室性心动过速等。应该指出，小儿时期绝大多数期前收缩预后是良好的。

（五）预防

避免诱发因素，如疲劳、紧张；对可能引起期前收缩的心脏病，如风湿性心脏病、心肌炎要积极治疗和预防，注意电解质紊乱或药物的影响。

二、阵发性室上性心动过速

（一）概述

阵发性室上性心动过速简称室上速，是由心房或房室交界处异位兴奋灶快速释放冲动所产生的快速心律失常。可发生于任何年龄，但初次发作多见于 1 岁以内的婴儿，有反复发作倾向，是对药物反应良好的儿科急症之一，若不及时治疗易致心力衰竭。该心律失常多发生于无器质性心脏病的小儿，可由疲劳、精神紧张、过度换气、呼吸道感染等诱发，但也见于器质性心脏病的患儿，如先天性心脏病、心内膜弹力纤维增生症、预激综合征、病毒性心肌炎、扩张型心肌病、风湿性心瓣膜病等，也见于心脏手术时和手术后及心导管检查等。

（二）诊断思路

1. 病史要点

（1）现病史：询问患儿有无发作性烦躁不安、面色青灰、皮肤湿冷、呼吸增快、脉搏细弱现象。询问在上述发作时有无伴发干咳或呕吐现象。对年长儿询问有无心悸、心前区不适、头晕等症状，并注意询问是否有突然发作和突然停止的特点，每次治疗后发作持续时间多久。发作前有无疲劳、精神紧张、过度换气等。

（2）既往史：询问有无先天性心脏病、心内膜弹力纤维增生症、预激综合征、病毒性心肌炎、扩张型心肌病、风湿性心瓣膜病、洋地黄中毒、呼吸道感染、心脏手术、心导管检查等病史。

（3）个人史：询问出生时是否是早产儿，询问自幼是否有喂养困难现象。

（4）家族史：询问直系亲属中有无类似心动过速发作史，有无心脏病史。

2. 查体要点

（1）一般表现：发作时患儿突然表现烦躁不安，面色青灰，口唇发绀，皮肤湿冷、多汗，呼吸增快，脉搏细弱。

（2）心脏检查：室上性心动过速以阵发性、突发突停、心率加速、心律绝对匀齐为特点。心率突然增快在 160～300 次/分，第一心音强度完全一致。每次发作可持续数秒至数日。发作停止时心率突然恢复正常，如发作时间＞24 小时，可查见肝大等心力衰竭体征。

3. 辅助检查

（1）常规检查：常规 12 导心电图或 24 小时动态心电图，心电图特点见下述，在室上性心动过速发作间歇期部分患儿可有预激综合征的心电图表现。

（2）其他检查

1）胸部 X 线片及 2-DE 检查取决于原来有无器质性心脏病变和心力衰竭。透视及 2-DE 下可见心脏搏动减弱。

2）原发病为病毒性心肌炎、先天性心脏病、心内膜弹力纤维增生症、风湿性心瓣膜病、感染时各有相应的实验室检查表现。

4. 诊断标准

（1）临床表现：心动过速突发突止。发作时患儿突然出现面色苍白、烦躁不安、口唇发绀、呼吸急促；儿童心率＞160 次/分，婴儿心率＞230 次/分，心音强弱一致，心律绝对规则。每次发作时持续数秒、数分或数小时，然后突然终止。

（2）心电图表现

1）P-R 间期绝对匀齐，心室率婴儿 230～325 次/分，儿童 160～220 次/分。

2）QRS 波形态同窦性，若伴有室内差异性传导则呈右束支阻滞型。

3）P 波常与前-心动的 T 波重叠，无法分辨。若 P 波出现，房性心动过速 P-R 间期＞

0.10，交界性心动过速 P 波呈逆行性，PⅡ、PⅢ、PavR 倒置，PavR 直立，P'-R 间期＜0.10 秒。

（4）发作时间较久者可有暂时性 ST-T 波改变，发作终止后仍可持续 1～2 周。

5. 鉴别诊断

（1）窦性心动过速：与室上性心动过速的鉴别见表 5-1。

表 5-1　室上性心动过速与窦性心动过速鉴别

项别	室上性心动过速	窦性心动过速
病史	既往有反复发作史	多由哭闹、发热、运动、缺氧引起
心率	心率快而匀齐。心率多在 200 次/分左右	心率快，有时有窦性心率不齐，心率＜160～180 次/分
刺激迷走神经	可使发作突然终止	仅使心率减慢
心电图	P 波显示不清或形态变异，R-R 间期均匀	正常窦性 P 波，R-R 间期不均匀

（2）室性心动过速：与室上性心动过速的鉴别见表 5-2。

表 5-2　室上性心动过速与室性心动过速鉴别

项别	室上性心动过速	室性心动过速
病史	常有反复发作，多无器质性心脏病史	较少反复发作，多在严重心脏病的基础上发生
心率	心率快且匀齐，心音强度一致，颈静脉搏动与心率一致	心率多＜230 次/分，不匀齐，心音不一致，颈静脉搏动与心率不一致
刺激迷走神经	有效	无效
心电图	P-R 间期正常，QRS 波正常 P 波形态异常，发作开始可先有房性或交界性期前收缩	QRS 波宽大畸形，P 波消失或呈房室分离

（三）治疗措施

1. 一般治疗

（1）潜水反射法：可提高迷走神经张力。用 4～5℃的湿毛巾敷患儿面部，每次 10～15 秒，隔 3～5 分钟可重复再用，一般不超过 3 次，此法适用于新生儿、小婴儿。对年长儿可令其吸气后屏气，再将面部浸入 5℃冷水中，未终止者可停数分钟后重复 1 次。

（2）压迫颈动脉窦法：用于年长儿，可提高迷走神经张力。患者仰卧，头略后仰、侧颈。在甲状软骨水平触到右侧颈动脉搏动后，用大拇指向颈椎横突方向压迫，以按摩为主，每次 5～10 秒，一旦转律，立即停止，如无效，再试压左侧，禁忌两侧同时压迫。

（3）刺激咽部：以压舌板或手指刺激患儿咽部，使之产生恶心、呕吐。

（4）屏气法：用于较大儿童，让患儿深吸气后屏气 10～20 秒。

2. 药物治疗

（1）洋地黄类药物：平均复律时间为 2 小时。用于发作＞24 小时、病情较重或合并心力衰竭者。禁忌证：①室性心动过速或洋地黄中毒引起的室上性心动过速者；②逆传型房室折返性心动过速。低血钾、心肌炎、伴房室传导阻滞者慎用。一般采用快速饱和法。毛花苷 C 饱和量，＜2 岁者 0.03～0.04 mg/kg，＞2 岁者 0.02～0.03 mg/kg；地高辛饱和量，＜2 岁者 0.05～0.06 mg/kg，＞2 岁者 0.03～0.05 mg/kg，总量不＞1.5 mg/kg。均先以半量静脉推注，余量每 6～8 小时后分 2 次静脉推注。12 小时内完成饱和量。

（2）普罗帕酮：平均复律时间 8 分钟。剂量为每次 1.0～1.5 mg/kg，溶于 10 mL 葡萄糖溶液中，静脉缓慢推注 10～15 分钟。无效者可于 10～20 分钟后重复 1～2 次。有效时可改为口服，剂量每次 5 mg/kg，每 6～8 小时 1 次。有心力衰竭、房室传导阻滞者禁用。

（3）β_1 受体阻滞剂：可用于预激综合征或自律性室上性心动过速。常用普萘洛尔，小儿静脉注射剂量为每次 0.05～0.20 mg/kg，以 5% 葡萄糖溶液稀释后缓慢静脉推注，时间 5～10 分钟，可每 6～8 小时重复 1 次。重度房室传导阻滞，伴有哮喘症及心力衰竭者禁用。

（4）维拉帕米：剂量为每次 0.1 mg/kg，静脉滴注或缓慢静脉推注，每分钟不＞1 mg，最大量＜3 mg。有心力衰竭、低血压、逆传型房室折返性心动过速、新生儿和 3 个月以下的婴儿禁用。

（5）三磷酸腺苷（ATP）：平均复律时间 20 秒。有房室传导阻滞及窦房结功能不全者慎用。剂量 0.1 mg/kg，在 3～5 秒快速静脉推注，如无效，3 分钟后可重复第 2 剂，每次按 0.05～0.10 mg/kg 递增，直至最大量 0.25～0.3 mg/kg。不良反应有面色潮红、恶心呕吐、头痛、窦性心动过缓、房室传导阻滞等，多持续数秒钟消失。若心动过缓不消失，可用氨茶碱解救，剂量 5～6 mg/kg，静脉推注。

（6）奎尼丁或普鲁卡因胺：奎尼丁口服剂量开始为每日 30 mg/kg，分 4～5 次，每 2～3 小时口服 1 次，转律后改用维持量。普鲁卡因胺口服剂量为每日 50 mg/kg，分 4～6 次口服；肌内注射用量为每次 6 mg/kg，每 6 小时 1 次，至心动过速停止或出现中毒反应为止。

（7）胺碘酮：主要用于顽固性病例，尤其是用于普罗帕酮治疗无效者或疗效较差者 1 mg/kg，用 5% 的葡萄糖稀释后静脉推注，或每分钟 5～10 μg/kg 静脉滴注，注意避光。口服每日 10 mg/kg，分 3 次口服，7 天后减量为每日 5 mg/kg，分 2 次口服，每周服 5 天，停 2 天。注意甲状腺功能亢进或甲减、心动过缓、低血压等。

3. 其他治疗

对药物疗效不佳者可考虑用同步直流电击复律，或心房调搏治疗。近年来对发作频繁、药物难以满意控制的室上性心动过速、房室旁道折返心动过速采用射频消融术治疗取得成功。

（四）预后

阵发性室上性心动过速属于对药物反应好、可以完全治愈的儿科急症之一，若不及时治疗易致心力衰竭。本病急性发作期，经治疗终止发作，发作终止后口服药物预防复发，对反复发作或并发心力衰竭者，发作终止后可口服地高辛维持量6～12个月。对预激综合征患者奎尼丁或普萘洛尔预防复发的效果较好，可持续用半年至1年。部分患儿随年龄增长而自愈。如治疗效果不理想，应注意导致室上性心动过速的原因，改用确切药物治疗。对反复发作并确诊为房室旁道折返所致的患儿，应进行射频消融术治疗。经射频消融术治疗后随访3年无复发且无器质性心脏病者为治愈。

（五）预防

避免诱发因素，如疲劳、精神紧张、过度换气、呼吸道感染等，对可能引起发作的器质性心脏病如先天性心脏病、预激综合征、病毒性心肌炎、风湿性心瓣膜病等，应积极治疗，对心脏手术时和手术后、心导管检查中可能引起的发作也应积极处理。

三、阵发性室性心动过速

（一）概述

阵发性室性心动过速，简称室速，是由心室异位兴奋灶快速释放冲动所产生的以连续发生3个或3个以上的室性早搏为特征的快速心律失常。室速可导致严重的心输出量不足，也可为室颤的前奏。多发生于器质性心脏病如心肌炎、扩张型心肌病、先天性心脏病、心肌浦肯野细胞瘤等，也见于心脏手术、心导管检查、药物中毒、抗心律失常药的作用、酸中毒、感染、缺氧、电解质紊乱等患儿，小儿时期较少见。

（二）诊断思路

1. 病史要点

（1）现病史：询问患儿在发作前有无诱因，如有无感染、缺氧及电解质紊乱等。询问患儿发作时有无烦躁不安、面色苍白、呼吸急促等。对年长儿询问有无心悸、心前区痛、胸闷，有无晕厥、休克及心力衰竭等表现。

（2）过去史：有无心肌炎、先天性心脏病、扩张型心肌病、心肌浦肯野细胞瘤病史，有无接受心脏手术、心导管检查病史。有无接受抗心律失常药治疗史。

（3）个人史：询问患儿出生时及生长发育时有无心率过快或过慢现象。

（4）家族史：询问患儿父母及其他亲属中有无类似发作史，有无心脏病史。

2. 查体要点

（1）一般表现：注意患儿有无面色苍白、气促、烦躁不安等情况。注意有无原发病的表现。

（2）心脏检查：听诊时注意在患儿体温正常及安静时心率是否增快，常＞150次/分，节律整齐或稍有不齐，心音可有强弱不等。对发作持续24小时以上者注意有无肝大等心力衰竭体征。

3. 辅助检查

（1）常规检查

常规 12 导心电图或 24 小时动态心电图，心电图特点见下述。

（2）其他检查

1）胸部 X 线片及 2-DE：检查取决于原来有无器质性心脏病变和心力衰竭。透视及 2-DE 下可见心脏搏动减弱。

2）原发病为病毒性心肌炎、先天性心脏病、扩张型心肌病、酸中毒、感染、缺氧、电解质紊乱时各有相应的实验室检查表现。

4. 诊断标准

（1）临床表现：起病快，在原有心脏病的基础上突然烦躁、心悸、气促、胸闷、头晕，严重者可引起心力衰竭、心源性脑缺血综合征（阿-斯综合征），甚至猝死。心率 150～250 次/分，婴儿可达 300 次/分，稍有心率不齐，第一心音强弱不等。

（2）心电图表现

1）QRS 波畸形宽大，时间＞0.10 秒，T 波与 QRS 波主波方向相反。

2）心室率 150～250 次/分，R-R 间期略不齐。

3）P 波频率较 QRS 波为慢，P 波与 QRS 波之间无固定关系。

4）可出现心室夺获及室性融合波。

5. 鉴别诊断

（1）室上性心动过速伴室内差异性传导：常发生于无明显器质性心脏病患儿，一般情况相对较好，有反复发作史，刺激迷走神经可终止发作。心电图 T 波中可发现 P 波，QRS 呈右束支阻滞型，R-R 匀齐，心率多＞200 次/分。

（2）非阵发性室性心动过速：心室率 100 次/分左右，心室率与窦性心律相近或稍快，无症状。

（三）治疗措施

1. 一般治疗

立即卧床休息，吸氧。针对病因治疗原发病。

2. 药物治疗

注意分析室速病因，选用恰当药物治疗，以免发展为室颤，如治疗后仍有反复发作者可在治疗原发病同时试用射频消融治疗。

（1）利多卡因：为首选药物，用于无血流动力学障碍者。剂量为 1 mg/kg 静脉滴注或缓慢静脉推注。必要时可每 10～15 分钟重复，总量不＞5 mg/kg。控制心动过速后，以每分钟 20～50 μg/kg 静脉滴注。该药剂量过大能引起惊厥、传导阻滞等毒性反应，少数患者对此药有过敏现象。

（2）美西律：1～2 mg/kg 加入 5% 葡萄糖溶液 20 mL 静脉推注。必要时 20 分钟后重复使用，不超过 3 次。见效后改为每分钟 5～10 μg/kg 静脉滴注或口服。对心肌疾病及心功能不全者亦较安全。有严重心动过缓及传导阻滞者禁用。

（3）苯妥英钠：3～5 mg/kg 溶于生理盐水 20 mL 缓慢静脉推注，一次量不宜＞150 mg。有效后改为口服。对洋地黄中毒引起的室性心律失常治疗效果较佳。该药为强碱性，不可溢出静脉外。

（4）普罗帕酮：1.0～1.5 mg/kg 溶于 5% 葡萄糖 20 mL 静脉推注，数分钟起作用，必要时 20 分钟可再用。有效后改口服。有心功能不全者联合应用地高辛。

（5）普萘洛尔：0.10～0.15 mg/kg 加入 5% 葡萄糖 10～20 mL，于 10 分钟缓慢静脉推注，一次量不超过 3 mg。注射后 2～5 分钟起作用，必要时 6～8 小时可重复注射。有效后改为口服。此药对 Q-T 间期延长综合征及二尖瓣脱垂引起的室性心律失常治疗效果好。

（6）异丙肾上腺素：0.5～1.0 mg 溶于 5% 葡萄糖 200 mL 静脉滴注，每分钟 0.10～0.25 μg/kg，用于 Q-T 间期延期综合征并发的尖端扭转型室性心动过速。

（7）胺碘酮：2.5～5.0 mg/kg 加入 5% 葡萄糖溶液 20 mL 静脉推注。可重复 2～3 次。

3. 其他治疗

（1）同步直流电击复律：对急性重症病例、有血流动力学障碍者、药物治疗无效者可应用同步直流电击复律。禁用于洋地黄中毒者。术前可静脉推注地西泮（安定）0.2～0.5 mg/kg，或氯胺酮 0.7～1.0 mg/kg，再用利多卡因 1 mg/kg 静脉滴注。开始放电，电能量 2 J/kg，无效时隔 20～30 分钟重复电击，不宜＞3 次。个别患儿采用射频消融治疗获得痊愈。

（2）手术治疗：心肌浦肯野细胞瘤须手术切除。

（四）预后

本病的预后比室上性心动过速严重，同时有心脏病存在者死亡率可达 50% 以上，原先无心脏病者可发展为心室颤动，甚至死亡。所以必须及时诊断，予以适当处理。对重症病例首选同步直流电复律。药物治疗首选利多卡因。室性心动过速经治疗消失后，如随访 3 年无复发且无器质性心脏病者为治愈。肥厚型心肌病者可服用普萘洛尔或维拉帕米预防复发。心肌炎、扩张型心肌病及缺血性心肌病可口服普罗帕酮、莫雷西嗪、胺碘酮、美西律预防复发。先天性心脏病者可口服苯妥英钠、胺碘酮预防复发。

（五）预防

对可能引起发作的器质性心脏病如心肌炎、扩张型心肌病、先天性心脏病、心肌浦肯野细胞瘤等，应积极治疗，对心脏手术时和手术后、心导管检查中可能引起的发作也应积极处理。

四、房室传导阻滞

（一）概述

房室传导阻滞是由房室传导系统某部位的不应期异常延长，致使激动传导延缓或部分甚至全部不能下传所发生的缓慢性心律失常。按其阻滞程度不同，在心电图上分三度：第Ⅰ度：全部激动能下传到心室，但速度减慢；第Ⅱ度：部分激动不能下传到心室；第Ⅲ度，全部激动不能达到心室，又称完全性房室传导阻滞。常见的病因有：①药物作用，以洋地黄作用最为常见，过量的奎尼丁或普鲁卡因胺也可产生Ⅰ度或Ⅱ度阻滞；②各种感染，以风湿性心肌炎最为常见。病毒性或原因不明的心肌炎、急性感染也可引起房室传导阻滞；③先天性心脏病，房间隔或室间隔缺损最常见；④原因不明的心肌病，特别是扩张型心肌病；⑤其他，迷走神经张力过高、心脏手术对传导系统的创伤，先天性完全性房室传导阻滞可见于患系统性红斑狼疮女性的婴儿。

（二）诊断思路

1. 病史要点

（1）现病史：询问患儿有无乏力、气短、胸闷、心悸、眩晕和晕厥，甚至发生阿-斯综合征现象，可突然意识丧失、抽搐。询问婴儿有无嗜睡、拒奶、无力。询问有无发热、关节疼痛、环形红斑、舞蹈病等风湿热表现及病毒性心肌炎表现。询问是否在服用强心药或某些抗心律失常药物。

（2）过去史：询问患儿自幼体质如何，有无先天性心脏病、风湿性心肌炎、心肌炎、心肌病、心内膜弹力纤维增生症、低血钙、酸中毒、白喉病史，是否接受过心脏手术。

（3）个人史：询问患儿有无按时接受预防接种。

（4）家族史：询问家属中有无类似患者，询问妊娠女性在妊娠早期有无先兆流产、感染、接触放射线等病史，有无系统性红斑狼疮或其他自身免疫性疾病病史。

2. 查体要点

（1）一般表现：注意有无意识改变、血压改变，有无心力衰竭表现如肝大、水肿等。

（2）心脏检查：注意有无心界扩大。注意有无第一心音低钝、强弱不齐，有无第三或第四心音，有无心率不齐、搏动脱漏。心底部是否有喷射性收缩期杂音。先天性完全性房室传导阻滞者出生后心率缓慢，有时心房与心室同时收缩使第一心音增强呈"大炮音"，心脏多无畸形。

3. 辅助检查

（1）常规检查：常规 12 导心电图或 24 小时动态心电图，心电图特点见下述。

（2）其他检查

1）胸部 X 线片及 2-DE 检查取决于原来有无器质性心脏病变和心力衰竭。

2）可有原发病的表现如红细胞沉降率增快、ASO 或心肌酶谱升高等。

4. 诊断标准

（1）临床表现.

1）Ⅰ度房室传导阻滞：多无自觉症状，仅第一心音较低钝。

2）Ⅱ度房室传导阻滞：亦可无症状，有时有头晕、乏力、心悸，剧烈运动时可由Ⅱ度转为Ⅲ度房室传导阻滞而引起心源性脑缺血综合征。

3）Ⅲ度房室传导阻滞：有头晕、乏力、心悸、气急，亦可无症状，剧烈运动诱发心源性脑缺血综合征时，有休克表现。心率慢而规则，心率多在 40 次/分左右，第一心音强弱不一，有时可闻及第三心音或第四心音。大部分患儿在心底部可听到Ⅰ～Ⅱ级喷射性杂音。

（2）心电图表现

1）Ⅰ度房室传导阻滞：P-R 间期延长超过正常最高值，小儿＞0.18 秒，成人＞0.20 秒。每个 P 波后面均有 QRS 波。

2）Ⅱ度房室传导阻滞：①Ⅱ度一型（莫氏一型，又称文氏现象），P-R 间期逐渐延长，R-R 间期逐渐缩短，直至发生 1 次心室漏搏。脱漏前后两个 R 波距离＜最短 R-R 间期的 2 倍；②Ⅱ度二型（莫氏二型），P-R 间期正常或延长而固定，P 波规律出现，部分 P 波后无 QRS 波，房室阻滞的比例为 2∶1 或 3∶1。脱漏前后两个 R 波距离为 R-R 间期的简单倍数。

（3）Ⅲ度房室传导阻滞：P 波与 QRS 波之间无固定关系，P-P 间隔与 R-R 间隔各有其固定的规律，心房率比心室率快，心室心律为交界性或心室自身节律。

5. 鉴别诊断

（1）迷走神经张力过高：小儿无任何自觉症状，一般在静卧后、按压颈动脉或眼球后 P-R 间期延长，但在直立或运动后 P-R 间期常缩短至正常。

（2）Ⅱ度窦房传导阻滞：Ⅱ度房室传导阻滞中，心室漏搏中无 QRS 但仍有 P 波，Ⅱ度窦房传导阻滞的漏搏中无 QRS 也无 P 波。

（三）治疗措施

1. 一般治疗

对病因明确者应积极治疗病因。根据原发病及临床症状给予对症处理。

2. 药物治疗

（1）Ⅰ度和Ⅱ度一型房室传导阻滞：无须特殊治疗。

（2）Ⅱ度二型房室传导阻滞：心动过缓者（＜60 次/分）可试用阿托品，每次 0.01～0.03 mg/kg，每日 3～4 次口服或皮下注射。也可用山莨菪碱，或小剂量异丙肾上腺素 5～10 mg，每日 2～3 次，舌下含化。如症状明显或发生阿-斯综合征，可静脉滴注异丙肾上腺素，每分钟 0.10～0.25 μg/kg，同时吸氧、纠正酸中毒。

（3）Ⅲ度房室传导阻滞：先天性无症状者，一般不需使用药物治疗，但应跟踪随访，每年复查动态心电图。发生阿-斯综合征或心力衰竭可静脉滴注异丙肾上腺素、吸氧、纠正酸中毒。后天性如重症心肌炎患儿，应使用糖皮质激素、异丙肾上腺素、阿托品等药物，如效果仍不佳时应装临时起搏器，直至炎症被控制、阻滞减轻或消失后停用。

3. 其他治疗

安置人工起搏器适应证如下：①阿-斯综合征或心力衰竭；②伴频发或多源性室性早搏或室性心动过速；③房室传导阻滞在房室束以下，QRS 波畸形宽大；④中度或重度活动受限；⑤婴儿心室率持续<55 次/分，1 岁以上<40 次/分，并发先天性心脏病者<60 次/分；⑥急性心肌炎或心内手术后发生严重完全性房室传导阻滞；⑦新生儿期伴有呼吸窘迫综合征。可先装临时起搏器，如 2 周内仍未恢复，则安置永久起搏器。

（四）预后

本病预后不一，非手术引起的获得性者，可能完全恢复，手术引起者预后较差。先天性Ⅲ度房室传导阻滞，尤其是不伴有其他先天性心脏病者预后较好；Ⅰ、Ⅱ度房室传导阻滞经治疗祛除病因及诱发因素，心室率正常，无低心输出量症状或心源性脑缺氧综合征，心电图正常，随访 3 年无复发且无器质性心脏病者为治愈。

（五）预防

对可能引起发作的器质性心脏病、感染以及药物影响，应积极监测和治疗，对心脏手术时应尽量减少对房室传导区的创伤。

第六节　心力衰竭

心力衰竭是指心脏工作能力（心肌收缩或舒张功能）下降使心输出量绝对或相对不足，不能满足全身组织代谢需要，出现肺循环和（或）体循环瘀血的病理生理状态。《成人慢性心力衰竭诊断和治疗指南》（2005 年，ACC/AHA）中定义心力衰竭为由心脏器质性或功能性疾病损害心室充盈和射血能力而引起的临床综合征。由并非所有患者在就诊时即有容量负荷过重，因此，主张使用"心力衰竭"这一术语替代旧的术语"充血性心力衰竭"。心力衰竭是小儿时期危重症之一，特别是急性心力衰竭，起病急，进展快，如不早期诊断及处理，则严重威胁小儿的生命。

一、病因

引起小儿心力衰竭的病因很多，根据血流动力学及病理生理改变可大致分为以下几种。①心肌收缩功能障碍（心肌衰竭）包括各种原因所致的心肌炎、扩张型心肌病等；②心室前负荷过重（容量负荷过重）包括左向右分流型先天性心脏病、瓣膜反流性疾病、输液过多过快等；③心室后负荷过重（压力负荷过重）左心室压力负荷过重见于高血压、主动脉瓣狭窄、主动脉缩窄等；右心室压力负荷过重见于肺动脉高压、肺动脉瓣狭窄等；④心室充盈障碍包括缩窄性心包炎、限制性心肌病或肥厚型心肌病等。

另外，支气管肺炎、贫血、营养不良、电解质紊乱和缺氧等都是儿童心力衰竭发生的诱因。

二、发病机制

心力衰竭的发病机制比较复杂，不同原因所致的心力衰竭以及心力衰竭发展的不同阶段其机制都有所不同，但其基本机制多为心肌收缩和心肌舒张功能障碍。心力衰竭是由于心输出量下降，组织氧供不足，机体动用各种储备力量进行代偿。这些代偿机制初始对机体是有益的，使心功能维持在正常水平，但是长期维持最终发生失代偿，并且代偿机制也有负性效应，最终发生心力衰竭。心力衰竭的发生不仅由于血流动力学的障碍，同时还有神经体液因素的参与，并且心肌重构在其发生中起重要作用。

1. 血流动力学机制

心输出量主要根据以下因素进行控制和调节：前负荷和后负荷等。

（1）前负荷：按照 Frank-Starling 定律，心脏前负荷的增加使回心血量增加，心室舒张末期容积增加，心肌纤维拉长，从而增加心肌收缩力和心输出量。若容量过度增加，心肌牵张超过一定的长度，心输出量反而下降。

（2）后负荷：心脏后负荷的增加常以心肌肥厚作为主要的代偿机制，使心输出量在相当长时间内维持正常。随着疾病发展，心肌细胞结构和功能进一步破坏，使心功能下降，心力衰竭随之发生。

2. 神经内分泌体液机制

心力衰竭时，体内出现一系列的神经内分泌和体液因子的变化进行代偿。神经内分泌的长期慢性激活促进心肌重构，加重心肌损伤和心功能恶化，又进一步激活神经内分泌系统和细胞因子等形成恶性循环。

（1）交感肾上腺素能系统：心力衰竭时，交感神经兴奋性增高，大量去甲肾上腺素和肾上腺素释放入血，血中儿茶酚胺水平增高，借以增强心肌收缩力、加快心率、收缩外周血管和维持血压起代偿作用。但这种交感神经兴奋增高及儿茶酚胺持续增高对机体是有害的。①直接心肌毒性作用；②心肌细胞 β 肾上腺素能使受体密度下调（重度心力衰竭可减少 50%），β 肾上腺素能受体对 β 肾上腺素能受体激动药的反应性明显降低，降低心肌收缩力；③交感神经兴奋并刺激肾素-血管紧张素-醛固酮系统（RAAS），导致外周血管阻力增高，水钠潴留，心肌氧耗加大；④损害舒张功能。

（2）肾素-血管紧张素-醛固酮系统：心力衰竭时 RAAS 激活，血中肾素、血管紧张素Ⅰ、Ⅱ及醛固酮水平均明显增高，导致外周血管阻力增加、水钠潴留及血容量增加，前后负荷增加，对心力衰竭起代偿作用。同时，血管紧张素Ⅱ及醛固酮的分泌增加，使心脏、血管平滑肌细胞和内皮细胞发生了一系列改变，结构发生重构，促进心力衰竭恶化。近年来通过生物化学分子生物学技术的发展，发现在肾外组织尤其是脑和心血管系统，还存在局部组织的 RAAS。心力衰竭时心脏局部组织 RAAS 活性增高，通过细胞自分泌、旁分泌产生的血管紧张素Ⅱ也参与心肌收缩性及血管收缩性的调节，并有促生长作用引起心室肥厚及血管平滑肌生长（心室和血管重构）。

（3）利钠肽类：研究心力衰竭发病机制中神经内分泌变化时，也注意到具有血管扩张、利尿和排钠作用的心脏保护因子，如利钠肽类、前列腺素、血管内皮舒张因子和肾上腺髓质素等。已证实有3种利钠肽，即心房利钠肽、脑利钠肽（BNP）和C-利钠肽。BNP具有利尿、排钠和扩张血管的作用，并且有抑制肾素、醛固酮和交感神经系统作用。心力衰竭时，由于心室扩张、容量负荷过重导致心室壁应力增加，刺激心室肌细胞合成和分泌BNP，其增高程度与心力衰竭严重程度呈正相关。因此，血浆BNP水平可作为评定心力衰竭进程和判断预后的指标。

（4）其他：研究表明许多炎症细胞因子参与了心力衰竭的发生和发展，如肿瘤坏死因子、白细胞介素、单核细胞趋化蛋白等。此外，内皮素、血管升压素和生长激素等多种血管活性物质可能参与了心力衰竭的发生。

3. 心肌重构

心肌重构是由一系列复杂的分子和细胞机制导致心肌结构、功能和表型的变化，包括心肌细胞肥大、凋亡，胚胎基因和蛋白的再表达，心肌细胞外基质的量和组成的变化等。在初始的心肌损伤以后，有各种不同的继发性介导因素直接或间接作用于心肌而促进心室重构，形成恶性循环，心力衰竭进行性恶化。

三、临床表现

年长患儿心力衰竭的临床表现与成年人相似，而婴幼儿时期则不完全相同。其特点分述如下。

1. 年长患儿心力衰竭

（1）心肌功能障碍的表现

1）心脏扩大：由心肌收缩功能减低，导致心室腔扩张或肥厚。但急性心肌炎、快速性心律失常、肺静脉阻塞等的早期心功能减低时，心脏扩大常不明显。

2）心动过速：心力衰竭时由于心输出量绝对或相对减少，通过反射引起交感神经兴奋及迷走神经抑制，引起代偿性心率增快。

3）心音改变：心音低钝，重者常出现奔马律，舒张期奔马律常为心力衰竭的重要体征。

4）可见脉压小，少部分患儿可出现交替脉，四肢末端发凉。

（2）肺瘀血的表现

1）呼吸急促：呼吸频率增快（间质性肺水肿所致），如心力衰竭进展导致肺泡和支气管水肿，则呼吸频率更加增快，重者可有呼吸困难与发绀。

2）肺部啰音：肺泡水肿可出现湿啰音。支气管黏膜水肿或肺动脉和左房扩大（尤其是左向右大分流量型先天性心脏病）压迫支气管可出现哮鸣音。

3）咳泡沫血痰：肺泡和支气管黏膜瘀血所致。

（3）体循环瘀血的表现

1）肝增大：肝由于瘀血肿大伴触痛。肝大小常表示容量负荷过重的程度。

2）颈静脉怒张：可见颈外静脉膨胀（半坐位）。压迫肿大肝时，颈静脉充盈更明显（肝颈静脉回流征阳性）。

3）水肿。

2. 婴幼儿心力衰竭

婴幼儿心力衰竭最显著的临床表现是呼吸急促，尤其是在哺乳时更加明显。喂养困难，多表现为食量减少及进食时间延长，但哺喂困难缺乏特异性。常伴有显著多汗（可能与交感神经兴奋有关），体重增长缓慢。正常婴幼儿的肝虽可于肋下可触到 1～2 cm，但如肿大超过此范围，尤其是短期内改变，更有临床意义。婴幼儿容量血管床相对较大，极少表现周围性水肿，婴儿眼睑轻度水肿较常见。婴幼儿心力衰竭少见咳泡沫血痰。婴儿由于颈部较短，皮下脂肪较丰满，颈静脉怒张常不明显。

四、辅助检查

1. X 线检查

心脏扩大，可见心搏动减弱（透视下），肺瘀血（上叶肺静脉扩张，肺纹理增多、模糊，肺野透光度降低，肺门阴影增宽模糊）或肺水肿（以肺门为中心的对称性分布的大片状阴影）表现。

2. 超声心动图

超声心动图测定心功能和血流动力学监测是非创伤技术，它具有无创、操作简单、可重复性等优点。

（1）射血分数（EF）：为心脏每搏量与左心室舒张末期容量之比，即左心室舒张期末容量与左心室收缩期末容量之差，除以左心室舒张期末容量。是反映左心室泵血功能敏感的指标，是应用最广泛的左心室收缩功能指标之一。EF 正常值为 56%～78%。按照美国超声心动图学会制订的指南，以二维超声心动图检测的 EF<55% 为不正常，中度及重度异常分别为 44% 及 30%。

（2）短轴缩短率（FS）：为左心室收缩时缩短的百分率，即左心室舒张期末内径与左心室收缩期末内径之差，除以左心室舒张期末内径。其意义与 EF 相同。左心室收缩不完全同步或对称、室壁增厚、运动差异、室隔平坦均可影响 FS 的检测。FS 正常值为28%～38%，心力衰竭时 FS 降低（<25%）。

（3）心肌做功指数：亦称 Tei 指数，是用于评价心室整体功能（收缩功能和舒张功能）的指标。多采用脉冲多普勒检测血流的方法，亦可应用 TDI 技术测定 Tei 指数。测量方法简便、重复性强，且不受心率、心室几何形态和压力影响。根据脉冲多普勒、二尖瓣口血流图和左心室流出道血流图计算 Tei 指数。按照下列公式计算，Tei 指数＝（ICT

+IRT）/ET。其中 ICT 为等容积收缩时间，IRT（IVRT）为等容舒张时间，ET 为射血时间。Tei 指数从出生至 3 岁之间有所下降，但 3 岁以后至成人阶段保持相对稳定。心力衰竭患者 Tei 指数明显延长。

（4）脉冲多普勒超声心动图：用于测定心室舒张功能，正常的二尖瓣、三尖瓣流速曲线呈正向双峰。第 1 峰较高，出现在心室快速充盈期，称 E 峰。第 2 峰较低，出现在心房收缩期，称 A 峰。E 波的峰值流速，舒张功能异常者常有 E 峰减低。A 波的峰值流速，舒张功能异常者 A 峰增高。E 峰/A 峰的血流速度的比值，是敏感反映心室舒张功能的指标，舒张功能异常者 E/A 减低。二尖瓣血流 E 波减速时间（DT）正常值为（193＋23）ms。舒张功能异常 DT 延长，可用于评价快速充盈率。

（5）组织多普勒显像（TDI）：是采用特殊滤波装置将高频率和低振幅的血流信号删除而保留低频率和高振幅的室壁运动信号，并以色彩、频谱或曲线选择性地显示室壁运动的频率或振幅信息的显像技术。TDI 可反映心肌局部收缩和舒张功能。

3. 有创性血流动力学测定

目前主要采用 Swan-Ganz 气囊漂浮导管和温度稀释法。气囊漂浮导管可进行心脏血管内压力（肺动脉压力，肺动脉楔压）测定，结合热稀释法测每分钟心输出量，并计算出血流动力学参数。①每搏输出量和心输出指数，每搏输出量即心脏在单位时间内泵出的血量，因为每搏量受体表面积影响大，故以单位体表面积的每搏输出量即心输出指数来估价心输出功能更为正确；②外周血管阻力和肺血管阻力，可代表左、右心室后负荷，小儿患者常按体表面积计算，即外周血管阻力指数及肺血管阻力指数；③心室每搏做功指数，可反映心室的容量和压力做功。心肌收缩性能是决定心输出量的重要因素。左、右心室每搏做功指数是衡量心室收缩性能的指标。

一般来讲，肺小动脉楔压反映左心前负荷，肺动脉楔压增高[正常值为 2～14 mmHg（0.27～1.86 kPa）]，提示肺瘀血或肺水肿。而中心静脉压反映右心前负荷。

4. 脑利钠肽

脑利钠肽（BNP）是心肌分泌的重要肽类激素，心力衰竭时，室壁应力增加，导致其分泌和释放增加。BNP 循环水平升高与心室容量负荷过重、心室功能和血流动力学密切相关。当发生心力衰竭时，患者循环中 BNP 水平升高，并与心力衰竭的严重程度呈正相关，可作为辅助诊断心力衰竭的客观生化标记物。BNP 水平有助于心力衰竭病情轻重程度和心功能的判断，以及心力衰竭治疗的监测。BNP 和 NT-proBNP 两者以 1∶1 比例存在，故均可作为诊断标记物。NT-proBNP 具有更高的血浆浓度稳定性（半衰期为 60～120 分钟，生理活性相对稳定，−70℃冻存活性可保存数月；BNP 半衰期为 20 分钟）。美国食品药品监督管理局（FDA）已批准检测血浆 BNP 作为辅助诊断心力衰竭的方法。有文献建议以血浆 BNP 的检测作为筛选诊断心力衰竭的指标，用于鉴别心源性和非心源性呼吸急促。

五、诊断

1. 心力衰竭诊断

心力衰竭的诊断是综合病因、病史、症状、体征及客观检查而做出的。首先应有明确的器质性心脏病的诊断或具有引起心力衰竭的病因，其次心力衰竭的症状和体征是诊断心力衰竭的重要依据（参见临床表现）。

2. 心力衰竭类型

（1）急性心力衰竭和慢性心力衰竭：依据心力衰竭发生速度、发展过程及机体是否具有充分时间发挥其代偿机制，将心力衰竭分为急性和慢性。

1）急性心力衰竭：是由突然发生心脏结构或功能异常，导致短期内心输出量明显下降，器官灌注不良和静脉急性瘀血。急性心力衰竭可表现为急性肺水肿或心源性休克。见于心脏手术后低心输出量综合征、暴发性心肌炎和川崎病并发心肌梗死。

2）慢性心力衰竭：是逐渐发生的心脏结构和功能异常或急性心力衰竭渐变所致。一般均有代偿性心脏扩大或肥厚及其他代偿机制参与，心室重构是其特征。稳定的慢性心力衰竭患儿在多种因素作用下（如感染、心律失常、中断治疗等）可促发突然的急性加重表现，又称慢性心力衰竭急性失代偿期（急性发作）。

（2）左侧心力衰竭、右侧心力衰竭和全心力衰竭

1）左侧心力衰竭：由左心室代偿功能不全引起，临床上以肺循环瘀血及心输出量降低表现为主。

2）右侧心力衰竭：指右心室代偿功能不全引起，临床上以体循环瘀血表现为主。单纯右侧心力衰竭主要见于肺源性心脏病、肺动脉瓣狭窄及肺动脉高压等。

3）全心力衰竭：左、右心室同时受累，左侧与右侧心力衰竭同时出现；或者左侧心力衰竭后肺动脉压力增高，使右心负荷加重，经长期后右心衰竭相继出现。

（3）收缩性心力衰竭和舒张性心力衰竭

1）收缩性心力衰竭：是由心室收缩功能障碍导致心脏泵血功能低下并有静脉瘀血的表现。临床特点为左心室扩大、左心室收缩期末容量增大和射血分数降低（LVEF≤40%）。

2）舒张性心力衰竭：是由心室舒张期松弛和充盈障碍导致心室接受血液能力受损，表现为左心室充盈压增高并有静脉瘀血。临床通常采用多普勒超声心动图记录的二尖瓣和肺静脉血流频谱估测左心室舒张功能。

（4）低心输出量型心力衰竭和高心输出量型心力衰竭

1）低心输出量型心力衰竭：指心输出量降低，有外周循环异常的临床表现，如外周血管收缩、发冷、苍白等。

2）高心输出量型心力衰竭：由容量负荷过重导致的心力衰竭，心输出量正常或高于正常。主要见于左向右分流型先心病、急性肾小球肾炎的循环充血、甲状腺功能亢进、

严重贫血、脚气病、体动-静脉瘘等。

3. 心力衰竭临床状况评估

纽约心脏病学会（NYHA）提出一项小儿心脏病患者心功能分级方案来评价心力衰竭的程度，主要根据患者自觉的活动能力分为4级。Ⅰ级：体力活动不受限制。学龄期儿童能够参加体育课并且能和同龄儿童一样参加活动。Ⅱ级：体力活动轻度受限。休息时无任何不适，但一般活动可引起疲乏、心悸或呼吸困难。学龄期儿童能够参加体育课，但是能参加的活动量比同龄儿童小。可能存在继发性生长障碍。Ⅲ级：体力活动明显受限。少于平时一般活动即可引起症状，例如步行15分钟，就可感到疲乏、心悸或呼吸困难。学龄期儿童不能参加体育，存在继发性生长障碍。Ⅳ级：不能从事任何体力活动，休息时亦有心力衰竭症状、并在活动后加重，存在继发性生长障碍。以上的心功能分级适用于儿童。

婴儿可按 Ross 等提出的心力衰竭分级，见表5-3。

表5-3 婴儿心力衰竭 Ross 分级评分法

	评分		
	0	1	2
喂养情况			
奶量（mL/次）	>100	60～100	<60
时间（mL/次）	<40	>40	–
体格检查			
呼吸频率（次/分）	<50	50～60	>60
心率（次/分）	<160	160～170	>170
呼吸型	正常	异常	
外周灌注	正常	减少	–
S_3 或舒张期隆隆样杂音	无	存在	–
肝肋下缘（cm）	<2	2～3	>3

注：S_3，第三心音；舒张期隆隆样杂音示左向右分流型先心病婴儿提示分流量大，肺动脉血流量显著增加，0～2分心力衰竭；3～6分轻度心力衰竭；7～9分中度心力衰竭；10～12分重度心力衰竭。

六、治疗

急性心力衰竭的治疗以循环重建和挽救生命为目的。慢性心力衰竭的治疗目标为减轻症状，提高运动耐量，改善生活质量，降低死亡率。目前慢性心力衰竭的治疗已从过去短期应用改善血流动力学药物（如利尿药、正性肌力药和血管扩张药）转为长期应用神经内分泌拮抗药（如血管紧张素转化酶抑制药和 β 受体阻滞剂），以此修复性的治疗策略改善衰竭心脏的功能。

1. 病因治疗

急性风湿热需用抗风湿药物，如肾上腺皮质激素、阿司匹林等。先天性心脏病需介入或手术矫治，内科抗心力衰竭治疗往往是术前准备，术后也需继续治疗一个时期。如心力衰竭由重度贫血、甲状腺功能亢进以及病毒性心肌炎引起时，需及时治疗原发疾病。

积极防治心力衰竭的诱发因素，如控制感染和心律失常，纠正水、电解质酸碱平衡失调。

2. 一般治疗

（1）休息和镇静：休息可减轻心脏负荷。应尽量避免患儿烦躁，必要时适当应用镇静药。

（2）限盐限水：控制钠盐摄入，限制液体入量，一般控制在 60～80 mL/kg。

（3）吸氧：对于呼吸急促和发绀的患儿及时给予吸氧。

3. 药物治疗

（1）正性肌力药物

1）洋地黄类药物：洋地黄作用于心肌细胞膜上的 Na^+-K^+-ATP 酶，抑制其活性，使细胞内 Na^+浓度升高，通过 Na^+-Ca^{2+}交换使细胞内 Ca^{2+}升高，增强心肌收缩。除正性肌力作用外，洋地黄还具有负性传导作用（减慢房室结传导）及负性频率作用。此外，心力衰竭时，洋地黄可改善压力感受器的敏感性和功能，直接抑制过度的神经内分泌活性（主要是交感活性）。

洋地黄对左心瓣膜反流、心内膜弹性纤维增生症、扩张型心肌病和某些先天性心脏病等所致的充血性心力衰竭均有益。迄今为止洋地黄类药物仍是儿科临床上应用广泛的强心药物之一。

强心苷的治疗量与正性肌力作用呈线性关系，即小剂量有小作用，随剂量递增，正性肌力作用亦见加强，直到出现中毒为止。儿科最常应用的洋地黄制剂为地高辛，可口服和静脉注射。地高辛的负荷量为 0.03～0.04 mg/kg，首次给总量的 1/2，余量分 2 次，隔 6～8 小时给予。负荷后 12 小时给维持量，每天维持量为负荷量的 1/5，分 2 次给予，疗程据病情而定。心肌炎和心肌病的患儿对洋地黄耐受性差，一般在常规剂量的基础上减 1/3～1/2。

在用药过程中注意心率和心律的变化，如出现心律失常要考虑洋地黄中毒的可能，常见的心律失常类型包括室性期前收缩、房室传导阻滞和阵发性心动过速等。此外，洋地黄中毒常常还有胃肠道和神经系统的症状。洋地黄中毒时应立即停用洋地黄和利尿药，同时补充钾盐，并针对心律失常进行治疗。

2）非洋地黄类正性肌力药：通过增加心肌细胞内环磷酸腺苷含量等机制，增加细胞 Ca^{2+}浓度或通过增加心肌肌钙蛋白对 Ca^{2+}的敏感性发挥正性肌力作用。

常用药物包括以下两种：

a. β肾上腺素能受体激动药：主要药物有多巴胺和多巴酚丁胺，多用于紧急情况的急性心力衰竭，危重难治性心力衰竭和心源性休克患儿。联合应用常取得较好疗效。但是只能通过静脉滴注用药，并具有正性变速作用及致心律失常作用，且使心肌氧耗量增加，临床应用受到限制。

多巴胺的生物学效应与剂量大小有关，小剂量 2～5 μg/（kg·min）主要兴奋多巴胺受体，增加肾血流量，尿量增多；中等剂量 5～15 μg/（kg·min）主要兴奋 β 肾上腺素能受体，增加心肌收缩力及肾血流量；大剂量＞15 μg/（kg·min）主要兴奋 α_1 肾上腺素能受体，使肾血流量减少，可引起外周血管阻力并使肺血管阻力增加及心率加快，从而更增加心肌氧耗量。中等剂量对小儿较为适宜。急性心力衰竭伴有心源性休克或低血压以及少尿者宜选用多巴胺，但肺血管阻力升高者宜慎用。多巴胺的正性变速性作用及心肌氧耗量增加为其缺点，使用时避免漏出血管外（局部坏死），禁与碱性药伍用（失活）。

多巴酚丁胺主要作用于 β_2 肾上腺素能受体，亦作用于 β_2 肾上腺素能受体。本药适用于不伴有低血压的急性心力衰竭，尤其是手术后低心输出量综合征的患者。其血流动力学效应优于多巴胺，但增加心输出量的作用与剂量和年龄呈正相关，即新生儿及婴儿较儿童效果差。易产生耐药性，一般用药不＞72 小时。

多巴胺和多巴酚丁胺联合应用，常取得较好疗效。可以对心源性休克患儿各使用 7.5 μg/（kg·min），肺动脉楔压不升高，心输出量增高，血压上升。

b. 磷酸二酯酶抑制药：此类药物具有正性肌力及血管扩张作用，能明显改善心力衰竭患儿的血流动力学，不影响心率，也不影响心肌氧耗量。适用于心脏手术后心力衰竭或持续肺动脉高压者。长期治疗不良反应多，对长期生存率可能有不利影响，故多用于急性心力衰竭或难治性心力衰竭的短期治疗，治疗持续时间多不超过 1 周。常用药物包括氨力农和米力农。米力农的静脉首次剂量为 50 μg/kg（10～15 分钟），维持量以 0.25～0.50 μg/（kg·min）静脉滴注维持。

（2）利尿药：通过抑制肾小管的不同部位，阻止钠和水的再吸收产生利尿作用，从而直接减轻水肿，减轻前负荷，缓解心力衰竭症状。

1）袢利尿药：主要作用于 Henle 袢上升支，能可逆性地抑制 Na^+、K^+、Cl^- 的转运，抑制钠、氯的再吸收。由于钠钾交换，故尿内排钠、氯及钾。利尿作用强大迅速，用于急性心力衰竭伴有肺水肿或重症及难治性心力衰竭患儿。此类药包括呋塞米、布美他尼等。

2）噻嗪类利尿药：主要作用在远端肾曲小管，抑制钠的再吸收，远端钠与钾的交换增多，亦促进钾的排出。此类药包括氢氯噻嗪等，用于轻、中度水肿患儿。

3）保钾利尿药：包括螺内酯、氨苯蝶啶及阿米洛利等。螺内酯主要作用于远端肾曲小管和集合管，可竞争性抑制醛固酮，并可抑制醛固酮引起的心肌间质纤维化。目前一般 NYAH 心功能III级和IV级的患者在常规治疗基础上可加用小剂量螺内酯治疗。如出现高血钾或肾功能不全，螺内酯应适当减量或停用。

同类的利尿药一般无协同作用，尚可增加不良反应，不主张合用。保钾和排钾利尿药合用是常用的联合方式，有明显协同作用，并防止低钾，可不必补钾。肾功能不全者禁用保钾利尿药。在用药过程中注意体液或电解质紊乱情况，如低钠血症、低钾血症、低血容量等。心力衰竭症状控制后，不能将利尿药作为单一治疗，应与 ACEI 和 β 受体阻滞剂联合应用。

（3）血管扩张药：血管扩张药对心力衰竭的血流动力学影响，可因患儿的临床情况而异，对左心室充盈压增高者，血管扩张药可使心输出量增加；反之，对左心室充盈压降低或正常者，则可使心输出量减少。故应用血管扩张药时，应预先了解患者的左心室充盈压情况（常以肺动脉楔压为指标），并在治疗中进行必要的监测。对于依赖升高的左心室充盈压来维持心输出量的阻塞性心瓣膜病（如二尖瓣狭窄、主动脉瓣狭窄及左心室流出道梗阻）的患儿不宜应用强效血管扩张药。

选用血管扩张药应按患儿血流动力学变化特征与药物作用及其效应而定，前负荷过度者，宜选用扩张静脉药；后负荷过度者，宜选用扩张小动脉药；前后负荷均过度者，宜选用均衡扩张小动脉和静脉药。但上述原则，必须结合具体病情而选用。

常用药物包括以下几种：

1）硝普钠：能释放一氧化氮，使环磷酸鸟苷升高而松弛血管平滑肌。直接扩张小动脉、静脉的血管平滑肌，具有作用强、生效快和持续时间短的特点。硝普钠对急性心力衰竭（尤其是左心衰竭与肺水肿）伴有外周血管阻力明显增加者效果显著，在婴幼儿心脏手术出现的低心输出量综合征，常与多巴胺或多巴酚丁胺联合应用。本药需静脉滴注给药，应临时配制并且避光使用，开始量宜小，递增到有效剂量。静脉滴注过程中应密切注意低血压或氰化物中毒（头痛、呕吐、呼吸急促、心动过速及意识改变），必要时测血硫氰酸盐水平。

2）硝酸甘油：有较强的直接扩张静脉血管平滑肌的作用。对心室充盈压增高及急性肺水肿者，可静脉滴注硝酸甘油。前负荷降低时不宜使用，以免使心输出量减少加重。本药治疗常可产生耐药性。为防止耐药性发生，可采用最小有效剂量，间歇用药，补充巯基供体（如 N-乙酰巯乙胺酸或蛋氨酸），加用卡托普利等方法。可以从 $0.25 \sim 0.50\ \mu g/(kg \cdot min)$，每天 6 小时静脉滴注开始，每天递增 $0.25 \sim 0.50\ \mu g/(kg \cdot min)$，疗程多不超过 7 天。

3）酚妥拉明：主要阻滞 α_1、α_2 肾上腺素能受体，扩张小动脉，降低后负荷。但因可增加去甲肾上腺素的释放，而有增快心率的不良反应。目前临床应用逐渐减少。

4）血管紧张素转化酶抑制药：治疗心力衰竭疗效突出，已超越单独的血管扩张作用，目前已广泛用于临床。

（4）血管紧张素转化酶抑制药及血管紧张素 II 受体拮抗药：血管紧张素转化酶抑制药（ACEI）不仅能缓解心力衰竭的症状，还可降低患儿的死亡率并改善长期预后。ACEI 能够防止心室重构，包括无症状的心力衰竭患者，被誉为慢性心力衰竭治疗的"基石"，成为能使顽固性充血性心力衰竭患者延长寿命的少数药物之一。ACEI 作用机制主要包括以下几方面。①血流动力学效应，扩张小动脉和静脉，降低心脏前、后负荷，使心肌氧耗量减少及减少冠状血管阻力、增加冠状动脉血流、增加心肌供氧、保护心肌；②抑制 RAAS，阻断循环或心脏组织血管紧张素 II 的生物效应，防治心脏重构从而保护心肌；③抗自由基，含有巯基的 ACEI 具有清除氧自由基，防止脂质过氧化，保护心肌；④作用于缓激肽系统，使缓激肽的降解减少，加强内源性缓激肽作用，激活 β_2 受体，产生一氧化氮与前列腺素，发挥扩张小动脉和保护细胞的作用。

小儿先天性心脏病并发心力衰竭、心内膜弹性纤维增生症和扩张型心肌病常选用此药。目前主张只要没有应用禁忌，心力衰竭患者应尽早开始并坚持长期 ACEI 治疗。儿科临床上应用最多的是卡托普利和依那普利。应从小剂量开始，如果耐受则逐渐增加剂量，直到最大耐受剂量或靶剂量（目标剂量），而不按症状改善与否及程度来调节剂量。ACEI 不宜用于严重肾功能不全、高钾血症、双侧肾动脉狭窄及明显主动脉瓣及二尖瓣狭窄等疾病。不良反应有低血压、肾功能恶化、高血钾、咳嗽和血管性水肿等。

血管紧张素受体拮抗药（ARB）可同时阻断血管紧张素转化酶和非血管紧张素转化酶介导的血管紧张素 II 生成效应，理论上其阻断血管紧张素 II 的作用更完全。目前已有资料尚不足以证明 ARB 治疗心力衰竭的疗效与 ACEI 相当或更佳，故仍以 ACEI 为治疗首选。ARB 不影响缓激肽降解和前列腺素合成，无 ACEI 常见不良反应（咳嗽、血管神经性水肿），因此，常用于不能耐受 ACEI 不良反应患者的替代治疗。

（5）β 受体阻滞剂：β 受体阻滞剂主要通过阻断内源性神经激素，抑制交感神经系统而发挥作用。①保护心脏，阻止儿茶酚胺毒性对心肌的损害，减少去甲肾上腺素引起的心肌细胞内钙负荷过重，减少儿茶酚胺代谢过程中产生的氧自由基；②β 肾上腺素受体上调，可使 β 受体数量及密度增加，恢复 β 受体正常的敏感性；③减慢过快心率，减少氧的消耗及增加心肌能量的贮备；④降低前、后负荷，通过抑制儿茶酚胺直接对血管的收缩作用；间接改变 RAAS，扩张血管，减轻水钠潴留；⑤改善心肌舒张功能。

儿童 β 受体阻滞剂治疗经验有限。使用时应注意以下几点。①目前主要用于扩张型心肌病引起的心力衰竭。对血流动力学稳定（未静脉应用血管活性药物）的左心室收缩功能不全的 II 级和 III 级心力衰竭患儿，在 ACEI、利尿药和洋地黄类药物应用的基础上可谨慎使用；②宜用选择性 β_1 受体阻滞剂（如美托洛尔和比索洛尔）和非选择性 β_1、β_2 和 α_1 受体阻滞剂（如卡维地洛）；③部分患者使用 β 受体阻滞剂后病情恶化或不能耐受而停止治疗，故剂量宜从小量开始，严密观察下缓慢增加剂量，美托洛尔的初始剂量为 0.5 mg/(kg·d)，分 2 次服，2～3 周逐渐增加剂量可达 2 mg/(kg·d)。卡维地洛剂量初始为 0.05～0.10 mg/(kg·d)，分 2 次口服，每 1～2 周递增 1 次，每次增加 0.1 mg/(kg·d)，最大耐受量 0.3～0.5 mg(kg·d)，在第 1 次用药和每次加剂量后需观察 2 小时，注意心动过缓或者低血压；④不适用于急性心力衰竭，因其起效常需 2～6 个月。

（6）心肌代谢赋活药：能量代谢障碍可作为引起心力衰竭的原因，也可作为心力衰竭的继发后果。近年来多推荐应用辅酶 Q_{10}、1，6 二磷酸果糖和磷酸肌酸等心肌代谢赋活药物。

4. 舒张性心力衰竭的治疗

目前关于舒张功能衰竭的治疗仍是经验性和对症的。首先寻找和治疗基本病因，如通过介入或者外科手术治疗主动脉缩窄、主动脉瓣狭窄、左心室流出道梗阻，缩窄性心包炎行心包切除术，积极控制高血压等。其次，需改善心室的顺应性，增加心室的充盈，从而改善心室舒张功能。主要药物包括以下几种：①β 受体阻滞剂，可减慢心率，降低心肌收缩力，延长心室充盈时间，从而改善心室舒张功能。肥厚型心肌病，尤其是梗阻性肥厚型心肌病，β 受体阻滞剂常为首选药物；②钙通道阻滞剂，可改善心室舒张功能，阻滞钙通道，使进入细胞内 Ca^{2+} 减少，改善心肌的去收缩活动；且具有一定的负性肌力作用，而改善心室的舒张、增加充盈率和充盈度。常选用维拉帕米、地尔硫卓等药物；③ACEI，抑制血管紧张素Ⅱ的产生，从而抑制心室肥厚；改善舒张期的心肌伸展性和降低室壁应力；④利尿药或静脉扩张药，急性期或急剧恶化期，临床表现为肺瘀血或水肿者应采用利尿药（袢利尿药）或静脉扩张药（硝酸酯类）。

5. 难治性心力衰竭的治疗

心力衰竭的患者，经常规合理的最佳治疗方法，效果不满意，仍不能改善症状或症状持续恶化，称难治性心力衰竭。难治性心力衰竭的治疗需注意以下几方面。

（1）针对病因和诱因进行治疗：仔细分析造成难治性心力衰竭的病因和诱因并采取相应的治疗措施予以纠正。

（2）控制液体潴留：难治性心力衰竭患者肾灌注减少常使肾对利尿药的反应减弱，常需要两种利尿药联用或大剂量静脉利尿药或与能够增加肾血流的药物，如多巴胺静脉滴注合用。经以上治疗水肿仍难以消退，也可考虑透析疗法（超滤或血滤）。

（3）合理使用神经体液拮抗药：难治性心力衰竭患者使用 ACEI 易出现低血压和肾功能不全，β 受体阻滞剂易使心力衰竭恶化。故这两类药物只能耐受小剂量或者不能耐受。对于低血压及周围低灌注者，不能使用这两类药物。有明显液体潴留者不能应用 β 受体阻滞剂。

（4）血管活性药物联合应用：联合使用血管扩张药（硝普钠或硝酸甘油）和正性肌力药物（多巴胺、多巴酚丁胺或米力农）常有相加作用，改善心功能、利尿，稳定临床状况。有条件者应采用球囊漂浮（Swan-Ganz）导管监测血流动力学指标以指导临床用药。

（5）机械辅助治疗：应用常规疗法强化治疗无效时可酌情选用以下机械辅助疗法。

1）主动脉内球囊反搏：将一根带气囊导管置于降主动脉近端，气囊导管（根据气囊充气量多少，有 4~40 mL 等不同容积，供不同体重儿童选用）连接在压力泵上，用心电图控制气泵的节律，在心室舒张时快速气囊充气，以提高主动脉内舒张压从而提高冠状动脉灌注压，心肌供血增加；心室收缩前，气囊快速排气，减少左心室射血阻力，降低后负荷从而改善心功能。

2）左心机械辅助循环：是将左心室的血引入主动脉，以减轻左心室做功，同时保障体内重要脏器的供血。适应证为心脏移植患者的过度治疗；心源性休克（心脏手术后低心输出量综合征、暴发型心肌炎）经治疗无效者。

3）心脏再同步化治疗（CRT）：指通过置入右心室及左心室电极，同时起搏左右心室，通过多部位起搏恢复心室同步收缩，临床研究证实，对于药物治疗无效并伴有左心室收缩不同步的重度心力衰竭患者，CRT 可以改善心功能，并可减少进行性心力衰竭导致的死亡。

2006 年，中华医学会心电生理和起搏分会在心脏再同步治疗慢性心力衰竭的建议中认为，凡是符合以下条件的慢性心力衰竭患者，除非有禁忌证，均应接受 CRT：LVEF ≤35%；窦性心律；左心室舒张末期内径≥55 mm；使用优化药物治疗，仍为 NYHA 3～4 级；心脏不同步（QRS≥120 ms）。

6）心脏移植：心肌病终末期心力衰竭和对于药物治疗和外科干预无效的复杂先天性心脏病晚期心力衰竭患者，心脏移植作为一种治疗手段被逐渐接受。发达国家心脏移植术后 5 年存活率为 65% 左右。除了供体心脏短缺外，心脏移植的主要问题是移植排异，也是术后死亡的主要原因。

6. 研究中的治疗方法

（1）药物治疗：包括内皮素受体拮抗药、肾上腺髓质素、生长激素、肿瘤坏死因子单克隆抗体等都是研究中有治疗前景的药物。

（2）心力衰竭的细胞移植：近年来，采用自体骨髓源性干细胞移植修复心肌细胞的再生已成为研究的热点。自体骨髓来源的干细胞具有取材方便、无免疫源性、有多向分化潜能、合乎伦理学要求等特点。细胞移植所采用的途径主要有经冠状动脉注入、开胸手术时注入心外膜下和经导管注入心内膜下 3 种。自体骨髓干细胞移植治疗心力衰竭是很有前途的新方法，临床研究已开始进行，但要广泛应用于临床尚有许多问题待解决，而目前还没有促使干细胞对心肌组织特异性靶向趋化的有效方法，干细胞在损伤心肌中的生存条件还需要进一步阐明。

（3）基因治疗：是在分子水平上纠正致病基因的结构或表达缺陷。心力衰竭的基因治疗，目前仍在实验阶段尚未应用于临床。但近年由于分子生物学理论和技术的进展，分子心血管病学的研究亦取得了飞速的进展，对心力衰竭的治疗展示了良好的发展前景。

第六章　神经系统疾病

第一节　化脓性脑膜炎

化脓性脑膜炎，亦称细菌性脑膜炎，是小儿，尤其婴幼儿常见的中枢神经系统化脓性细菌引起的感染性疾病。2 岁以内发病者约占 75%，发病高峰年龄是 6～12 个月。冬、春是化脓性脑膜炎的好发季节。化脓性脑膜炎的临床表现以急性发热、惊厥、意识障碍、颅内压增高和脑膜刺激征以及脑脊液脓性改变为特征。随诊断治疗水平不断发展，本病预后已有明显改善，但死亡率仍在 5%～15%，约 1/3 幸存者留有各种神经系统后遗症，6 月龄以内的幼婴患本病预后更为严重。

一、病因及发病机制

（一）致病菌

许多化脓菌都能引起本病。但 2/3 以上患儿是由脑膜炎球菌、肺炎链球菌和流感嗜血杆菌 3 种细菌引起。2 个月以下婴幼儿和新生儿以及原发或继发性免疫缺陷病者，易发生肠道革兰阴性杆菌和金黄色葡萄球菌脑膜炎，前者以大肠杆菌最多见，其次如变形杆菌、绿脓杆菌或产气杆菌等。然而，与国外不同，我国很少发生 B 族溶血性链球菌颅内感染。

（二）感染途径

致病菌可通过多种途径侵入脑膜。

1. 最常见的途径是通过血流

多数化脓性脑膜炎是由于体内感染灶（如上呼吸道、皮肤、胃肠道黏膜或脐部）的致病菌通过血行播散至脑膜，即菌血症抵达脑膜微血管；当小儿免疫防御功能降低时，细菌穿过血脑屏障到达脑膜。

2. 邻近组织器官感染

少数化脓性脑膜炎可由于邻近组织的感染扩散引起，如中耳炎、乳突炎、鼻窦炎、头面部软组织感染等，炎症扩散波及脑膜。

3. 与颅腔存在直接通道

如颅骨骨折、皮肤窦道或脑脊髓膜膨出继发感染，细菌可因此直接进入蛛网膜下隙。

（三）机体的免疫与解剖缺陷

小儿机体的免疫力低下，血脑屏障功能差，特别是婴幼儿，化脓性脑膜炎的发病率高。如患有原发性或继发性免疫缺陷病，更易感染甚至患少见致病菌或条件致病菌感染的化脓性脑膜炎。

二、病理

在细菌毒素和多种炎症相关细胞因子作用下，形成以软脑膜、蛛网膜和表层脑组织为主的炎性反应，表现为广泛性血管充血。大量中性粒细胞浸润和纤维蛋白渗出，伴有弥漫性血管源性和细胞毒性脑水肿。在早期或轻型病例，炎性渗出物主要在大脑顶部表面，逐渐蔓延至大脑基底部和脊髓表面。病情严重者，动静脉均可受累，血管周围及内膜下有中性粒细胞浸润，可引起血管痉挛，血管炎，血管阻塞、坏死和脑梗死。由炎症引起脑水肿和脑脊液循环障碍可使颅内压迅速增高，甚至出现脑疝。

三、临床表现

90% 的化脓性脑膜炎为 5 岁以下小儿，1 岁以下是患病高峰，流感嗜血杆菌化脓性脑膜炎较集中在 3 月龄至 3 岁小儿。一年四季均有发生，但肺炎链球菌化脓性脑膜炎冬春季多见，而脑膜炎球菌和流感嗜血杆菌分别以春、秋季发病多。大多急性起病。

（一）前驱症状

多数患儿起病较急，发病前有数日的上呼吸道或胃肠道感染病史。暴发型流行性脑脊髓膜炎则起病急骤，可迅速出现休克、皮肤出血点或瘀斑、弥散性血管内凝血及中枢神经功能障碍。

（二）典型临床表现

1. 感染中毒及急性脑功能障碍症状

包括发热、烦躁不安和进行性加重的意识障碍。随病情加重，患儿逐渐从神萎、嗜睡、昏睡、浅昏迷到深度昏迷。30% 以上患儿有反复的全身或局限性惊厥发作。脑膜炎双球菌感染易有瘀斑、瘀点和休克。

2. 颅内压增高表现

包括头痛呕吐，婴儿则有前囟饱满与张力增高、头围增大等。合并脑疝时。则有呼吸不规则、突然意识障碍加重或瞳孔不等大等征兆。

3. 脑膜刺激征

以颈强直最常见，其他如 Kemig 征和 Brudzinski 征阳性。

（三）不典型临床表现

年龄小于 3 个月的幼婴和新生儿化脓性脑膜炎表现多不典型。主要差异在：①体温可高可低，或不发热，甚至体温不升；②颅压增高表现可不明显。幼婴不会诉头痛，可能仅有吐奶、尖叫或颅缝裂开；③惊厥可不典型，可仅见面部、肢体局灶或多灶性抽动，局部或全身性肌阵挛或各种不显性发作；④脑膜刺激征不明显。与婴儿肌肉不发达、肌力弱和反应低下有关。

四、实验室检查

（一）脑脊液检查

脑脊液检查是确诊本病的重要依据。典型病例表现为压力增高，外观浑浊似米汤样，白细胞总数显著增多，$\geqslant 1000 \times 10^4/L$，但有 20% 的病例可能在 $250 \times 10^4/L$ 以下，分类以中性粒细胞为主。糖含量常有明显降低，蛋白显著增高。确认致病菌对明确诊断和指导治疗均有重要意义，涂片革兰染色检查致病菌，简便易行，检出阳性率甚至较细菌培养高。细菌培养阳性者应送药物敏感试验。多种免疫学方法可检测出脑脊液中致病菌的特异性抗原，对涂片和培养未能检测到致病菌的患者诊断有参考价值。

（二）影像学检查

化脓性脑膜炎的临床影像学往往没有异常表现，可见硬膜下积液。在磁共振成像（MRI）检查时，T1 WI 上信号高于脑积液，在 T1 WI 上为高信号。MRI 增强扫描时可有强化，常常表现为并发症的影像学改变。常见的并发症如下。

（1）脑积水。

（2）脑室炎。

（3）静脉窦血栓形成。

（4）静脉性脑梗死。

（5）动脉周围炎。

（6）硬膜下积液：婴儿化脓性脑膜炎，尤其是嗜血杆菌感染时常发生。积液与脑积液呈等信号，常发生在额、颞部，增强后有强化效应。

（7）脑炎及脑脓肿：化脓性感染治疗失败时，病变液化，周围有肉芽组织及纤维包膜，最后形成脓肿。通常脑脓肿形成有四期：①为早期脑膜炎，有炎性细胞浸润及坏死组织，没有包膜，白质病变周围有广泛水肿；②晚期脑炎，坏死区较局限，有早期包膜，坏死区周围有血管增生，伴有分泌物，少量胶原纤维在形成；③在脓肿坏死中心的周围有更多胶原纤维，形成脓肿壁，病变比②期更为局限；④期胶原纤维包膜更趋完整，包膜更厚，周围炎性浸润减少，水肿及占位效应减轻。

在 CT 平扫时，脓肿区为低密度，包膜为环形高密度。增强后呈环形强化，是脓肿壁围绕在低密度的炎性组织周围，强化的环很薄（<5.0 cm），多位于灰/白质交界处，后两期脓肿壁较清楚。

（三）其他

1. 血培养

对所有疑似化脓性脑膜炎的病例均应做血培养，以帮助寻找致病菌。

2. 皮肤瘀斑、瘀点找细菌

是发现脑膜炎双球菌重要而简便的方法。

3. 外周血象

白细胞总数大多明显增高，中性粒细胞为主。但在感染严重或不规则治疗者，可能出现白细胞总数的减少。

五、并发症和后遗症

(一) 硬脑膜下积液

15%～45% 的化脓性脑膜炎并发硬脑膜下积液，若加上无症状者，其发生率可高达85%～90%，本症主要发生在 1 岁以下婴儿。凡经化脓性脑膜炎有效治疗 72 小时后，体温不退，意识障碍、惊厥或颅压增高等脑症状无好转，甚至进行性加重者，首先应怀疑本症可能性。脑部透光检查和 CT 扫描可协助诊断，但最后确诊，仍依赖硬膜下穿刺放出积液，同时也达到治疗目的。脑积液应送常规和细菌学检查。正常婴儿硬脑膜下积液量不超过 2 mL，蛋白定量＜0.4 g/L。

发生硬脑膜下积液的机制尚不完全明确，推测原因：①脑膜炎症时，血管通透性增加，血浆成分渗出，进入潜在的硬脑膜下腔；②脑膜及脑的表层小静脉，尤其穿过硬膜下腔的桥静脉发生炎性栓塞，导致渗出和出血，局部渗透压增高，水分进入硬膜下腔形成硬膜下积液。

(二) 脑室管膜炎

主要发生在治疗被延误的婴儿。患儿在强力抗生素治疗下仍发热不退，惊厥，意识障碍不改善，进行性加重的颈项强直甚至角弓反张，脑脊液始终无法正常化以及 CT 见脑室扩大时，需考虑本症。确诊依赖侧脑室穿刺，取脑室内脑脊液检查显示异常。治疗大多困难，死亡率和致残率高。

(三) 抗利尿激素异常分泌综合征

炎症刺激垂体后叶致抗利尿激素过量分泌，引起低钠血症和血浆低渗透压，可能加剧脑水肿，致惊厥和意识障碍加重，或直接因低钠血症引起惊厥发作。

(四) 脑积水

炎症渗出物粘连堵塞脑室内脑脊液流出通道，如导水管、第 N 脑室侧孔或正中孔等狭窄处，引起非交通性脑积水；也可因炎症破坏蛛网膜颗粒，或颅内静脉窦栓塞致脑脊液重吸收障碍，造成交通性脑积水。发生脑积水后，患儿出现烦躁不安，嗜睡，呕吐，惊厥发作，脑部进行性增大，骨缝分离，前囟扩大饱满、脑部破壶音和头皮静脉扩张。至疾病晚期，持续的颅内高压使大脑皮层退行性萎缩，患儿出现进行性智力减退和其他神经功能倒退。

(五) 各种神经功能障碍

由于炎症波及耳蜗迷路，10%～30% 的患儿并发神经性耳聋。其他有智力低下、癫痫、视力障碍和行为异常等。

六、诊断

早期诊断是保证患儿获得早期治疗的前提。凡急性发热起病，并伴有反复惊厥、意识障碍或颅压增高表现的婴幼儿，均应注意本病可能性，应进一步依靠脑脊液检测确立诊断。然而，对有明显颅压增高者，最好先适当降低颅压后再行腰椎穿刺（LP）以防穿刺后脑疝的发生。

婴幼儿和不规则治疗者临床表现常不典型，后者的脑脊液改变也可不明显，病原学检查往往阴性，诊断时应仔细询问病史和详细体格检查，结合脑脊液中病原的特异性免疫学检查及治疗后病情转变，综合分析后确立诊断。

七、鉴别诊断

除化脓菌外，结核杆菌、病毒、真菌等皆可引起脑膜炎，并出现与化脓性脑膜炎某些相似的临床表现而需注意鉴别。脑脊液检查，尤其病原学检查是鉴别诊断的关键。

（一）结核性脑膜炎

需与不规则治疗的化脓性脑膜炎鉴别。结核性脑膜炎呈亚急性起病，不规则发热 1～2 周才出现脑膜刺激征、惊厥或意识障碍等表现，或于昏迷前先有脑神经或肢体麻痹；具有结核接触史，PPD 转阳或肺部等其他部位结核病灶者支持结核诊断；脑脊液外观呈磨玻璃样，白细胞数多低于 $500 \times 10^6/L$，分类以淋巴细胞为主，薄膜涂片抗酸染色和结核菌培养可帮助诊断确立。

（二）病毒性脑膜炎

临床表现与化脓性脑膜炎相似，感染中毒及神经系统症状均比化脓性脑膜炎轻，病程自限，大多不超过 2 周。脑脊液清亮，白细胞数零至数百 $\times 10^6/L$，淋巴细胞为主，糖含量正常。脑脊液中特异性抗体和病毒分离有助诊断。

（三）隐球菌性脑膜炎

临床和脑脊液改变与结核性脑膜炎相似，但病情进展可能更缓慢，头痛等颅压增高表现更持续和严重。诊断有赖脑脊液涂片墨汁染色和培养找到致病真菌。

八、治疗

（一）抗生素治疗

1. 用药原则

化脓性脑膜炎预后严重，应力求用药 24 小时内杀灭脑脊液中致病菌，故应选择对病原菌敏感，且能较高浓度透过血脑屏障的药物。急性期要静脉用药，做到用药早、剂量足和疗程够。

2. 药物选择

（1）病原菌明确前的抗生素选择：包括诊断初步确立但致病菌尚未明确或院外不规则治疗者。应选用对肺炎链球菌、脑膜炎球菌和流感嗜血杆菌（HF）3 种常见致病菌皆有效的抗生素。目前主要选择能快速在患者脑脊液中达到有效灭菌浓度的第三代头孢菌素，包括头孢噻肟 200 mg/（kg·d），或头孢曲松 100 mg/（kg·d）。治疗效果不理想时，可联合使用万古霉素，40 mg/（kg·d）。对 β 内酰胺类药物过敏的患儿，可改用氯霉素 100 mg/（kg·d）。

（2）病原菌明确后的抗生素选择：①肺炎链球菌，由于当前半数以上的肺炎球菌对青霉素耐药，故应继续按上述病原菌未明确方案选药。仅当药敏试验提示致病菌对青霉素敏感，可改用青霉素 20 万～40 万 U/（kg·d）；②脑膜炎球菌，与肺炎链球菌不同，目前该菌大多数对青霉素依然敏感，故首先选用，剂量同前。少数耐青霉素者需选用上述第三代头孢菌素；③流感嗜血杆菌（HF），对敏感菌株可换用氨苄西林 200 mg/（kg·d）。耐药者使用上述第三代头孢菌素或氯霉素。致病菌为金黄色葡萄球菌者应参照药敏试验选用萘夫西林、万古霉素或利福平等。革兰阴性杆菌者多考虑上述第三代头孢菌素外，可加用氨苄西林或氯霉素。

3. 抗生素疗程

对肺炎链球菌和流感嗜血杆菌脑膜炎，其抗生素疗程应是静脉滴注有效抗生素 10～14 天，脑膜炎球菌者 7 天，金黄色葡萄球菌和革兰阴性杆菌脑膜炎应 21 天以上。若有并发症，还应适当延长。

（二）肾上腺皮质激素的应用

细菌释放大量内毒素，可能促进细胞因子介导的炎性反应，加重脑水肿和中性粒细胞浸润，使病情加重。抗生素迅速杀死致病菌后，内毒素释放尤为严重，此时使用肾上腺皮质激素不仅可抑制多种炎症因子的产生，还可降低血管通透性，减轻脑水肿和颅内高压。常用地塞米松 0.2～0.6 mg/（kg·d），分 4 次静脉注射。一般连续用 2～3 天，过长使用并无益处。

（三）并发症的治疗

1. 硬膜下积液

少量积液无须处理。如积液量较大引起颅压增高症状时，应做硬膜下穿刺放出积液，开始每天或隔天一次。每次一侧放液量 20～30 mL，两侧不超过 60 mL。有的患儿需反复多次穿刺，大多逐渐减少而治愈。个别迁延不愈者，需外科手术引流。

2. 脑室管膜炎

除全身应用抗生素外，应进行侧脑室穿刺引流，减低颅内压，并注入抗生素。如庆大霉素每次 1000～3000 U，阿米卡星每次 5～20 mg，青霉素每次 5000～100 000 U，氨苄青霉素每次 50～100 mL。

3. 脑积水

主要依赖手术治疗，包括正中孔粘连松解、导水管扩张和脑脊液分流术。

4. 脑性低钠血症

应适当限制液体入量，补充钠盐。

（四）对症和支持治疗

（1）急性期严密监测生命体征：定期观察患儿意识、瞳孔和呼吸节律改变，并及时处理颅内高压，预防脑疝发生。20% 甘露醇 1 g/（kg·次），每 4～6 小时 1 次。

（2）及时控制惊厥发作：地西泮或安定 0.3～0.5 mg/次。并防止再发。

（3）监测并维持体内水、电解质、血浆渗透压和酸碱平衡：对有抗利尿激素异常分泌综合征表现者，在积极控制脑膜炎同时，适当限制液体入量，对低钠症状严重者酌情补充钠盐。

第二节　病毒性脑膜脑炎

病毒性脑炎是由各种病毒引起的中枢神经系统感染，临床主要表现为发热、颅内压增高和意识障碍。若同时累及脑膜则称为病毒性脑膜脑炎，患儿可同时出现脑膜刺激征。

一、病因和发病机制

多种病毒均可引起脑炎、脑膜炎，其中约 80% 为肠道病毒（如埃可病毒、柯萨奇病毒、轮状病毒等），其次为虫媒病毒（流行性乙型脑炎病毒等）、腺病毒，单纯疱疹病毒、腮腺炎病毒及其他病毒等。可分为流行性和散发性两类：①流行性脑炎，多由虫媒病毒感染引起，如流行性乙型脑炎，由蚊虫传播，主要发生于夏秋季（7～9 月），属传染性疾病；②散发性脑炎，为非虫媒病毒感染引起，感染途径多样，我国以肠道病毒引发居多，约占 80%。目前重症病毒性脑炎以疱疹病毒所致者为主，尤以单纯疱疹病毒脑炎最常见。

病毒侵入机体后，先在淋巴系统及颅外某些器官组织内繁殖，患儿可出现发热等感染中毒症状，待病毒增殖至一定浓度，即可透过血-脑脊液屏障侵入中枢神经系统，侵犯脑膜和（或）脑实质，引起脑膜炎或脑膜脑炎；同时，剧烈的免疫反应可导致脱髓鞘病变、血管和血管周围脑组织损害。

二、病理

病变可累及脑膜和（或）脑实质，软脑膜充血水肿，可见单核细胞、浆细胞和淋巴细胞浸润，它们常环绕血管形成袖套样病变，血管内皮及周围组织坏死，胶质细胞增生可形成胶质结节。神经细胞呈现不同程度的变性、肿胀和坏死，并出现噬神经细胞现象；

神经细胞核内形成包涵体，神经髓鞘变性、断裂。

三、临床表现

临床表现多种多样，主要取决于病变是在脑膜还是在脑实质。一般来说，病毒性脑炎较脑膜炎严重，重症者更易发生急性期死亡或后遗症。

（一）一般表现

起病急，多表现为发热、头痛、呕吐、意识障碍或精神异常。病前常有上呼吸道或胃肠道感染史。

（二）神经系统表现

因病变部位、范围和严重程度的不同而表现各异。①颅内压增高表现，头痛、呕吐、血压升高、婴儿前囟饱满等，若出现呼吸不规则和瞳孔不等大，则提示有脑疝形成；②惊厥，多表现为反复惊厥，呈全身性或局灶性强直-阵挛或阵挛发作；③意识障碍，意识模糊、嗜睡或昏迷，部分患儿伴有精神症状和异常动作；④局灶性症状体征，常见肢体瘫痪、失语、脑神经麻痹等。如一侧大脑病变为主，可引起急性偏瘫；小脑明显受累则出现共济失调；脑干明显受累则出现交叉性瘫痪和中枢性呼吸衰竭；脑神经受累则出现吞咽困难、声音嘶哑等；自主神经受累可出现大小便功能失控、出汗或竖毛；基底节明显受累则出现手足徐动、扭转痉挛等；⑤病理征，可见肌张力增高及 Babinski 征阳性；若累及脑膜则出现较典型的脑膜刺激征，如颈项强直、Brudzinski 和 Kernig 征阳性等。

病毒性脑炎病程多在 2～3 周，一般预后良好，但严重病例病程可达数周或数月，并可遗留癫痫、肢体瘫痪、智力低下、失语、失明等后遗症。

四、实验室和其他检查

（一）血常规

白细胞总数多正常或偏低，伴有持续高热时白细胞数可升高。

（二）CSF 检查

压力通常增高，外观清亮，白细胞总数多在（0～500）×10^6/L，分类以淋巴细胞为主，蛋白含量正常或轻度增高，糖及氯化物正常，涂片或培养均无细菌发现。

（三）病毒学检查

发病早期可从 CSF 或咽分泌物、大便中进行病毒分离及特异性抗体测定，有助于早期诊断。恢复期血清特异性抗体滴度较急性期高出 4 倍以上亦有诊断价值。

（四）脑电图

主要表现为高幅慢波，呈弥漫性分布，少数伴有癫痫样放电。无特异性，可作为诊断参考。

（五）影像学检查

CT 和 MRI 有助于确定病变的部位、范围和性质，可根据病情选用。

五、诊断和鉴别诊断

主要依据病史、临床表现及 CSF 检查做出初步诊断。在病原学检测结果明确前，多依靠排除其他中枢神经系统疾病做出诊断。注意以下鉴别。

（一）颅内其他病原感染

主要根据 CSF 外观、常规、生化和病原学检查，与化脓性、结核性、隐球菌性脑膜炎鉴别。

（二）中毒性脑病

因急性中毒性脑病临床表现及 CSF 检查与病毒性脑炎相似，故不易鉴别，需病原学检测协助诊断。

（三）颅内占位性病变

与颅内出血、脑肿瘤、脑脓肿、脑寄生虫的鉴别有赖于影像学检查。

六、治疗

（一）一般治疗

（1）加强护理，保证营养供给，维持水电解质平衡。

（2）高热患儿可给予物理或药物降温，将体温控制在正常范围。

（3）有惊厥者可酌情选用安定、苯巴比安等药物。

（4）降颅压，可选用 20% 甘露醇和呋塞米。

（5）重症患儿或继发细菌感染者，应给予抗生素治疗。

（二）病因治疗

（1）疱疹病毒脑炎：选用阿昔洛韦 15～30 mg/（kg·d），每 8 小时静脉滴注 1 次；也可选用更昔洛韦 10 mg/（kg·d），每 12 小时静脉滴注 1 次。

（2）其他病毒感染：选用利巴韦林 10～15 mg/（kg·d）。

（3）免疫球蛋白：静脉注射丙种球蛋白，400 mg/（kg·d），连用 5 天。

（4）其他：可选用干扰素、转移因子或中药等。

（三）肾上腺皮质激素

急性期可选用地塞米松 0.5 mg/（kg·d）静脉注射，3 天为 1 疗程，可抑制炎性反应，减轻脑水肿、降低颅内压，但尚有争议。

（四）康复治疗

对恢复期患儿或有后遗症者，应进行功能锻炼，并酌情给予针灸、按摩、高压氧等治疗，并给予营养神经药物，以促进神经功能的恢复。

第三节　小儿癫痫

癫痫是一组反复发作的神经元异常放电所致的暂时性中枢神经系统功能失常的慢性疾病。癫痫的患病率，发达国家为 5.0%。(4%~8%)，发展中国家为 7.2%，不发达国家为 11.2%，估计全球约有 5000 万癫痫患者，中国在 3.6%~7.0%。儿童是癫痫的发病高峰年龄，其中男性最为明显，9 岁以前发病者接近 50%，以后发病率随年龄升高而下降。癫痫的发病率与性别有关，男性的患病率与发病率均明显高于女性。对我国 6 个城市调查表明，男女发病率和患病率之比均为 1.3：1。

癫痫的死亡率明显高于非癫痫患者，多死于并发症肺炎；由癫痫发作直接导致死亡的约占 6%~9%；死于意外事故，特别是溺水占 10%~20%；原因不明的突然死亡，约占 10%。国内报道癫痫的死亡率为 (2.42/10 万) ~ (7.82/10 万)，真正因癫痫死亡（死于癫痫持续状态）的只占所有死因的 20%，40.2% 因意外事件死亡，死于自杀者占 5.51%，不明原因死亡为 4.13%。癫痫的发病率，城市略高于农村。不同地区之间患病率存在明显差异，不同种族之间的患病率也存在差异。

一、癫痫发作与分类

癫痫发作是大脑神经元异常放电引起的发作性脑功能异常。发作大多短暂并有自限性、重复性。由于异常放电所累及的脑功能区不同，临床可有多种发作表现，包括局灶性或全身性的运动、感觉异常，或行为认知、自主神经功能障碍。全身性发作时涉及较大范围皮层功能障碍，往往伴有程度不同的意识障碍。结合发作时的临床表现和相伴随的脑电图特征，国际抗癫痫联盟于 1981 年提出对发作类型的国际分类，迄今仍是临床工作的重要指南。

二、分类与病因

（一）分类

根据病因，可粗略地将癫痫分为三大类。

1. 特发性癫痫

特发性癫痫又称原发性癫痫。是指由遗传因素决定的长期反复癫痫发作，不存在症状性癫痫可能性者。

2. 症状性癫痫

症状性癫痫又称继发性癫痫。痫性发作与脑内器质性病变密切关联。

3. 隐源性癫痫

虽未能证实有肯定的脑内病变，但很可能为症状性者。

（二）病因

随着脑的影像学和功能影像学技术发展，近年对癫痫的病因有了重新认识。与遗传因素相关者约占癫痫总病例数的 20%～30%，故多数（70%～80%）患儿为症状性或隐源性癫痫，其癫痫发作与脑内存在或可能存在的结构异常有关。国内有报道 0～9 岁小儿症状性癫痫的病因是：围生期损伤 21.0%，脑发育不良 18.9%，颅内感染 10.5%，脑外伤 9.1%，颅内软化灶 8.4%，海马病变 4.9%，脑肿瘤 2.8%，脑血管病 2.1%，其他 22.4%。

1. 脑内结构异常

先天或后天性脑损伤可产生异常放电的致痫灶或降低了癫痫性发作阈值，如各种脑发育畸形、染色体病和先天性代谢病引起的脑发育障碍、脑变性和脱髓鞘性疾病、腔内感染、肿瘤、颅内感染、产伤或脑外伤后遗症等。

2. 遗传因素

包括单基因遗传、多基因遗传、染色体异常伴癫痫发作、线粒体脑病等。过去主要依赖连锁分析和家族史来认定其遗传学病因。近年依靠分子生物学技术，至少有 10 种特发性癫痫或癫痫综合征的致病基因得到克隆确定，其中大多数为单基因遗传，系病理基因致神经细胞膜的离子通道功能异常，降低了痫性发作阈值而患病。

3. 诱发因素

许多体内、外因素可促发癫痫的临床发作，如遗传性癫痫常好发于某一特定年龄阶段，有的癫痫则主要发生在睡眠或初醒时；女性患儿青春期来临时节易有癫痫发作或加重等。此外，饥饿、疲劳、睡眠不足、过度换气、预防接种等均可能成为某些癫痫的诱发因素。

三、临床表现

（一）局灶性发作

1. 单纯局灶性发作

发作中无意识丧失，也无发作后不适现象。持续时间平均 10～20 秒，其中以局灶性运动性发作最常见，表现为面、颈或四肢某部分的强直或阵挛性抽动，特别易见头、眼持续性同侧偏斜的旋转性发作。年长儿可能会诉说发作初期有头痛、胸部不适等先兆。有的患儿于局限性运动发作后出现抽搐后肢体短暂麻痹，持续数分钟至数小时后消失，称为 Todd 麻痹。局灶性感觉发作（躯体或特殊感觉异常）、自主神经性发作和局灶性精神症状发作在小儿时期少见，部分与其年幼无法表达有关。

2. 复杂局灶性发作

见于颞叶和部分额叶癫痫发作。可从单纯局灶性发作发展而来，或一开始即有意识部分丧失伴精神行为异常。50%～75% 的儿科病例表现为意识浑浊情况下自动症，如吞咽、咀嚼、解衣扣、摸索行为或自言自语等。少数患者表现为发作性视物过大或过小、听觉异常、冲动行为等。

3. 局灶性发作演变为全部性发作

由单纯局灶性或复杂局灶性发作扩展为全部性发作。

（二）全部性发作

指发作中两侧半球同步放电，均伴有程度不等的意识丧失。

1. 强直-阵挛发作

强直-阵挛发作是临床常见的发作类型。包括原发性以及从局灶性扩展而来的继发性全面性强直-阵挛发作。发作主要分为两期：①开始为全身骨骼肌伸肌或屈肌强直性收缩伴意识丧失、呼吸暂停与发绀，即强直期；②紧接着全身反复、短促的猛烈屈曲性抽动，即阵挛期。常有头痛、嗜睡、疲乏等发作后现象。发作中 EEG 呈全脑棘波或棘慢复合波放电，继发性者从局灶放电扩散到全脑。部分年长儿能回忆发作前先有眼前闪光、胸中一股气向上冲等先兆，直接提示继发性全面性癫痫的可能性。

2. 失神发作

发作时，患者突然停止正在进行的活动，意识丧失但不摔倒，手中物品不落地，两眼凝视前方，持续数秒钟后意识恢复，对刚才的发作不能回忆，过度换气往往可以诱发其发作。EEG 有典型的全脑同步 3 Hz 棘慢复合波。

3. 非典型失神发作

非典型失神发作与典型失神发作表现类似，但开始及恢复速度均较典型失神发作慢，EEG 为 1.5～2.5 Hz 的全脑慢-棘慢复合波。多见于伴有广泛性脑损害的患儿。

4. 肌阵挛发作

肌阵挛发作为突发的全身或部分骨骼肌触电样短暂（<0.35 秒）收缩，常表现为突然点头、前倾或后仰，而两臂快速抬起。重症者致跌倒，轻症者感到患儿"抖"了一下。发作中通常伴有全脑棘慢或多棘慢波暴发。大多见于有广泛性脑损伤的患儿。

5. 阵挛性发作

仅有肢体，躯干或面部肌肉节律性抽动而无强直发作成分。

6. 强直性发作

突发的全身肌肉强直收缩伴意识丧失，使患儿固定于某种姿势，但持续时间较肌阵挛长，5～60 秒，常见到角弓反张、伸颈、头仰起、头躯体旋转或强制性张嘴、睁眼等姿势。通常有跌倒和发作后症状。发作间期 EEG 背景活动异常，伴多灶性棘慢或多棘慢波暴发。

7. 失张力性发作

全身或躯体某部分的肌肉张力突然短暂性丧失伴意识障碍。全身性失张力发作者表现为患儿突然跌倒，头着地甚至头部碰伤。部分性失张力发作者表现为点头样或肢体突然下垂动作。EEG 见节律性或不规则、多灶性棘慢复合波。

8. 痉挛

这种发作最常见于婴儿痉挛，表现为同时出现点头、伸臂（或屈肘）、弯腰、踢下肢（或屈下肢）或过伸样等动作，其肌肉收缩的整个过程为 1～3 秒，肌收缩速度比肌阵挛发作慢，持续时间较长，但比强直性发作短。

（三）癫痫（或惊厥）持续状态和癫痫综合征

1. 癫痫（或惊厥）持续状态

凡一次性癫痫发作（或惊厥发作）持续 30 分钟以上，或反复发作而间歇期意识无好转超过 30 分钟者，均称为癫痫（或惊厥）持续状态（SE）。各种癫痫发作均可发生持续状态，但临床以强直阵挛持续状态最常见。

2. 小儿时期常见的几种癫痫和癫痫综合征

大多数癫痫患儿均以前述某一种发作类型为其主要临床表现。全身性发作中，以原发性或继发性强直-阵挛发作或阵挛性发作最常见。局灶性发作中以局灶性运动和复杂局灶性发作居多，后者又称颞叶癫痫。部分患儿因具有一组相同发作症状与体征，同属于某种特殊癔症综合征，在治疗和预后的估计上有其特殊性。为此，国际抗癫痫联盟于 1989 年进一步提出了癫痫和癫痫综合征的分类。以下介绍儿科常见的几种癫痫综合征。

（1）伴中央颞区棘波的儿童良性癫痫：是儿童最常见的一种癫痫综合征，占小儿时期癫痫的 15%～20%。约 30% 患者有类似家族史。多认为属常染色体显性遗传，但外显率低且有年龄依赖性。通常于 2～14 岁发病，9～10 岁为发病高峰期，男孩略多于女孩。3/4 的发作在入睡后不久及睡醒前。发作大多起始于口面部，呈局灶性发作，如唾液增多、喉头发声，不能主动发声或言语以及面部抽搐等，但很快继发全身性强直阵挛发作伴意识丧失，此时才被家人发现，因此经常被描述为全身性抽搐。体检无异常。发作间期 EEG 背景正常，在中央区和颞中区可见棘、尖波或棘慢复合波，一侧、两侧或交替出现，30% 的患儿仅在睡眠记录中出现异常。本病预后良好，药物易于控制，生长发育不受影响，大多在 19 岁前停止发作，但不到 2% 的病例可能继续癫痫发作。

（2）儿童失神癫痫：大多于 3～13 岁发病，6～7 岁为高峰，近 2/3 为女孩，有明显遗传倾向。表现为频繁的失神发作，一日数次甚至上百次。每次发作数秒钟，不超过 30 秒，因而不跌倒，也无明显体位改变。患儿对发作中情况不能回忆，无头痛、嗜睡等发作后症状，体格检查无异常。EEG 为特征性全部性棘慢复合波暴发，过度换气常可诱发特征 EEG 暴发图形和临床发作。药物易于控制，预后大多良好。

（3）婴儿痉挛（又称 West 综合征）：本病以 1 岁前婴儿期起病（出生后 4～8 个月为高峰）、频繁的痉挛发作、特异性高幅失律 EEG 图形以及病后精神运动发育倒退为其基本临床特征。痉挛发作主要表现为屈曲型、伸展型和混合型 3 种形式，但以混合型和屈曲型居多。屈曲型痉挛发作时，婴儿呈点头哈腰屈（或伸）下肢状。伸展型发作时婴儿呈角弓反张样。痉挛多成串地发作，每串连续数次或数十次，动作急速，可伴有婴儿哭叫。常于思睡和睡醒时加重。高幅失律 EEG 对本病诊断有价值，在不同步，不对称，并有暴发抑制交替倾向的高波幅慢波背景活动中，混有不规则的、多灶性棘尖与多棘慢波暴发。睡眠记录更易获得典型高幅失律图形。其病因复杂，大致可分为隐源性和症状性两大类。后者是指发病前已有宫内、围生期或出生后脑损伤证据，如精神运动发育迟缓、异常神经系统体征或脑部影像学改变等，治疗效果差，80% 以上存在遗留智力低下。约 20% 的婴儿痉挛病例属隐源性，病前无脑损伤证据可寻，若早期治疗 40% 患儿可望获得基本正常的智能和运动发育。

（4）Lennox-Gastaut 综合征（简称 LGS）：本综合征以儿童期（1～8 岁）起病、频繁而多样的发作形式，EEG 呈慢-棘慢（<3 Hz）复合波及智力运动发育倒退为基本特征。25% 以上的婴儿有痉挛病史。一天内可同时有多种形式发作，其中以强直性最多见，次为肌阵挛或失张力发作，还可有强直阵挛，不典型失神等。非快速眼动（NREM）睡眠期较清醒时有更频繁发作。多数患儿的智力和运动发育倒退。EEG 显示在异常慢波背景活动上重叠 1.5～2.5 Hz 慢-棘慢复合波。治疗困难，1/3 以上患儿对多种抗癫痫药物无效，是儿童期主要的一种难治性癫痫。

（5）全面性癫痫伴热性惊厥附加征（GEFS＋）：近年，国际多数学者建议不再把热性惊厥（FS）诊断为癫痫，但认定为一种儿童时期常见的癫痫综合征——GEFS＋。然而，与一般 FS 不同，GEF＋患儿于 6 岁后继续有频繁的、伴发热或无热的痫性发作，总发作次数超过一般 FS，甚至可达数十次（二至百余次）。<3 Hz 的慢棘慢复合波为本病的EEG 特征。GEFS＋常有癫痫或 FS 家族史，一个家族中可有多种发作形式，多数仅表现为一般 FS，但部分于 6 岁后继续频繁的 FS（强直阵挛性发作）发作，称为 FS＋。

GEFS＋的发生受遗传因素影响，一些人根据家系分析认定属常染色体显性遗传，由于不完全外显率，导致了临床各种表型。但有学者主张为复杂性多基因遗传，以此解释GEFS＋的表型异质性。近年初步锁定本病的两个基因座分别在 19 q 和 2 q 上。

四、诊断

确立癫痫诊断，应力求弄清以下 3 个问题：①其发作究竟是否为痫性发作；②若系痫性发作，进一步明确是什么发作类型，抑或属于某一特殊的癫痫综合征；③尽可能明确或推测癫痫发作的病因。

（一）相关病史

1. 发作史

癫痫患儿可无明显异常体征，详细而准确的发作史对诊断特别重要。癫痫发作应具有发作性和重复性这一基本特征。问清楚从先兆、发作起始到发作全过程，有无意识障碍，是局限性还是全身性发作，发作次数及持续时间，有无任何诱因，以及与睡眠的关系等。

2. 既往史

提示与脑损伤相关的个人过去史，如围生期异常、运动及智力发育落后、颅脑疾病与外伤史等。

3. 家族病史

癫痫、精神病及遗传代谢病家族史。

（二）体格检查

尤其是与脑部疾患相关的阳性体征，如头围、智力低下、瘫痪、锥体束征或各种神经皮肤综合征等。

（三）辅助检查

癫痫定位检查的方法分为 3 大类，即：①脑电生理检查，如各种 EEG；②脑形态学检查，如 CT、MRI 等；③脑功能显像，如 MAR，DSA、脑代谢显像及脑神经受体显像。

1. 脑电图（EEG）

脑电图是诊断癫痫最重要的实验室检查，不仅对癫痫的确诊，而且对临床发作分型和转归分析均有重要价值。EEG 中出现棘波、尖波、棘慢复合波等痫样放电者，有助于癫痫的诊断。多数痫样波的发放是间歇性的，EEG 描记时间越长，异常图形发现率越高。若仅做常规清醒描记，EEG 阳性率不到 40%，加上睡眠等各种诱发试验可增至 70%。故一次常规 EEG 检查正常不能排除癫痫的诊断。必要时可进一步做动态脑电图（AEEG）或录像脑电图（VEEG），连续做 24 小时或更长时程记录，可使阳性率提高至 80%～85%。若在长时程记录中出现"临床发作"，不仅能获得发作期痫性放电图形，还可明确癫痫波发放的皮层起源区，区分原发与继发性癫痫。实时观察"临床发作"录像，能更好确认发作类型。

2. 影像学检查

当临床表现或脑电图提示为局灶性发作或局灶继发全身性发作的患儿，应做颅脑影像学包括 CT、MRI 甚至功能影像学检查。

五、鉴别诊断

（一）婴幼儿擦腿综合征

发作时婴儿双下肢用劲内收，或相互摩擦，神情贯注，目不转睛，有时两上肢同时用劲，伴出汗。本病发作中神志始终清楚，面红而无苍白青紫，可随时被人为中断，发作期和发作间期 EEG 正常，可与癫痫区别。

（二）婴幼儿屏气发作

多发生于 6～18 个月的婴儿。典型表现是当遇到不愉快而引起啼哭时，立即出现呼吸停止，青紫和全身肌张力低下，可有短暂意识障碍，一般不超过 1 分钟。再现自主呼吸后随即一切恢复正常。与癫痫的区别在于本病明显以啼哭为诱因，意识丧失前先有呼吸暂停及青紫，EEG 无异常，随年龄增大发作逐渐减少，5 岁以后不再发作。

（三）睡眠障碍

1. 夜惊

常见于 4～7 岁儿童，属非动眼睡眠期（NREM）的睡眠障碍。深睡中患儿突然坐起哭叫，表情惊恐，伴有瞳孔散大、出汗、呼吸急促等交感神经兴奋表现，不易唤醒。数分钟后即再度安静入睡。次日对发作无记忆。根据其发作的自限性，EEG 正常，可与癫痫区别。

2. 梦魇

以学龄前或学龄期儿童居多。常发生在后半夜和动眼睡眠期（REM），患儿因服梦而引起惊恐状发作。与夜惊不同，梦魇中患儿易被唤醒，醒后对刚才梦境能清楚回忆，并因此心情惶恐无法立即再睡。根据其 EEG 正常，对发作中梦境的清楚回忆，可与癫痫鉴别。

3. 梦游症

梦游症也叫 NREM 深睡期障碍。患儿从睡中突然起身，从事一些无目的的活动，如穿衣、搜寻、进食甚至开门窗等。发作中表情呆滞，自言自语地说一些听不懂的言辞。醒后对发作无记忆。与精神运动性癫痫发作的区别在于各次发作中梦游症的异常行为缺少一致性，发作中 EEG 正常，患儿易被劝导回床，也无发作后意识恍惚或乏力等表现。

（四）偏头痛

本病是小儿时期反复头痛发作的主要病因。典型偏头痛主要表现为视觉先兆、偏侧性头痛、呕吐、腹痛和嗜睡等。儿童以普通型偏头痛多见，无先兆，头痛部位也不固定。常有偏头痛家族史，易伴恶心、呕吐等胃肠道症状。实际上临床极少有单纯的头痛性或腹痛性癫痫者，偏头痛决不会合并惊厥性发作或自动症，EEG 中也不会有局灶性痫性波放电。

（五）抽动性疾患

抽动是指突发性不规则肌群重复而间断的异常收缩（即所谓运动性抽动）或发声（即声音性抽动）。大多原因不明，精神因素可致发作加剧。主要表现为以下 3 种形式：①简单性抽动，仅涉及一组肌肉的短暂抽动如眨眼、头部抽动或耸肩等，或突然暴发出含糊不清的单音如吸气、清喉、吸吮、吹气甚至尖叫声；②复杂性抽动，多组肌群的协同动作，如触摸、撞击、踢下肢、跳跃等，缺乏目的性，成为不合时宜的异常突发动作，或模仿性姿势；③Tourette 综合征，是指多种运动性和语声性抽动症状持续 1 年以上，见于 21 岁以下儿童及青少年患者。可能与遗传因素有关。发作程度时轻时重，形式常有变化。常于 5～10 岁发病，男孩更多见。初期可能仅为简单性抽动，以后发展为复杂性抽动，病情波动，并反复迁延不愈，甚至持续到成年。

（六）晕厥

晕厥是暂时性脑血流灌注不足引起的一过性意识障碍。年长儿多见，尤其青春期。常发生在患儿持久站立，或从蹲位骤然起立以及剧痛、劳累、阵发性心率不齐、家族性 QT 间期延长等情况中。晕厥前，患儿常有眼前发黑、头晕、面色苍白、出汗、无力等先兆，继而短暂意识丧失，偶有肢体强直或抽动，清醒后对发作情况不能回忆，并有疲乏感。与癫痫不同，晕厥患者意识丧失和倒地均逐渐发生，发作中少有躯体损伤，EEG

正常，头竖直-平卧倾斜试验呈阳性反应。

（七）癔症性发作

可与多种癫痫发作类型混淆。但癔症发作并无真正意识丧失，发作时慢慢倒下不会有躯体受伤，无大小便失禁或舌咬伤。抽搐动作杂乱无规律，瞳孔散大，深、浅反射存在，发作中面色正常，无神经系统阳性体征，无发作后嗜睡，常有夸张色彩。发作期与发作间期 EEG 正常，暗示治疗有效，不难与癫痫鉴别。

六、治疗

早期合理的治疗，能使 90% 以上癫痫患儿的发作得到完全或大部分控制，多数患儿可不再复发。家长、学校及社会应树立信心，批驳"癫痫是不治之症"这一错误观念。在帮助患儿接受正规治疗同时，应安排规律的生活、学习、作息、并注意其安全。

（一）药物治疗

合理使用抗癫痫药物是当前治疗癫痫的主要手段。

1. 早期治疗

反复的癫痫发作将导致新的脑损伤，早期规则治疗者成功率高。但对首次发作轻微，且无其他脑损伤伴随表现者，也可待第二次发作后再用药。抗癫痫药物的使用可参考表6-1。

2. 根据发作类型选药

常用药物中，丙戊酸（VPA）与氯硝西泮（CZP）是对大多数发作类型均有效的广谱抗癫痫药；而抗癫痫新药中，主要是托吡酯（TPM）和拉莫三嗪（LTG），这两种药物具有较广谱抗癫痫作用（表6-2）。

3. 单药或联合用药的选择

近 3/4 的病例仅用一种抗癫痫药物即能控制其发作。对于应用一种药物不能控制着，应考虑选择 2～3 种作用机制互补的药物联合治疗。

4. 用药剂量个体化

从小剂量开始，依据疗效、患者依从性和药物血浓度逐渐增加并调整剂量，达最大疗效或最大血浓度时为止。一般经 5 个半衰期服药时间可达该药的稳态血浓度。

5. 长期规则服药以保证稳定血药浓度

一般应在服药后完全不发作 2～4 年，又经 3～6 个月逐渐减量过程才能停药。婴幼儿期发病、不规则服药 EEG 持续异常以及同时合并大脑功能障碍者，停药后复发率高。青春期来临易致癫痫复发、加重，故要避免在这个年龄期减量与停药。

6. 定期复查

密切观察疗效与药物不良反应。除争取持续无临床发作外，至少每年应复查一次常规 EEG。针对所用药物的主要不良反应，定期监测血常规、血小板计数或肝肾功能。在用药初期，联合用药、病情反复或更换新药时，均应监测药物血浓度。

表 6-1 传统抗癫痫药物与抗癫痫新药

	药物	剂量 (mg/kg · d)	有效血度 (μg/mL)	消除半衰期 (h)	主要不良反应
传统抗癫痫药物	丙戊酸钠（VPA）	15～40	50～100	11～20	食欲和体重增加、肝功能损害等
	卡马西平（CBZ）	15～30	4～12	8～20	头晕、皮疹、白细胞减少、肝功能损害等
	苯妥英钠（PHT）	3～8	10～20	22	齿龈增生、共济失调、皮疹、白细胞减少
	苯巴比妥（PB）	3～5	20～40	48	多动、注意力不集中、皮疹
	乙琥胺（ESX）	20	40～120	55	胃肠道反应、头痛、白细胞减少
	氨硝西泮（CZP）	0.02～0.2	20～80	20～60	嗜睡、共济失调、流涎、全身松软
	硝西泮（NZP）	0.2～1	–	8～36	同 CZP
	促肾上腺皮质（ACTH）	25～40 单位	–	–	肾上腺皮质功能亢进
	托吡酯（TPM）	3～6	–	15	嗜睡、思维慢、食欲减退、体重减低、少汗
抗癫痫新药	拉莫三嗪（LTG）	5～15	20～80	20～30	皮疹、嗜睡头痛、共济失调、胃肠反直
	氨基烯酸（VGB）	40～80		5～6	嗜睡，精神压抑，视野缺失
	奥卡西平（OCBZ）	10～30	–	8～15	同 CBZ，但较 CBZ 轻

表 6-2 不同癫痫发作类型的药物选择

发作类型	抗癫痫药物	
	常用抗癫痫药物	抗癫痫新药
强直-阵挛性发作（原发和维发）	VAP、CBZ、PB、PHT、CZP	TPM、LTG
肌阵挛，失张力、强直性或不典型失神发作	VPA、CZP、NZP	TPM、LTG
失神发作	ESMI、VPA、CZP	LTG
局灶性发作，继发性强直-阵挛发作	CBZ、VPA、PHT、PB、CZP	TPM
婴儿痉挛	ACTH、CZP、VPA、NZP	VGB、TPM、LTG

（二）手术治疗

有 20%～30% 的患儿因对各种抗癫痫药物（AEDS）治疗无效而被称为难治性癫痫，对其中有明确局灶性癫痫发作起源的难治性癫痫，可考虑手术治疗。手术适应证：①难治性癫痫，有缓慢发展的认知障碍及神经功能受损表现；②病灶切除后不致引起难于接受的新病灶；③证实无代谢性疾病；④体检发现有定位及定侧的皮质功能障碍；⑤MRI 定位在一个半球的局部病变；⑥三大常规检查（MRI，PET，V-EEG）有一致性定侧及定位表现。

近年对儿童难治性癫痫的手术治疗有增多趋势，其中 2/3 因颞叶病灶致癫痫难治而行病灶切除，术后约 60% 发作缓解，36% 有不同程度改善。其他手术方式包括非颞叶皮层区病灶切除术、病变半球切除术以及不切除癫痫灶的替代手术（如胼胝体切断术，软脑膜下皮层横切术）。

手术禁忌证包括：伴有进行性大脑疾病、严重精神智能障碍（IQ<70）、活动性精神病或术后会导致更严重脑功能障碍的难治性癫痫患者。

（三）癫痫持续状态（ES）的急救处理

1. 尽快控制 ES 发作

立即静脉注射有效而足量的抗癫痫药物，通常首选地西泮，大多在 1～2 分钟止惊，每次剂量 0.3～0.5 mg/kg，一次总量不超过 10 mg。原液可不稀释直接静脉推注，速度不超过 1～2 mg/（次·分）[新生儿 0.2 mg/（次·分）]。必要时，0.5～1 小时后可重复 1 次，24 小时内可用 2～4 次。静脉注射困难时同样剂量经直肠注入比肌内注射见效快，5～10 分钟可望止惊。静脉推注中要密切观察有无呼吸抑制。与地西泮同类的有效药物还有劳拉西泮或氯硝西泮。此外，苯妥英钠，苯巴比妥都属于抢救 ES 的第一线药物，其作用各有特色，可单独或联合应用。

2. 支持治疗

主要包括：①生命体征监测，重点注意呼吸循环衰竭或脑疝体征；②保持呼吸道通畅，吸氧，必要时人工机械通气；③监测与矫治血气、血糖、血渗透压及血电解质异常；④防治颅压增高。

（四）其他

1. 干细胞移植

人类颞叶癫痫的主要病理改变是海马硬化，即选择性神经细胞丢失和胶质细胞增生。用移植细胞替代丢失的神经元，可修复损伤的神经系统，阻断颞部癫痫的发生与发展，并克服药物治疗和手术治疗的缺点，从根本上治愈癫病。供体细胞主要是胚胎细胞，如将绿色荧光蛋白（GFP）和转基因骨髓基质干细胞（BMSCS）移植至致病鼠后能够存活、迁移，并能够改善癫痫鼠的脑细胞功能。这可成为一种有效的癫痫治疗手段。

2. 神经肽 Y（NPY）

在中枢神经系统中，有相当数量的不同类型的中间神经元以它们各自所表达的一系列神经肽的不同而被区分，而中间神经元在调节中枢神经兴奋性的过程中，神经肽起着非常关键的作用。NPY 能够强有力地抑制人类齿状回的兴奋性突触传递，在动物模型中具有强大的抗痫作用。

第四节　小儿惊厥

惊厥是小儿时期常见的急症，由大脑细胞群神经元的异常放电所致的大脑功能的暂时性紊乱，表现为全身或局部肌肉抽搐，可伴有不同程度的意识障碍。若惊厥持续超过30 分钟，或频繁惊厥中间无清醒期者，称为惊厥持续状态；当惊厥持续 20 分钟以上者，可致脑损伤。有时惊厥后产生暂时性肢体瘫痪，称为 Todd 麻痹。

一、病因

小儿惊厥可由各种原因引起，可发生于各年龄组，但以 2 岁内多见。

（一）感染性疾病

多数伴发热，但严重感染可以不发热。感染性又分为颅内感染与颅外感染。

1. 颅内感染性疾病

细菌性脑膜炎、脑脓肿、结核性脑膜炎、颅内静脉窦炎、病毒性脑炎、脑膜炎、隐球菌性脑膜炎、脑寄生虫病，如脑型肺吸虫病、血吸虫病、棘球蚴病、脑型疟疾及脑囊虫病等。

2. 颅外感染性疾病

可以是因感染所致的高热引起惊厥（热性惊厥）或为感染的中毒症状。常见的颅外感染有呼吸道感染（上呼吸道感染、急性扁桃体炎、中耳炎、肺炎等），消化道感染（细菌性、病毒性胃肠炎），泌尿道感染（急性肾盂肾炎），全身性感染和传染病（败血症、幼儿急疹、麻疹、猩红热伤寒、感染性中毒性脑病及 Reye 综合征）。

（二）非感染性疾病

多为无热惊厥，但非感染性惊厥亦可为发热诱发。

1. 颅内非感染性疾病

主要为癫痫，可为原发性（多为遗传性）癫痫，亦可为症状性癫痫（颅脑外伤、颅内出血、脑肿瘤、脑血管病变，中枢神经感染后、中枢神经系统畸形、脑变性、脱髓鞘病及急性脑水肿等）引起。

2. 颅外非感染性疾病

（1）代谢性：低血糖症、水中毒、低钠血症、高钠血症，低镁血症低钙血症等。

（2）遗传代谢缺陷：半乳糖血症、苯丙酮尿症、维生素 B 依赖症、枫叶糖尿症、高氨基酸血症等。

（3）中毒性：药物中毒有中枢兴奋剂、氨茶碱、抗组胺药、山道年、异烟肼等；食物中毒如毒草、白果、核仁、木薯、发芽马铃薯、霉变甘蔗等；农药与杀鼠药如有机磷、有机氯、磷化锌、安妥等。

（4）各种原因引起的脑缺氧（窒息和心源性急性脑缺氧等）。

二、诊断

详细询问病史，如惊厥发作年龄、发作形式、发作频度、发作持续时间，是否伴有发热，病变是静止还是进行性的；体格检查应全面，包括全身和神经系统的检查，注意与惊厥有关的异常特征，如智力、行为、皮肤异常色素斑（脱色斑与牛奶咖啡色斑）、脑部大小及外形、肝脾大、肢体活动情况、前囟、眼底及病理反射等；根据具体情况，选择性做实验室的辅助检查，以明确病因诊断。

（一）惊厥发作

对于任何突然发生的发作，形式刻板，伴有意识障碍，都应想到惊厥发作的可能。若医生能亲自看到发作过程，患儿瞳孔散大、且对光反应消失，而患儿对发作过程不能回忆，则惊厥的诊断即可成立。EEG 检查是诊断小儿惊厥性疾病的重要辅助检查，若临床上有发作，EEG 呈痫样放电或弥漫性改变，惊厥的诊断可以确定。

须与惊厥鉴别的阵发性发作的疾病有：

1. 屏气发作

见于 6 个月至 4 岁小儿，因疼痛或要求得不到满足时，突然急哭、屏气、发绀，严重者可有意识丧失和抽搐惊厥，但睡眠时不发作，EEG 检查正常。

2. 昏厥

多见于年长的女孩，发作前有长时间的站立，或有紧张、恐惧心理，发作时往往眼前发黑、面色苍白，然后倒下，EEG 检查多为正常。

3. 多发性抽动

多发生于 2～15 岁，常表现为不自主的眨眼、缩鼻子、张嘴或努嘴、摇头、耸肩等，突然发作，但发作时患者意识清楚，若思想集中时可自控片刻，入睡后消失，EEG 检查正常或未见痫样放电。

4. 交叉性擦腿动作

见于婴幼儿，主要见于女孩，发作时面部涨红、多汗，两大腿夹紧、并上下屈动下肢以摩擦外阴部，发作时患儿意识清楚，但当转移注意力可中止发作。

5. 癔症性抽搐

一般为年长儿，有情感性诱因，发作时患儿四肢似呈大幅度抽动，但患儿意识清楚，瞳孔不散大，对光反应敏感，发作后无昏睡，EEG 阴性，精神暗示治疗可终止，且患儿不会跌倒、自伤和大小便失禁等。

6. 睡眠障碍

夜惊是入睡后不久突然坐起来、恐惧状，数分钟后安静下来入睡。梦游是睡眠中小儿突然坐起来，下床做一些无目的动作。睡眠肌阵挛是入睡后不久肢体不规则的抽动。夜惊、梦游和睡眠肌阵挛常常和复杂部分性发作相混淆，而睡眠脑电图诱发试验对鉴别诊断很有价值。

（二）惊厥的病因

首先区别是感染性还是非感染性，感染性是颅内感染还是颅外感染，同样地，对非感染性惊厥者要区别是颅内病变还是全身性系统性疾病。

重要的惊厥病因特点如下：

1. 热性惊厥

这是小儿惊厥最常见的病因，3%～4% 小儿有过热性惊厥。热性惊厥最常见于 6 个月至 5 岁的小儿，最后复发年龄不超过 7 岁；先发热后惊厥，发热≥38.5℃，惊厥发作多在初热的 24 小时内；惊厥呈全身性，伴意识丧失，惊厥持续 10 分钟内，不超过 15 分钟，发作后很快清醒；多伴有呼吸道、消化道感染，而无中枢神经系统感染及其他脑损伤；惊厥发作后 2 周 EEG 正常；患儿体格检查和精神运动发育正常，往往有家族遗传倾向史。在下列情况患儿虽为发热惊厥，但不能诊断为热性惊厥：①中枢神经系统感染；②中枢神经疾病，如颅脑外伤、颅内出血、占位、脑水肿及癫痫发作伴发热者；③严重的全身性代谢紊乱，如低血糖、低钠血症、苯丙酮尿症；④明显遗传性疾病，如结节性硬化、多发性神经纤维瘤病等神经皮肤综合征；⑤新生儿期的有热惊厥。热性惊厥根据发作特点和预后不同分为两型。单纯性热性惊厥：发作为全身性，持续数秒至数分钟，不超过 15 分钟，24 小时内多无复发，发作后无神经系统异常；复杂性热性惊厥：发作量局灶性，持续 15 分钟以上，24 小时内有重复发作，发作后为暂时性麻痹。前者发展为癫痫的概率为 2%～3%，后者为 50% 左右。

2. 急性中毒性脑病

某些急性感染过程中，可能是由病原体毒素、机体的过敏反应、脑血管痉挛、脑缺血缺氧脑水肿、水电解质紊乱等引起的脑病，可见于急性细菌性痢疾、肺炎、百日咳、伤寒、败血症等疾病的极期，除有原发性疾病的症状、体征外，常伴有急性的意识障碍、惊厥、昏迷等。腰穿示脑脊液压力增高，而脑脊液中蛋白和细胞数多为正常或升高。

3. 癫痫

大发作时意识丧失、瞳孔散大、对光反应消失、口吐白沫、四肢抽动、大小便失禁，具有反复发作史，间歇期 EEG 呈两侧对称性同步放电。局灶运动性发作，呈部分性抽搐，多不伴意识障碍，EEG 呈局灶性痫样放电。

4. 中枢神经系统感染

一般均有感染症状，如发热、意识障碍、中枢感染后的颅内高压症，如头痛、呕吐及脑膜刺激征，拟为中枢感染时应做腰穿，送脑脊液常规、生化和找病原体。脑炎者应做 EEG，化脓并发脑脓肿时做脑 CT 扫描。

5. 神经皮肤综合征

包括结节性硬化、多发性神经纤维瘤病、斯特奇-韦伯综合征及色素失禁症等，体检时应注意皮肤有无皮脂腺瘤、树叶状色素脱色斑，牛奶咖啡斑及面部葡萄酒色的血管痣，多有遗传性家族史。

6. 低钙惊厥

低钙惊厥为婴儿期常见的无热惊厥原因之一，可由维生素 D 缺乏性佝偻病、甲状旁腺功能减退（原发性或手术后）、慢性肾功能不全引起，以及酸中毒纠正后也可发生，可表现手足搐搦症、喉痉挛或全身性惊厥。大多数有佝偻病体征，血钙 1.7～2.0 mmol/L（7～8 mg/dL），血磷高于正常，心电图呈 Q-T 延长。

7. 低血糖症

婴幼儿和新生儿时期低血糖可出现惊厥，甚至意识障碍。大多由功能性或肝脏疾病引起，病前常有纳呆或减食、饥饿、感染、吐泻等前驱症，多为晨起惊厥，年长儿可伴有面色苍白、出汗、恶心、心悸等。血糖测定是必要的。

8. 维生素 B_6 依赖症

由于母妊娠期呕吐而服用大量维生素 B_6，可使新生儿对其依赖，惊厥常发生于出生后数小时至数天内。而维生素 B_6 缺乏所致惊厥，常发生于 10 个月内，若静脉注射维生素 B_6 25～100 mg，可使惊厥停止，此法可作为诊断性治疗。

9. Reye 综合征

常发生于婴幼儿，前驱期常有轻微的上呼吸道感染症状，继之出现顽固性呕吐、抽搐、昏迷，而肝脏增大，血清 GPT 增高，血氨明显升高，血糖常降低。

10. 阿-斯综合征

系完全性房室传导阻滞引起的急性脑缺血所致，当心脏停搏 5～10 秒就可致昏厥，停搏 15 秒以上就发生惊厥，心脏听诊和心电图检查异常。

11. 高血压脑病

主要由急性肾炎、慢性肾炎、长期大剂量激素应用、嗜铬细胞瘤及肾血管畸形等所致，往往先有复视、一过性失明、头痛、呕吐、眼底动脉痉挛及乳头水肿或视网膜出血、渗出，血压明显升高，当血压骤升时引起惊厥，甚至昏迷。

（三）惊厥病因鉴别诊断

惊厥发病年龄，季节及急慢性发作，对惊厥的病因鉴别诊断有帮助。

（1）各年龄组惊厥病因不尽相同。新生儿期，新生儿出生后 3 天内主要有产伤、颅内出血、窒息、低血糖，4～7 天常见病因有低钙血症、低镁血症、核黄疸、化脓性脑膜炎和颅脑畸形；婴幼儿期，婴儿常为热性惊厥、化脓性脑膜炎、中毒性脑病及癫痫；学龄前期，小儿多为中毒、颅脑外伤、中枢感染、肿瘤及癫痫。

（2）发病季节不同。热性惊厥终年可见；春季惊厥常由低钙惊厥、流行性脑脊髓炎引起；夏季有流行性乙型脑炎、中毒性菌痢及肠道病毒性脑炎。

（3）起病方式不同。急性非反复发作的常见病因有热性惊厥、中枢神经系统感染、颅内出血、外伤及中毒等；慢性且反复发作的常见病因有癫痫、外伤后、中枢感染后及脑变性病等。惊厥伴有局灶性体征时多考虑脑内炎症、脑血管病变、脑肿瘤、脑脓肿等；急性起病，惊厥伴发热，多注意中枢神经系统感染，腰穿应列为常规检查。

三、治疗

惊厥发作时应尽快地控制，并积极寻找病因给予治疗。

（一）一般处理

（1）保持安静，禁止一切不必要的刺激。

（2）加强护理，防止外伤。

（3）保持呼吸道通畅，及时吸去喉部分泌物，防止吸入性窒息。

（4）严重者给氧，减少缺氧性脑损伤。

（二）止痉

特别对惊厥持续状态或频繁惊厥者应尽早控制惊厥。一般先给一次控制惊厥的负荷量，以尽快达到有效血药浓度，然后再给予维持量，以保证维持有效的血药浓度。

1. 地西泮（安定）

为首选药，因静脉给药数秒钟可进入脑组织，数分钟内于血和脑组织达到峰值，因再分布于 30 分钟后很快下降，其剂量为每次 0.25～0.5 mg/kg，速度 1 分钟不>1 mg，必要时可在 15～30 分钟后重复静脉注射，最大剂量每次不超过 10 mg。不应肌内注射，因不易吸收，但直肠给药吸收亦快。一般在经用本药止痉后，用苯巴比妥每次 10 mg/kg 维持。

2. 苯巴比妥钠

止惊效果好，维持时间长，不良反应少。苯巴比妥一次负荷量 15～20 mg/kg，12 小时后给维持剂量 4～5 mg/kg，5 岁不超过 250 mg，12 岁不超过 500 mg。

3. 氯硝西潘

作用快，持续时间长达 18～24 小时，剂量每次 0.05～0.1 mg/kg，静脉滴注或肌内注射，每天 1 次。

4. 水合氯醛

每次 50 mg/kg 保留灌肠，止痉作用亦快，必要时 30～60 分钟后重复。

5. 丙戊酸钠静脉注射液

作用快，持续作用 10～12 小时，对心脏呼吸无抑制作用，每天剂量通常为20～30mg/kg。当与肝酶诱导作用的抗惊厥药物合用时，每天剂量应增加 5～10 mg/kg；与苯巴比妥联合应用时，苯巴比妥剂量应减少。

（三）对症治疗

热性惊厥者应给予药物降温和物理降温；对伴有颅内压增高或频繁惊厥发作或癫痫持续状态者应给予甘露醇降颅压，同时纠正水和电解质紊乱。

（四）病因治疗

对于病因应积极寻找并治疗，这在治疗惊厥时是不可忽视的。积极治疗中枢神经系统感染；纠正低血糖症、低镁血症、低钙血症；祛除颅内肿瘤和颅内血肿；对于癫痫反复发作者应予以规范的抗癫痫药物治疗。

第五节　脑性瘫痪

脑性瘫痪，简称脑瘫，是指出生前到出生后 1 个月内由各种原因引起的脑损伤所致的非进行性综合征。主要表现为中枢性运动功能障碍及姿势异常，严重者可伴有智力低下、癫痫、行为异常、视听觉或语言功能障碍。发达国家的患病率在 1%～4%，我国的患病率在 2% 左右。

一、病因

病因不一，可由多种因素引起，约 1/4 的病例找不到病因。足月脑瘫患儿出生前因素占主要地位，而早产脑瘫患儿出生时及新生儿期因素占主要地位。

（一）出生前因素

母妊娠早期感染、严重营养缺乏、中毒、放射线照射，胎儿期的发育畸形等。

（二）出生时因素

主要是各种原因（如胎盘早剥、脐带绕颈等）引起的脑缺氧，以及早产、颅内出血等。

（三）出生后因素

新生儿期严重感染、胆红素脑病（核黄疸）、惊厥、窒息等。

二、分类

（一）根据运动功能障碍特点分型

1. 痉挛型

最常见，占脑瘫的 60%～70%。病变波及锥体束。表现为肌张力增高，肌力差、肢体活动受限。上肢内收，肘腕关节屈曲，手指屈曲呈紧握拳状，拇指内收，双下肢伸直，大腿内收髋关节内旋，踝关节跖屈，足尖着地，双下肢交叉呈剪刀状。腱反射亢进，锥体束征阳性。

2. 手足徐动型

约占脑瘫的20%。主要病变在锥体外系统。表现为难以控制的无目的的不自主运动或手足徐动，入睡时消失。常有语言困难，多数患儿无惊厥，通常无锥体束征，智力发育障碍不严重。

3. 强直型

很少见。主要为锥体外系症状。全身肌张力显著增高，常伴严重智力低下。

4. 共济失调型

较少见。主要病变在小脑。症状表现为步态不稳、肌张力低下。

5. 震颤型

很少见。表现为四肢震颤。

6. 肌张力低下型

本型多为婴幼儿脑瘫的暂时阶段，以后大多转为痉挛型或手足徐动型。

7. 混合型

同时存在上述2种及以上类型。

（二）按受累的部位不同分型

①四肢瘫；②双瘫；③截瘫；④偏瘫；⑤双重性偏瘫；⑥三肢瘫；⑦单瘫。

三、临床表现

脑瘫以出生后非进行性运动发育异常为特征，临床表现由于受损的部位不同而异，但其共有症状为：①运动发育落后，主动运动减少。患儿不能完成同龄正常儿应能完成的动作；②肌张力异常，大多肌张力增高，但也可表现为肌张力低下，因不同的类型有其不同的表现；③姿势异常，其姿势与肌张力异常及原始反射延缓消失有关；④反射异常，一般表现为原始反射延缓消失，保护性反射延缓出现。痉挛性脑瘫可表现腱反射亢进、踝阵挛及Babinski征阳性。脑瘫患儿除运动障碍外，常合并其他功能障碍，常见的有智力低下、癫痫、斜视、其次有眼震、发音障碍、听力障碍、小头畸形、关节脱位等。

四、诊断

一般诊断不难。主要依据病史及体检。1/2～2/3患儿的CT、MRI异常，但正常者也不能否认脑瘫的诊断。影像学的检查往往只对查找病因、判断预后有参考价值。

早期诊断很重要。如小儿常有过度哭闹、入睡困难、喂养困难、过度敏感、易激惹、护理困难等表现时应作详细检查，以排除脑瘫的可能。

五、预防

积极做好妊娠女性及新生儿保健工作，如预防感染、早产、难产；分娩时防止窒息及颅内出血；提高对新生儿疾病的防治工作，如预防和治疗高胆红素血症等。

六、鉴别诊断

(一)脑白质营养不良

为遗传性疾病，起病于 1~2 岁或更晚。症状呈进行性加重，表现为步态不稳，痉挛性双侧瘫痪，惊厥，语言障碍，视神经萎缩等，最终呈去大脑强直状态。

(二)婴儿型脊髓性肌萎缩

患儿智力正常，腱反射消失，肌张力低下，可资鉴别。

(三)脊髓病变

包括脊髓炎、脊髓压迫症。截瘫呈进行性，双下肢可不对称，可有感觉障碍平面。当出现脑脊液循环障碍时，可见脑脊液蛋白量增加。

七、治疗

目的是促进各系统功能的恢复和正常发育、纠正异常姿势、减轻其伤残程度。

(一)治疗原则

早期发现、早期治疗有助于神经的分化和髓鞘的发育，容易取得疗效。

(二)综合治疗

1. 以功能训练为主

(1)体能运动训练：针对各种运动障碍和异常姿势进行物理学手段治疗。

(2)技能训练：重点训练上肢和手的精细运动，提高患儿独立生活技能。

(3)语言训练：包括听力、发音、语言和咀嚼吞咽功能的协同矫正。

2. 矫形器的应用

功能训练中，配合使用一些支具或辅助器械，有助于矫正异常姿势，抑制异常反射。

3. 手术治疗

主要用于痉挛型，目的是矫正畸形，恢复或改善肌力与肌张力的平衡。

4. 其他

如高压氧舱、水疗、电疗等，对功能训练有辅助作用。

5. 加强家庭训练

本病的康复是个长期过程，家庭训练占有一定的位置，应加强其父母的信心及功能训练手法学习，在医生指导下共同制订训练计划，合理、适度地进行训练。

八、预后

轻症瘫痪、智力正常或接近正常者，瘫痪的肢体经过锻炼可得到改善，预后较好。瘫痪严重、智力低下者则较难恢复，常因感染、严重营养不良而危及生命。

第七章　血液系统疾病

第一节　小儿贫血

一、贫血的定义和标准

贫血指末梢血中单位容积内红细胞数或血红蛋白量低于正常。

根据世界卫生组织的资料，小儿贫血标准为：6个月至6岁者血红蛋白＜110 g/L；6～14岁者血红蛋白＜120 g/L。6个月内婴儿由于生理性贫血的因素，血红蛋白值变化较大，目前尚无统一标准。我国小儿血液学会议暂定以下标准为贫血：新生儿期，血红蛋白＜145 g/L；1～4个月时，血红蛋白＜90 g/L；4～6个月时，血红蛋白＜100 g/L。

二、贫血分度

根据外周血血红蛋白量或红细胞数下降的程度可将贫血分为轻、中、重、极重四度。血红蛋白为90～120 g/L者属轻度，60～90 g/L者为中度，30～60 g/L者为重度，＜30 g/L者为极重度。

三、贫血分类

小儿贫血一般采用病因分类和形态分类，临床大多采用病因诊断，形态分类有助于病因推断。

（一）病因分类

根据导致贫血的原因不同，将贫血分为红细胞或血红蛋白生成不足、红细胞破坏过多（溶血）和失血性贫血3大类。

1. 红细胞和血红蛋白生成不足

（1）造血物质缺乏：如营养性缺铁性贫血、营养性巨幼细胞贫血。

（2）骨髓造血功能障碍：如再生障碍性贫血。

（3）其他：感染、癌症以及慢性肾脏病所致的贫血等。

2. 溶血性贫血

可因红细胞内在缺陷或红细胞外在因素引起。

（1）红细胞内在缺陷：①红细胞膜结构缺陷，如遗传性球形细胞增多症、遗传性椭圆形细胞增多症等；②红细胞酶缺陷，如葡萄糖-6-磷酸脱氢酶（G-6-PD）缺乏症、丙酮酸激酶（PK）缺乏症等；③血红蛋白合成异常，如珠蛋白生成障碍性贫血（又称地中海贫血）、血红蛋白病等。

（2）红细胞外在因素：①免疫性疾病，体内存在破坏红细胞的抗体，如新生儿溶血病、自身免疫性溶血性贫血、药物所致的免疫性溶血性贫血等；②非免疫性因素，感染（如疟疾）、物理化学因素、毒素或脾功能亢进、弥散性血管内凝血等。

3. 失血性贫血

包括急性失血性贫血及慢性失血性贫血。

（二）形态分类

这种分类的基础是根据检测红细胞数、血红蛋白量和血细胞比容计算红细胞平均容积（MCV）、红细胞平均血红蛋白量（MCH）和红细胞平均血红蛋白浓度（MCHC），将贫血分为4类（见表7-1）。

表7-1 贫血的细胞形态分类

	MCV（fl）	MCH（pg）	MCHC（%）
正常值	80～94	28～32	32～38
大细胞性贫血	＞94	＞32	32～38
正细胞性贫血	80～94	28～32	32～38
单纯小细胞性贫血	＜80	＜28	32～38
小细胞低色素性贫血	＜80	＜28	＜32

四、小儿贫血诊断要点

贫血只是一种症状或综合征，贫血的诊断必须做到明确病因，才能进行合理和有效的治疗。详细询问病史、全面的体格检查和必要的实验室检测是贫血病因诊断的重要依据。

（一）病史

询问病史时应注意下列各项。

（1）发病年龄：可提供诊断线索，不同年龄引起贫血的常见病因不同。

（2）病程经过和伴随症状：不同原因引起的贫血其发病急缓、病程进展快慢以及伴随症状均有差别。

（3）喂养史：对营养缺乏性贫血的诊断有重要意义。

（4）既往史：询问有无与贫血有关的其他系统疾病，还要询问有无应用对造血系统有副作用的药物史。

（5）家族史：与遗传有关的贫血，其家族中常有同样患者。

（二）体格检查

应注意下列各项。

（1）生长发育：慢性贫血往往有生长发育障碍。某些遗传性溶血性贫血，特别是重型 β 珠蛋白生成障碍性贫血，除发育障碍外还有特殊面貌。

（2）营养状况：营养不良患儿常伴有营养性贫血。

（3）皮肤、黏膜：皮肤和黏膜苍白的程度一般与贫血程度成正比。观察甲床、结膜及唇黏膜的颜色比较可靠。如贫血伴有皮肤、黏膜出血点或瘀斑，要注意排除出血性疾病和白血病。伴有黄疸时提示溶血性贫血。

（4）指甲和毛发：缺铁性贫血的患儿指甲变薄、变脆、扁平或为匙状甲。巨幼细胞贫血患儿头发干枯、发黄、无光泽等。

（5）肝脾和淋巴结肿大：这是婴幼儿贫血常见的体征。肝脾轻度肿大多提示骨髓外造血；如肝脾明显肿大且以脾大为主者，多提示遗传性溶血性贫血；贫血伴有明显淋巴结肿大者应考虑造血系统恶性病变（如白血病、恶性淋巴瘤）。

（三）实验室检查

血液检查是贫血鉴别诊断不可缺少的措施，应由简而繁，选择必要的检查。

（1）红细胞计数、血红蛋白量、MCV、MCH、MCHC：可确定贫血存在与否、贫血程度、形态学类型。

（2）红细胞形态：仔细观察血涂片中红细胞大小、形态及染色情况，对贫血诊断有重要意义。

（3）网织红细胞计数：可间接反映骨髓造血功能状态，增多、减少见于不同病因的贫血；此外，在治疗过程中定期检查网织红细胞计数，有助于判断疗效。

（4）白细胞和血小板计数：可协助诊断或初步排除造血系统其他疾病（如白血病）以及感染性疾病所致的贫血。

（5）骨髓涂片检查：可直接了解骨髓造血细胞生成的质和量的变化，对某些贫血的诊断具有决定性意义。同时做骨髓活检，对白血病、转移瘤等骨髓病变，更具诊断价值。

（6）血红蛋白分析检查：对珠蛋白生成障碍性贫血、异常血红蛋白病的诊断有重要意义。

（7）红细胞脆性试验：增高见于遗传性球形细胞增多症；减低见于珠蛋白生成障碍性贫血。

（8）特殊检查：如红细胞酶活力测定、抗人球蛋白试验、血清铁、铁蛋白检查等对某些贫血的病因诊断有意义。

五、贫血的治疗原则

（一）祛除病因

是治疗贫血的关键。

（二）一般疗法

加强护理，预防感染，调整饮食，加强营养。

（三）药物治疗

针对贫血的病因选择有效的药物治疗。如铁剂治疗缺铁性贫血；维生素 B_{16} 和叶酸治疗营养性巨幼细胞贫血；肾上腺皮质激素可用于治疗自身免疫性溶血性贫血和先天性纯红细胞再生障碍性贫血（再障）；红细胞生成素（EPO）用于肾性贫血；EPO、IL-3、粒-单集落刺激因子用于再障、骨髓异常增生综合征。

（四）造血干细胞移植

对于严重的再生障碍性贫血、β 珠蛋白生成障碍性贫血、骨髓异常增生综合征等严重的贫血，符合指征的可以进行造血干细胞移植。

（五）输血疗法

重度贫血或合并感染或急需外科手术，是输血的指征。贫血严重者可输浓缩红细胞。贫血越重，一次输血量应越小、速度应越慢。一般按每次每千克体重 10 mL 计量，对于贫血合并肺炎的患儿，每次输血量以每千克体重 5～7 mL 为宜，速度更应减慢。

六、营养性缺铁性贫血

缺铁性贫血（IDA）是由体内铁缺乏致使血红蛋白合成减少而引起的一种小细胞低色素性贫血，为小儿贫血中最常见者，尤以婴幼儿发病率最高，是我国重点防治的小儿疾病之一。

（一）铁的代谢

1. 铁的来源

人体铁的来源有两条渠道：①从食物中摄取铁；②衰老红细胞破坏释放的铁（内源性铁）几乎全部被再利用。

2. 铁的吸收与转运

食物中的铁主要以 Fe^{2+} 形式在十二指肠及空肠上部被吸收。铁进入肠黏膜细胞后，一部分与细胞内的去铁蛋白结合，形成铁蛋白；另一部分通过肠黏膜细胞进入血液，与血浆中的转铁蛋白结合成血清铁（SI），随血液循环运送到骨髓等需铁和储铁组织。

不同食物中铁的含量不同，吸收率也不同。肌肉、鱼类、肝脏等动物性食物中的铁含量高，而且属于血红素铁，吸收率高（10%～25%）；人乳中铁含量虽不高但 50% 可被吸收；而牛乳中铁吸收率约为 10%；植物性食物中的铁属非血红素铁，吸收率很低（约1%）。维生素 C、果糖、氨基酸等有利于吸收；磷酸、草酸等可与铁形成不溶性铁盐而难以吸收；植物纤维、茶、咖啡、蛋、牛奶可抑制铁吸收。

3. 铁的储存与利用

铁在体内以铁蛋白和含铁血黄素的形式储存。当机体需要铁时，这部分储存铁可释放出来被机体利用。铁到达骨髓后即进入幼红细胞，在线粒体中与原卟啉结合成为血红素，血红素再与珠蛋白结合形成血红蛋白。

（二）缺铁的原因

1. 先天储铁不足

胎儿通过胎盘从母体获得铁，以妊娠期最后 3 个月获铁量最多，足月新生儿从母体所获铁剂足够其出生后 4～5 个月之用。如因早产、双胎、胎儿失血或母体妊娠期患严重缺铁性贫血等，均可使胎儿储铁减少。

2. 铁摄入量不足

铁摄入量不足是缺铁性贫血的主要原因。单纯乳类喂养未及时添加富含铁质食物的婴幼儿，或长期偏食的年长儿容易导致铁的摄入不足。

3. 生长发育快

年龄越小，体重增加越快，血容量也相应增加，如不添加含铁丰富的食物，婴儿尤其是早产儿很易缺铁。

4. 铁吸收障碍

食物搭配不合理可影响铁的吸收，慢性腹泻增加铁的排泄。

5. 铁的丢失过多

肠息肉、梅克尔憩室、钩虫病等慢性失血可以导致缺铁。以不经加热的鲜牛奶喂养的婴儿，可能因对蛋白过敏而发生小量肠出血。

（三）发病机制

1. 缺铁对血液系统的影响

铁是合成血红蛋白的原料，缺铁时血红素生成不足，从而使血红蛋白合成减少，细胞质量少；而缺铁对细胞的分裂、增殖影响较小，故红细胞数量减少的程度不如血红蛋白减少明显，形成小细胞低色素性贫血。缺铁引起贫血要经过以下 3 个阶段。

（1）铁减少期（ID），即体内储存铁减少。

（2）红细胞生成缺铁期（IDE），此期储存铁进一步耗竭，红细胞生成所需的铁也不足，但循环中的血红蛋白量还未减少。

（3）缺铁性贫血期（IDA），此期出现小细胞低色素贫血及一些非血液系统症状。

2. 缺铁对其他系统的影响

缺铁还可影响肌红蛋白的合成，可使含铁酶（如细胞色素 C、单胺氧化酶、核糖核苷酸还原酶、琥珀酸脱氢酶等）的活性降低。这些酶与生物氧化、组织呼吸、神经递质的合成和分解有关，酶活性降低时细胞功能紊乱，因而出现一些非血液系统症状，如体力减弱、容易疲劳、神经精神行为异常等。缺铁还可引起上皮组织损害；细胞免疫功能下降等。

（四）临床表现

任何年龄均可发病，以 6 个月至 2 岁最多见。起病缓慢，多不能确定发病时间。不少患儿因其他疾病就诊时才发现患有本病。

1. 一般表现

皮肤黏膜逐渐苍白，以唇、口腔黏膜及甲床最为明显。易疲乏无力，不爱活动。年长儿可诉头晕、眼前发黑、耳鸣等。

2. 髓外造血表现

由于代偿性骨髓外造血，肝、脾可轻度肿大。年龄越小、病程越久、贫血越重，肝脾大越明显。

3. 非造血系统症状

（1）消化系统症状：食欲减退，常有呕吐、腹泻；少数有异食癖（如嗜食泥土、墙皮、煤渣等）；可因消化道黏膜受损而出现口炎、舌乳头萎缩，重者可出现萎缩性胃炎。

（2）神经系统症状：常有烦躁不安或萎靡不振，年长儿常精神不集中、记忆力减退。

（3）呼吸、循环系统症状：呼吸加快，心率增快、心前区有杂音，重者心脏扩大，甚至可发生心力衰竭。

（4）其他：因细胞免疫功能低下常合并感染。可因上皮组织异常而出现指甲薄脆、反甲。

（五）实验室检查

1. 血象

血红蛋白降低比红细胞减少明显，呈小细胞低色素性贫血。血涂片可见红细胞大小不等，以小细胞为多，中央淡染区扩大，呈环状。MCV、MCH、MCHC 均低于正常值。网织红细胞计数正常或减少。

2. 骨髓象

幼红细胞增生活跃，以中、晚幼红细胞增生为主。各期红细胞均较小，胞质量少。粒细胞系、巨核细胞系一般无明显异常。骨髓涂片用普鲁士蓝染色镜检，缺铁时细胞外铁粒减少，铁粒幼细胞数减少或消失。

3. 有关铁代谢的检查

（1）血清铁蛋白：可较灵敏地反映体内储铁情况，在铁减少期（ID）即已降低，IDE 及 IDA 更明显。

（2）红细胞游离原卟啉（FEP）：红细胞内缺铁时原卟啉不能完全与铁结合成血红素，血红素减少又反馈性地使原卟啉合成增多，所以未被利用的原卟啉在红细胞内堆积，使 FEP 值增高。

（3）血清铁、转铁蛋白饱和度、总铁结合力：血清铁及转铁蛋白饱和度降低，总铁结合力增高。

（六）诊断

根据病史特别是喂养史、临床表现和血象特点，一般可做出初步诊断。必要时可做骨髓检查。进一步做有关铁代谢的生化检查有确诊意义。用铁剂治疗有效（见后）可证实诊断。

（七）治疗

1. 一般治疗

加强护理，避免感染，注意休息，保护心脏功能。

2. 祛除病因

如喂养不当引起者应改善饮食，加强营养；如驱除钩虫控制慢性失血等。

3. 铁剂治疗

（1）口服铁剂：二价铁盐易吸收。常用制剂有硫酸亚铁（含铁 20%）、富马酸亚铁（含铁 30%）、葡萄糖酸亚铁（含铁 11%）等。口服剂量以元素铁计算，每次 $1 \sim 2$ mg/kg，每天 $2 \sim 3$ 次。口服铁剂应于两餐之间服用，同时口服维生素 C 能促进铁的吸收；避免与钙、奶或茶同服。铁剂应用至血红蛋白达正常水平后 2 个月左右再停药，以补足铁的储存量。

（2）注射铁剂：因较易出现不良反应，故较少用；常在不能口服铁剂的情况下使用。常用的注射铁剂有山梨醇枸橼酸铁复合物、含糖氧化铁、右旋糖酐铁（后两药专供静脉注射）等。

（3）疗效观察：给予铁剂治疗后如有效，则于 $3 \sim 4$ 天后网织红细胞升高，$7 \sim 10$ 天达高峰，$2 \sim 3$ 周后下降至正常。治疗约 2 周后，血红蛋白相应增加，临床症状亦随之好转。如口服 3 周仍无效，应考虑是否有诊断错误或其他影响铁剂吸收、利用的因素存在。

4. 输血治疗

（八）预防

（1）做好喂养指导：提倡母乳喂养，及时添加含铁丰富的辅食，并注意合理搭配膳食。婴儿如以牛乳喂养，必须经加热处理，以减少因过敏引起肠道失血。

（2）婴幼儿食品（牛奶制品、谷类制品等）可加入适量铁剂进行强化。

（3）对早产儿、低体重儿自 2 个月左右给予铁剂预防。

七、营养性巨幼细胞贫血

营养性巨幼细胞贫血是由于缺乏维生素 B_{12} 和（或）叶酸所引起的一种大细胞性贫血。主要临床特点是贫血、神经精神症状、红细胞的胞体变大、骨髓中出现巨幼细胞、用维生素 B_{12} 和（或）叶酸治疗有效。

（一）病因

1. 维生素 B_{12} 缺乏的病因

（1）摄入量不足：单纯母乳喂养未及时添加辅食的婴儿，尤其是乳母长期素食或患有可致维生素 B_{12} 吸收障碍的疾病时，则婴儿通过乳汁获得维生素 B_{12} 极少，易导致发病。年长儿和成人因长期偏食，只吃植物性食物亦可致病。

（2）吸收和运输障碍：食物中的维生素 B_{12} 进入胃内，必须先与由胃底部壁细胞分泌的糖蛋白（内因子）结合，成为维生素 B_{12}-糖蛋白复合物，然后在回肠末端被吸收，进入血液循环与转铁蛋白结合、运送到肝内储存。此过程任何一个环节异常均可致维生素 B_{12} 缺乏。

（3）需要量增加：新生儿、未成熟儿和婴儿因生长发育较快，维生素 B_{12} 的需要量相应增加，如摄入量不足，则易致病；严重感染时因维生素 B_{12} 的消耗量增加，如摄入量不足亦可导致发病。

2. 叶酸缺乏的原因

绿叶蔬菜、水果、果仁、酵母、谷类和动物内脏（肝、肾）等均含有丰富叶酸。

（1）摄入量不足：羊乳叶酸含量低；奶粉、蒸发乳经加热等处理后所含叶酸遭到破坏。故单纯用这类乳品喂养婴儿而不及时添加辅食，易发生叶酸缺乏。

（2）吸收、代谢障碍：叶酸在十二指肠和空肠近端被吸收。慢性腹泻、小肠病变、小肠切除等可致叶酸肠吸收障碍。

（3）药物作用：结肠内细菌可产生叶酸供人体之需，长期服广谱抗生素者结肠内部分细菌被清除，因而影响肠道细菌产生叶酸。长期使用抗叶酸制剂（如甲氨蝶呤）阻止叶酸转变为四氢叶酸，因而致病；长期服用某些抗癫痫药（如苯妥英钠、苯巴比妥）可引起叶酸吸收障碍导致叶酸缺乏。

（二）发病机制

体内叶酸经叶酸还原酶的还原作用和维生素 B_{12} 的催化作用后变成四氢叶酸，后者是 DNA 合成过程中必需的辅酶。维生素 B_{12} 或叶酸缺乏均引起四氢叶酸减少，进而引起 DNA 合成减少。幼红细胞内的 DNA 减少使细胞核分裂增殖时间延长，红细胞核发育落后；而胞质的血红蛋白合成不受影响，红细胞体积变大，形成巨幼红细胞。由于红细胞的生成速度变慢，且这些异形红细胞在骨髓内易遭受破坏，成熟红细胞寿命也较短，故引起贫血。骨髓中粒细胞和巨核细胞也因 DNA 合成不足而导致核成熟障碍，胞体增大，因而出现巨大幼稚粒细胞和中性粒细胞、巨核细胞核分叶过多现象。

维生素 B_{12} 还与神经髓鞘中脂蛋白的形成有关，因而能保持神经髓鞘的正常结构和神经功能的完整。当维生素 B_{12} 缺乏时可导致中枢和外周神经髓鞘受损，因而出现神经精神症状。

（三）临床表现

本病多见于婴幼儿，2 岁以内者占 96% 以上。

1. 贫血表现

多为轻度或中度贫血。起病缓慢，疲乏无力。颜面虚胖，面色苍黄，结膜、口唇、甲床苍白明显。头发稀疏发黄。严重者可有皮肤出血点，常伴有肝脾大。

2. 消化系统症状

常有食欲缺乏、腹泻、呕吐和舌炎等。

3. 精神神经症状

患儿可出现烦躁不安、易怒等症状。维生素 B_{12} 缺乏者还可出现表情呆滞、嗜睡，对外界反应迟钝，少哭不笑，智力、动作发育落后，甚至倒退。可出现肢体、躯干、头部，甚至全身震颤。部分患者有膝腱反射亢进、踝阵挛等体征。

（四）实验室检查

1. 血象及骨髓象

（1）血象：呈大细胞性贫血，MCV、MCH 高于正常值。血涂片可见红细胞大小不等，大细胞多见，可见到巨幼变的有核红细胞。网织红细胞、白细胞和血小板数常减少。中性粒细胞变大并有核分叶过多现象，这种核分叶过多现象可出现在骨髓尚未出现巨幼红细胞之前，因此有早期诊断的意义。

（2）骨髓象：增生明显活跃，以红系增生为主，粒、红系统均出现巨幼变，表现为胞体变大、核染色质粗松，可见到大的并有胞质空泡形成的中性粒细胞，巨核细胞的核有过度分叶现象。

2. 血清维生素 B_{12} 测定

正常参考值为 200～800 ng/L，如＜100 ng/L，则提示维生素 B_{12} 缺乏。

3. 血清叶酸测定

正常参考值为 5～6 μg/L，＜3 μg/L 提示叶酸缺乏。

（五）诊断

根据临床表现、血象和骨髓象可诊断为巨幼细胞贫血。在此基础上，如精神神经症状明显，则考虑为维生素 B_{12} 缺乏所致。有条件时测定血清维生素 B_{12} 或叶酸水平，可进一步协助确诊。

（六）治疗

1. 一般治疗

注意营养，及时添加辅食；加强护理，防治感染。

2. 祛除病因

对引起维生素 B_{12} 和叶酸缺乏的原因予以祛除。

3. 药物应用

对维生素 B_{12} 缺乏者应肌内注射维生素 B_{12}，剂量为每次 100 μg，每周 2～3 次，连用数周，直至临床症状明显好转、血象恢复正常为止。当有神经系统受累的表现时，应按每天 1 mg 的剂量连续肌内注射至少两周。单纯缺乏维生素 B_{12} 时，不宜加用叶酸治疗，以免加剧神经精神症状。对叶酸缺乏者应给予叶酸治疗，口服剂量为每次 5 mg，每天 3 次，可与维生素 C 同时服用，以促进吸收；因使用抗叶酸制剂而致病者，可用亚叶酸钙治疗。

用叶酸、维生素 B_{12} 治疗 2～4 天网织红细胞增加，6～7 天时达高峰，骨髓内巨幼红细胞于肌内注射维生素 B_{12} 后 72 小时（叶酸缺乏者，应用叶酸后 48 小时）即可转为正常幼红细胞，故骨髓检查必须在治疗前进行方有助于诊断。

（七）预防

（1）主要是改善哺乳女性的营养，婴儿应及时添加辅食。

（2）年长儿要注意饮食均衡，防止偏食习惯。

（3）及时祛除影响叶酸、维生素 B_{12} 吸收的因素。

（4）合理用药等。

第二节　骨髓增生异常综合征

骨髓增生异常综合征（MDS）是一种获得性干细胞疾病。MDS 包括这样一组疾病：①难治性贫血（RA）；②难治性贫血伴环形铁粒幼细胞增多（RAS）；③难治性贫血伴原始细胞增多（RAEB）；④难治性贫血伴原始细胞增多在转变中（RAEB-t）；⑤慢性粒-单核细胞白血病（CMML）。本病多见于老年人，但近年发现儿童患者也并非少见，且儿童 MDS 的某些特点与成人有所不同。

一、诊断

（一）临床表现

以贫血症状为主，可兼有发热、出血和感染，部分患者可有肝、脾大，淋巴结肿大。

（二）辅助检查

1. 血象

外周血任一系或任二系或全血细胞减少，偶可白细胞增多、可见有核红细胞或巨大红细胞或其他病态造血现象。

2. 骨髓

骨髓涂片或病理检查有三系或二系或任一系血细胞呈病态造血。

3. 祖细胞体外培养

包括多向祖细胞（CFU-mix）、粒-单祖细胞（CFU-GM）、红系祖细胞（CFU-E 和 BFU-E）、巨核祖细胞（CFU-MK）等。

4. 免疫学检查

MDS 患者可有细胞免疫异常和体液免疫异常。

5. 染色体检查

MDS 骨髓细胞染色体异常的检出率为 40%～70%。常见的染色体异常为＋8, 20 q-，-5/5 q-，-7/7 q-等。

（三）分型标准

见表 7-2。

表 7-2　MDS 的分型

亚型	外周血（原粒细胞＋早幼粒细胞）	骨髓（原粒细胞＋早幼粒细胞）
RA	＜1%	＜5%
RAS	＜1%	＜5%，但环形铁粒幼细胞＞骨髓有核细胞的 15%
RAEB	＜5%	5%～20%
RAEB-t	＞5%	20%～30% 或细胞中有 Auer 小体
CMML	白细胞可增多，有单核细胞增多（占 20%～40%，或绝对值＞1×10^9 个/L）	粒系增多，单核细胞增多可占 20% 左右，红细胞系减少，Ph1 染色体阴性

二、鉴别诊断

根据临床表现，外周血象和骨髓象病态造血的表现，并排除其他有病态造血表现的疾病，即可考虑为 MDS。本病与其他某些疾病有一些共同的特点，临床上容易误诊，需予以鉴别。

（一）再生障碍性贫血（AA）

全血细胞减少时须除外急慢性再生障碍性贫血（AA）。不典型 AA 往往表现局灶性骨髓增生，但一般无病态造血，并且多部位穿刺往往提示骨髓增生低下可作鉴别。低增生 MDS 往往会与再障混淆，但 MDS 患者骨髓原始细胞增多，往往有两系以上的病态造血，骨髓活检有小巨核细胞和 ALIP。此与 AA 不同。

（二）营养性巨幼细胞性贫血

幼红细胞有巨幼变时须除外营养性巨幼细胞贫血，此类患者临床上也可表现贫血、白细胞和血小板减少，骨髓细胞增生活跃，有巨幼变。但测定此类患者血清维生素 B_{12} 和叶酸浓度往往是降低的，应用维生素 B_{12} 和叶酸治疗有效。此外 MDS 患者骨髓病理有粒系不成熟前期细胞异常定位（ALIP）现象也可区别。

（三）幼年型慢性粒细胞性白血病（JCML）

常表现为肝、脾大，外周血白细胞增高，血小板减低，骨髓增生活跃，预后差等，均与 MDS 中的 CMML 有共同的特点，但 CMML 有单核细胞增多，Ph1 染色体和 bcr/abl 融合基因阴性可与 CML 区别。

三、治疗

（一）刺激造血

可用司坦唑醇、集落刺激因子（GM-CSF，G-CSF）、白细胞介素-3（IL-3）等。

（二）诱导分化

可选用顺式或全反式维 A 酸、α 干扰素、三尖杉碱或高三尖杉酯碱、骨化三醇等。

（三）化疗

1. 单药化疗

可用小剂量阿糖胞苷（Ara-c）、蒽环类药（阿柔比星、伊达比星）、依托泊苷（VP16）等。

2. 联合化疗

采用 DA（柔红霉素＋阿糖胞苷）、DAT（DA＋6-TG）及 HA（高三尖杉酯碱＋阿糖胞苷）、HOAP（高三尖杉酯碱、长春新碱、阿糖胞苷、泼尼松）、DOAP 及 DHA 或 MA（米托蒽醌＋阿糖胞苷）等。

（四）造血干细胞移植

异基因造血干细胞移植为治愈 MDS 的最有效途径，有条件者可选用。

四、治疗要点

（1）MDS 病例中约 1/3 死于并发症，如感染和出血，20%～25% 进展为急性白血病。

（2）由于 MDS 患者多有全血细胞减少，临床上易出现感染和出血，支持治疗尤显重要。对重度贫血或血小板明显下降者可予输浓缩红细胞和血小板。感染是 MDS 的常见并发症，主张采用广谱抗生素，对严重感染也可采用抗生素与大剂量静脉丙种球蛋白的联合应用。

（3）MDS 的治疗遵循按阶段施治的原则。如 RA 和 RAS 的主要问题是贫血，多采用以调节和刺激造血的药物为主。RAEB，RAEB-t 和 CMML 可选用诱导分化、化疗或造血干细胞移植。

（4）联合化疗主要适用于 RAEB，RAEB-t 及 CMML 亚型。多药联合化疗仅适用于白血病转化期或由体外培养、细胞遗传学检查、临床表现和实验室检查发现确定为有白血病转化倾向者，但早期采用强烈方案并不能预防和推迟白血病的转化。

（5）造血生长因子应用于 MDS 可刺激残存的正常造血前体细胞增殖分化和成熟，诱导异常克隆细胞的分化成熟，提高恶性细胞对化疗药物的敏感性。但在 RAEB 及 RAEB-t 亚型，由于 G-CSF 及 GM-CSF 可使原始细胞增加，需慎用。

第三节　血友病

血友病是一组由遗传性凝血因子缺乏引起的出血性疾病，包括血友病甲（Ⅷ因子缺乏）、血友病乙（Ⅸ因子缺乏）和血友病丙（Ⅺ因子缺乏）三种。血友病的共同表现为内源性凝血途径缺陷导致的内脏出血或外伤后出血不止，实验室检查表现为凝血酶原时间正常而部分凝血活酶时间延长。血友病的发病率为（5～10）/10 万，其中以血友病甲最常见，占 85%，血友病乙占 10%～15%。

一、诊断步骤

（一）病史采集要点

1. 性别

血友病甲和血友病乙一般为 X-连锁隐性遗传，因此患儿为男性，女性多为无症状携带者。血友病丙为常染色体遗传，男女均可发病。

2. 主要症状

血友病的主要症状为出血。最常见的是关节尤其是膝关节出血，表现为局部肿胀、疼痛；其次为颅内出血，表现为头痛、抽搐和神志改变。出血可为自发性，也可为外伤所致，且反复出血往往发生于同一部位。血肿可自行吸收消退，颅内严重出血有时可致命。仔细询问可发现患儿多数有外伤后或肌内注射后出血难止的病史。

3. 其他病史

多数患儿有阳性家族史。血友病甲和血友病乙患儿母系男性亲属中可有类似出血病史的患者。

（二）体格检查要点

1. 一般情况

除非有颅内出血，患儿一般情况良好。

2. 皮肤黏膜

可有皮下软组织血肿造成的局部淤肿，有触痛，多数分布于四肢等易受外力作用处。一般没有皮肤出血点、瘀点等，常见于血小板减少。大量出血者可因失血过多有皮肤黏膜苍白等贫血表现。

3. 肝脾、淋巴结

患儿一般无肝脾、淋巴结肿大。

4. 其他表现

反复的关节出血可导致受累关节肿胀畸形以及活动受限，严重颅内出血可有神经系统后遗症表现。

（三）门诊资料分析

1. 血常规

白细胞、红细胞、血小板计数均无异常。出血量大时可伴失血性贫血，血红蛋白降低并有网织红细胞计数增加。

2. 出、凝血检查

出血时间正常；凝血时间延长，轻症患儿凝血时间可正常；血块退缩不良。

3. 其他常规检查

伴肾脏挫伤时尿常规可见红细胞。血友病伴消化道出血者少见，大便常规潜血阳性常常为口腔出血咽下所致。

（四）进一步检查项目

（1）补充门诊未做的血常规和出凝血检查。

（2）凝血功能检查：活化部分凝血活酶时间（APTT）延长，重症者常达正常上限的 2～3 倍，但轻症者可仅较对照延长数秒。凝血酶原时间（PT）、凝血酶时间（TT）均正常。

（3）凝血功能纠正试验：无条件检测凝血因子活性的单位可用凝血功能纠正试验来判断属于何种类型的血友病：正常血浆经硫酸钡吸附后含因子Ⅷ和Ⅺ，不含Ⅸ；正常血清则含因子Ⅸ和Ⅺ，不含；如患者凝血功能试验异常被硫酸钡吸附后的正常血浆纠正而不被正常血清纠正，为血友病甲；如被正常血清纠正而不被硫酸钡吸附后的正常血浆纠正，为血友病乙；两者均可纠正，则为血友病丙。

（4）凝血因子活性测定：直接测定相应的凝血因子活性是确诊血友病最可靠的方法，正常参考范围为 60%～150%（0.6～1.5 U/mL）。

（5）von Willebrand 因子（vWF）：vWF 为 Ⅵ 因子的载体，其血液中浓度降低也影响到Ⅷ因子水平。测定 vWF 有助于鉴别血管性假血友病（vWD）与轻型或亚临床型血友病甲。

二、诊断对策

（一）诊断要点

根据患儿出血的特征，结合阳性家族史，即可考虑为血友病。实验室检查 PT 正常而 APTT 延长支持血友病的诊断，分型则需要进行凝血功能纠正试验。直接测定凝血因子活性不但能确诊并分型，还可以判断病情严重程度。

（二）鉴别诊断要点

1. 血管性假血友病（vWD）

本病也是遗传性出血性疾病，也有Ⅶ因子活性减低、凝血时间延长，易误诊为血友病甲。但本病为常染色体显性遗传，男女均可发病，其出血机制主要为血小板功能的异常，表现为皮肤黏膜出血，其出血时间延长、束臂试验阳性和阿司匹林试验阳性，测定 vWF 水平有助于与血友病鉴别。

2. 晚发性维生素 K 缺乏症

主要见于 1～2 个月的小婴儿，需与此年龄段发生出血的血友病鉴别。除男女均可发病外，患儿有 PT 延长及用维生素 K 可迅速纠正是其最有力的证据。

3. 血小板减少性紫癜

严重的血小板减少性紫癜也可合并内脏出血及出血不止，但其皮肤黏膜出血更显著，血常规血小板计数减少，易与血友病鉴别。

4. 血小板功能异常

包括多种疾病引起的血小板功能异常也可引起严重的出血，且血小板计数正常。同样，血小板功能异常引起的出血以皮肤黏膜出血为主，有出血时间延长、束臂试验阳性等，血小板功能检测可以明确。

5. 关节炎

血友病患儿反复关节出血可导致关节的畸形和肿胀，需与各种原因引起的关节炎鉴别。关节炎患儿既往无出血性疾病病史，往往有发热及其他关节炎的表现，APTT 正常。

（三）临床类型

1. 根据缺乏的凝血因子分类

（1）血友病甲（Ⅷ因子缺乏）：X-连锁隐性遗传，男性发病、女性为携带者；1/3 患儿为自发突变，主要为卵子突变，突变的基因可稳定遗传。

（2）血友病乙（Ⅸ因子缺乏）：X-连锁隐性遗传，男性发病、女性为携带者。有一种少见的基因突变（FIX Leyden）可引起儿童期血友病乙，青春期后缓解。

（3）血友病丙（Ⅺ因子缺乏）：常染色体遗传，部分为显性遗传，部分为隐性遗传。

2. 根据疾病严重程度分类

（1）重型：凝血因子活性<1%，常见儿童期反复自发出血。

（2）中型：凝血因子活性 1%～5%，多于手术、外伤时有异常出血，自发关节出血和血肿的可能性小。

（3）轻型：凝血因子活性 5%～20%，于大手术时可出血过多。

（4）亚临床型：凝血因子活性 20%～50%，平时常无出血症状，也见于女性携带者。

一般来说，血友病甲出血症状较严重；血友病乙Ⅸ因子活性多为轻、中度缺乏，出血症状较轻；血友病丙出血症状更轻，且与Ⅺ因子水平相关性不大。

三、治疗对策

（一）治疗原则

（1）尽早明确诊断，减少出血损伤。

（2）适当限制活动，防止外伤出血。

（3）避免肌内注射，避免使用干扰凝血功能的药物。

（4）有出血时，补充凝血因子。

（二）治疗计划

1. 一般治疗

（1）注意日常活动，既要避免受伤又不能过分限制以免影响正常的生长发育，需要向患儿及其监护人进行耐心宣教，使患儿养成安静的生活习惯，成人后选择适当的职业。

（2）在其他疾病的治疗中尽量不采用注射尤其是肌内注射，避免使用阿司匹林等干扰凝血功能的药物，在拔牙、手术前可能需要预防性输注凝血因子。

（3）发生关节出血时，需限制该关节活动并将其置于功能位置，局部可以冷敷。

（4）发生颅内出血时，在输注凝血因子基础上脱水降颅内压，必要时穿刺或切开引流积血以抢救生命。

2. 凝血因子替代治疗

这是重度血友病并出血时最根本的治疗措施。

（1）纯化Ⅷ因子：鼻出血或早期轻度出血每次用 10～15 U/kg，每 12 小时静脉滴注 1 次，用 1～3 次或至出血停止；关节血肿形成或轻度创伤活动性出血每次用 20～25 U/kg，每 12 小时 1 次用 3～4 天或至止血、伤口愈合；危及生命的出血如颅内出血、体腔出血、骨折等每次 50 U/kg，每 8 小时 1 次，用 10～14 天或至伤势痊愈；以上情况首剂均需加倍量。

（2）冷沉淀：无纯化四因子时可用冷沉淀，每单位（袋）20～30 mL，含四因子 80～100 U 以及丰富的纤维蛋白原。用量同上。

（3）纯化Ⅸ因子：血友病乙可用纯化 X 因子，或含 Ⅸ 因子的凝血酶原复合物。用法用量与前述大致相仿，但 Ⅸ 因子的半衰期长，每天仅需用 1 次。

（4）凝血酶原复合物：含因子Ⅱ、Ⅶ、Ⅸ、Ⅹ，用于血友病乙或血友病甲出现凝血因子抑制物时。应注意使用时有发生 DIC 和栓塞的危险，一旦出现，需要停药或减量使用。

（5）新鲜冰冻血浆（FFP）：含多种凝血因子包括Ⅷ、Ⅸ、Ⅺ。由于输注容量的限制，FFP 不能用于严重的血友病甲和乙，仅用于血友病丙、轻症血友病乙及诊断未明需要紧急处理时。每次 10～15 mL/kg，每天 1 次。

3. 其他止血药物

（1）脱氧-8-精氨酸加压素（DDAVP）：可促使内皮细胞迅速释放 vWF，使轻症血友病甲患者循环中四因子水平升高 2～10 倍，减轻其出血症状，但对重症患者无效。剂量为每次 0.2-0.3 μg/kg，加入 NS 中缓慢静脉注射，或皮下注射，也可经滴鼻给药。如有必要，12～24 小时后可重复使用，但要注意心血管反应和低渗性水中毒等副作用。

（2）6-氨基己酸（EACA）：轻症血友病患者尤其是在牙科小手术时也可用抗纤溶药物如 EACA 等预防或治疗出血，肾脏出血禁用。剂量为每次 0.08～0.12 g/kg，静脉滴注，用 5～7 天。

（3）糖皮质激素：可减轻出血和炎症，只适用于肾脏出血和关节出血，一般连用 3 天。

（三）治疗方案的选择

（1）没有出血症状的患儿，无须凝血因子替代治疗，只需注意日常活动防止外伤。

（2）表浅部位的出血可用局部压迫的方法止血。

（3）轻型患儿在口腔出血时可单用 EACA 等抗纤溶药物，其中轻型血友病甲还可选用 DDAVPP。

（4）重型患儿合并出血时应及时使用凝血因子替代治疗。

四、预后评估

患儿预后与病情程度有关，病情越重，发病年龄越早；而年龄越小，患儿发生意外损伤的机会越大。轻型和亚临床型患儿多无症状，中型者预后也较好，重型预后较差：可有反复出血造成的器官损伤和关节畸形，以及反复输注凝血因子引起的血源性病毒感染，可死于严重的大出血或颅内出血。

本病的预防主要依靠产前检查。家族史阳性的女性亲属应进行携带者检查，包括遗传学推断、Ⅷ/Ⅸ活性测定以及 DNA 片段多态性检测，确定为携带者则需作产前检查，如胎儿为血友病男性，可终止妊娠。

第四节　传染性单核细胞增多症

传染性单核细胞增多症（IM）是 EBV 初次感染后引起免疫系统反应性增生的一种疾病，主要见于学龄前期和学龄期小儿，临床表现为发热、咽峡炎、淋巴结和肝脾大，外周血中出现大量异常淋巴细胞。IM 为一良性疾病，病程多为 1~2 周，少数可伴免疫性溶血等并发症。除 EBV 外，其他病原体如巨细胞病毒（CMV）、弓形虫、腺病毒、肝炎病毒、HIV、风疹病毒、支原体等感染也可引起相似的症状，称类传染性单核细胞增多症。

一、诊断步骤

（一）病史采集要点

1. 发病年龄

IM 多发生于 4 岁以上的小儿，婴幼儿期则多为其他病原体感染所致的类传染性单核细胞增多症。

2. 起病情况

起病可急可缓，多数以上呼吸道感染起病，常常造成误诊。

3. 主要临床表现

多数有不同程度的发热和乏力，可伴咽痛，亦有注意到颈部淋巴结肿大而就诊者，脾脏显著增大时可有左上腹胀痛等不适，少数有各种各样的皮疹。患儿常被误诊为上呼吸道感染或化脓性扁桃体炎而治疗无效。

（二）体格检查要点

1. 皮肤黏膜

10% 左右的患儿出现皮疹，但使用半合成青霉素，例如，阿莫西林者，80% 以上有皮疹。皮疹多样，多数为斑丘疹。少数患儿可出现眶周、眼睑浮肿。

2. 咽部检查

IM 的咽炎表现类似于链球菌感染引起者,可有扁桃体肿大甚至有白色渗出物,类似化脓性扁桃体炎。部分患儿于软、硬腭交界处出现出血斑,这是病毒性感染较有特异性的标志。

3. 肝脾、淋巴结

绝大多数患儿有淋巴结肿大,并以颈后淋巴结肿大为特征,而肱骨内上髁淋巴结肿大则多提示为本病。近一半患儿有脾脏肿大,多为左肋下 2~3 cm,少见巨脾。少数伴肝脏肿大,除非有溶血并发症,一般不伴黄疸。

4. 并发症

尽管 IM 并发症不常见,体检时仍需留意。少数患儿可于病程 1~2 周出现免疫性溶血性贫血及血小板减少;因巨脾外伤后发生脾破裂罕见但可威胁生命。神经系统并发症包括脑炎、脑膜炎、急性炎症性脱髓鞘性多发性神经病、面瘫、横贯性脊髓炎等。扁桃体及口咽部淋巴组织肿胀偶可阻塞呼吸道引起呼吸困难等。

(三)门诊资料分析

血常规检查:白细胞总数可正常但多数增高,分类则以淋巴细胞为主,可见异形淋巴细胞,单核细胞比例增加。红细胞数一般正常,少数患儿血小板可轻度降低。

(四)进一步检查项目

1. 补充门诊未做的血常规等检查

2. 外周血涂片检查

这是诊断 IM 最基本的检查项目。外周血淋巴细胞比例增加,异形淋巴细胞占 10% 以上。异常的淋巴细胞又可分为 3 型:Ⅰ型(泡沫型)、Ⅱ型(不规则型)和Ⅲ型(幼稚型)。

3. 骨髓涂片检查

骨髓涂片检查一般只用于外周血象不典型、需排除急性白血病时。IM 的骨髓象没有诊断意义。

4. 血清嗜异凝集反应

检测的是 IgM 嗜异性抗体,1:80 以上有诊断价值。起病数月内(羊红细胞)甚至 2 年内(马红细胞)阳性。血清病、类风湿病、白血病、结核甚至正常人也可呈阳性,因此对阳性者,需加做豚鼠肾细胞吸附试验以排除,IM 患儿吸附后仍呈阳性。少数年幼患儿本项检查阴性,如高度怀疑 EBV 感染,应直接检测 EBV 抗体。

5. 阻病毒抗体测定

最常用者为抗衣壳抗原(VCA)抗体,VCA-IgM 阳性持续 4 周,可作为本次急性感染的证据,但应注意类风湿因子造成的假阳性,个别患儿 VCA-IgM 阳性可持续达 3 个月;VCA-IgG 阳性可持续终生,不能作为本次感染的指标。弥散性早期抗原(EA-D)抗体于急性期 80% 阳性,在鼻咽癌患者滴度则很高;限制性早期抗原(EA-R)抗体于 IM 恢复期也可检测到,高滴度则见于 Burkitt 淋巴瘤;在免疫缺陷者 EBV 感染持续,两种抗体可持续高滴度阳性。EBV 核抗原（EBNA）抗体于急性感染后 3～4 个月才出现，并以低滴度持续终生，如其他抗体阳性而该抗体阴性即提示新近的感染。

6. CMV 抗体测定

CMV-IgM 在病毒初次感染时阳性，IgG 抗体阳性将持续终生。EBV 抗体阴性而 CMV-IgM 阳性提示可能为 CMV 首次感染引起的类传染性单核细胞增多症。

7. 弓形虫抗体、风疹病毒抗体、支原体抗体测定

弓形虫抗体、风疹病毒抗体、支原体抗体测定一般用于检测 IgM 型抗体。

8. 腺病毒抗体

腺病毒抗体一般用于检测 IgM 型抗体，但需排除假阳性。

9. 肝炎病毒抗体

肝炎病毒抗体检测与上述这些病原体的检查一样，主要是作为类传染性单核细胞增多症的诊断证据。

10. CD_4/CD_8

CD_4/CD_8 比例降低，主要是 CD_8^+ 细胞（即异形的淋巴细胞）比例增高所致。同样的情况也见于 CMV 感染和风疹、病毒性肝炎等。

11. 肝功能检查

50% 患儿有转氨酶升高，胆红素一般不高，如合并免疫性溶血则间接胆红素升高。

12. Coombs 试验

Coombs 试验在合并免疫性溶血时常阳性。

二、诊断对策

（一）诊断要点

诊断主要依靠以下 3 方面：

（1）有发热、咽扁桃体炎、淋巴结和脾大，有眶周水肿、软腭黏膜出血斑等临床表现。

（2）外周血涂片异形淋巴细胞 10% 以上。

（3）EBV 感染的证据如：噬异凝集反应阳性，或 EBV 感染急性期抗体阳性。

（二）鉴别诊断要点

1. 类传染性单核细胞增多症

CMV、弓形虫、腺病毒、肝炎病毒、HIV、风疹病毒、支原体等感染也可引起类似的临床表现，尤其是在婴幼儿及成人，需要与 IM 鉴别。EBV 抗体阴性而相应病原体抗体阳性可确立诊断。

2. 链球菌咽炎

本病可有明显的咽痛等症状，可引起扁桃体渗出，IM 亦可有同样的表现，需与之鉴别。细菌性感染常有外周血象中性粒细胞比例增加并有核左移等，CRP 增高，咽分泌物培养阳性，经初步实验室检查后一般易鉴别。少数（5%）IM 患儿咽分泌物可培养出 A

组 B 溶血性链球菌，属带菌状态，此时可进行青霉素试验性治疗，如无效则应考虑 IM 的诊断。

3. 急性白血病

IM 患儿有发热、肝脾淋巴结肿大，部分患儿当外周血白细胞计数非常高或白细胞计数减少，尤其是少数合并血小板减少或溶血性贫血时，有必要与急性白血病鉴别，需要进行骨髓涂片检查。

三、治疗对策

本病多为自限性，一般仅需对症治疗。有巨脾者在病程 2～3 周内注意避免活动，防止脾脏破裂。对无并发症的患儿，激素和无环鸟背等抗病毒药物并无实质作用。出现呼吸道梗阻，或血小板减少伴有出血症状，或有神经系统合并证时，可考虑短时使用激素。一般用泼尼松每日 1 mg/kg，7 天后减量至 2 周后停用。

第五节 红细胞增多症

红细胞增多症是指循环血液中红细胞的数量超过了正常，血红蛋白和红细胞比积也有相应的增高。红细胞增多症可分为原发性和继发性 2 大类。原发性即真性红细胞增多症，是病因尚不清楚的慢性骨髓增生性疾病。继发性红细胞增多症是由于组织缺氧或无组织缺氧而有促红细胞生成素（EPO）分泌过多。此外，尚有假性或相对性红细胞增多症，是由呕吐、腹泻或出汗过多以及休克等暂时的失水引起血液浓缩，红细胞计数、血红蛋白和红细胞比容虽然增高，但全身红细胞容量并不增多。严格地说，这种情况不是红细胞增多症。

一、真性红细胞增多症

真性红细胞增多症是一种由异常的多能干细胞克隆增殖所造成的骨髓增生性疾病。发病率约为 1/10 万，多发生在 60 岁左右的老年人，儿童时期极罕见，发生在 25 岁以下的只占所有病例的 1%。

（一）诊断

1. 临床表现

（1）本病起病常缓慢，有些患者在早期可以没有任何症状，仅于检查血液时，才被偶然发现患有本病。最早出现的症状可能是血液循环障碍或神经系统方面有关的症状，如头痛、头胀、乏力、运动后气急等。颜面皮肤、鼻尖、耳轮、指端常常发绀，特别在遇到寒冷时更明显。口、唇、舌有时呈暗紫色。眼结膜因充血而发红，还可出现视力模糊、视野缩小、甚至复视。眼底检查常见视网膜色深，网膜静脉扩张、弯曲、粗细不匀、颜色深紫。常见血压增高。

（2）约 3/4 患者有肝脾大。

（3）约 1/10 患者可有皮肤发痒和荨麻疹。

（4）出血症状多见，常见鼻出血和皮肤瘀斑，胃或十二指肠出血，手术时出血可以很严重。血管栓塞形成亦可发生，如腹腔内血管或脾静脉血栓形成，可突然出现腹痛。如发生脑血管血栓或出血，则可出现偏瘫或全瘫。由于真性红细胞增多症患者的基础代谢率常常是增高的，红细胞生成多，破坏亦多，核酸代谢过高产生高尿酸血症。真性红细胞增多症可见各种不典型的首发症状，如以皮肤瘙痒、双眼视力下降、脑血栓、颅内压增高及其他神经系统症状为起病者均有报道。

2. 实验室检查

（1）血常规：儿童时期血红蛋白超过 160 g/L，红细胞计数大都在（6～10）×10^{12}/L，红细胞比容 54%～80%。红细胞形态在疾病早期可以正常，可见嗜多彩细胞轻度增多和少量有核红细胞。网织细胞计数在早期是正常的。白细胞计数在约 2/3 患者中呈中度增高，大致在（12～25）×10^9/L，中性粒细胞碱性磷酸酶积分＞100。血小板计数在约半数患者中增高，可高达（4000～0000）×10^9/L。血小板聚积及黏附性均欠佳，血块收缩不良。

（2）骨髓象：骨髓细胞增生活跃，红系、粒系、巨核系均显著增生，粒/红比例降低。染色体检查可见多种非特异性畸变，如 8、9 染色体三体，或 5、7 或 22 号染色体部分缺失等。

（3）其他动脉血氧饱和度＞92%；红细胞容量增加（^{51}Cr 标记红细胞法）超过 35 mL/kg。血红蛋白 F 轻度增加；白细胞碱性磷酸酶和血清 B_{12} 增高；红系祖细胞在体外培养不需红细胞生成素即可增殖。

3. 诊断标准与鉴别诊断

国内儿童真性红细胞增多症的诊断可参考成人的诊断标准，主要诊断依据是：①红细胞容量增多，男性＞36 mL/kg，女性＞32 mL/kg；②脾大；③皮肤发红，口腔黏膜暗红色，口唇稍紫；④动脉血氧饱和度＞92%；⑤白细胞计数＞12×10^9/L，血小板计数＞400×10^9/L；⑥骨髓中红系、粒系和巨核系均增生；⑦中性粒细胞碱性磷酸酶积分＞100。

国际上诊断真性红细胞增多症仍采用 1986 年国际真性红细胞增多症研究组（PVSG）制订的诊断标准，诊断条件分两类。

A 类：①红细胞容量增加（^{51}Cr 标记红细胞法，男性＞36 mL/kg，女性＞32 mL/kg）；②动脉血氧饱和度＞92%；③脾大。

B 类：①血小板计数＞400×10^9/L；②白细胞计数＞12×10^9/L（无发热或感染）；③中性粒细胞碱性磷酸酶积分＞100；④血清维生素 B_{12}＞66 mo/L（＞900 pg/mL）或未饱和血清维生素 B_{12} 结合力＞1628 mol/L（2200 pg/mL）。

凡符合上述 A 类 3 项，或 A 类前 2 项再加 B 类中任意 2 项者，即可诊断。真性红细胞增多症需与继发性红细胞增多症（继红）和血液浓缩所致假性红细胞增多症（假红）相鉴别。

（二）治疗

1. 治疗原则

（1）静脉放血以迅速减少血量。

（2）化学药物疗法及放射疗法控制骨髓的细胞过度增生和肝脾大。

（3）维持治疗使血常规保持正常。

（4）可用粒细胞抑制剂和（或）别嘌呤醇控制高尿酸血症。

（5）避免选择性外科手术。

2. 常用治疗方法

（1）静脉放血：可在较短时间内使血容量降至正常，症状减轻，减少出血及血栓形成机会。每隔 2～3 天放血 200～400 mL，直至红细胞数在 6.0×10^{12} 个/L 以下，血细胞比容在 50% 以下。放血一次可维持疗效 1 个月以上。本法简便，可先采用。较年轻患者，如无血栓并发症，可单独放血治疗。但放血后有引起红细胞及血小板反跳性增高的可能，反复放血又有加重缺铁倾向，宜加注意。对老年及有心血管疾患者，放血要谨慎，一次不宜超过 200～300 mL，间隔期可稍延长。血细胞分离可单采大量红细胞，但应补充与单采等容积的同型血浆，放血时应同时静脉补液，以稀释血液。

（2）化疗：①羟基脲，系一种核糖核酸还原酶，对真性红细胞增多症有良好的抑制作用，且无致白血病副反应，每日剂量为 15～20 mg/kg。如白细胞维持在（3.5～5）× 10^9/L，可长期间歇应用羟基脲；②烷化剂，有效率 80%～85%。环磷酰胺及左旋苯胺酸氮芥（马法仑）作用较快，缓解期则以白消安及苯丁酸氮芥为长，疗效可持续半年左右。苯丁酸氮芥副作用较少，不易引起血小板减少，为其优点。烷化剂也有引起白血病但较放射性核素为少。烷化剂的用量和方法：开始剂量环磷酰胺为 100～150 mg/d，白消安，马法仑及苯丁酸氮芥为 4～6 mg/d，缓解后停用 4 周后可给维持剂量，环磷酰胺为每日 50 mg，白消安等为每日或隔日 2 mg；③三尖杉碱，国内有报道应用本品 2～4 mg 加于 10% 葡萄糖液中静脉滴注，每日一次，连续或间歇应用到血细胞压积及血红蛋白降到正常为止。达到缓解时间平均为 60 天，中数缓解期超过 18 个月。

（3）α 干扰素治疗：干扰素有抑制细胞增殖作用，近年也已开始用于本病治疗，剂量为 300 万 U/m^2，每周 3 次，皮下注射。治疗 3 个月后脾脏缩小，放血次数减少。缓解率可达 80%。

（4）放射性核素治疗：^{32}P 的 β 射线能抑制细胞核分裂，使细胞数降低。初次口服剂量为 11.1×10^7～14.8×10^7 Bq，约 6 周后红细胞数开始下降，3～4 个月接近正常，症状有所缓解，75%～80% 有效。如果 3 个月后病情未缓解，可再给药一次。缓解时间达 2～3 年。^{32}P 有可能使患者转化为白血病的危险，故近年已很少应用。

预后差，多死于静脉栓塞、大出血或发展成为骨髓纤维化及急性白血病。

（三）并发症

真性红细胞增多症常见的并发症包括血管扩张、出血、血栓形成、贫血、骨髓纤维化、白血病等。最危险的并发症是血栓形成（脑血管、肠系膜血管、冠状动脉、脾血管等）和出血（脑、胃肠道、泌尿道等）。真性红细胞增多症患者中如血小板增多同时伴出血，死亡率可达 30%～50%。

最值得注意的是白血病的发生，近年有许多报道红细胞增多症患者中发生急性白血病。

二、家族性良性红细胞增多症

家族性良性红细胞增多症为常染色体遗传性疾病，有不同的外显性，较罕见。症状较轻，常有头痛、嗜睡、眩晕和易疲倦或完全没有自觉症状。患者面色深红，结膜充血，但多无脾脏肿大。血常规检查仅有红细胞系增生过盛，血红蛋白常在 200 g/L 以上，血容量增多，白细胞与血小板正常。家族中有同样患者，此症呈良性经过，可活到正常年龄。若因血液黏稠而产生症状，则可采取放血疗法。

三、继发性红细胞增多症

继发性红细胞增多症可由许多不同的原因引起。

（一）诊断

1. 有引起继发性红细胞增多症的原因。

（1）组织缺氧或氧释放障碍。如胎儿期、高原地区、支气管扩张、肺心病、肥胖症、青紫型先天性心脏病、异常血红蛋白病。

（2）骨髓生成红细胞的功能增强。肾胚组织瘤、肾上腺样瘤、多囊肾、肾动脉狭窄、嗜铬细胞瘤、Cushing 综合征、先天性肾上腺增生、肾上腺腺瘤并发原发性醛固酮增多症、肝细胞瘤、小脑成血管细胞瘤、应用睾酮或类似药物及生长激素。

（3）新生儿母胎输血、双胎间输血者、脐带结扎过晚。

2. 有红细胞增多症的表现。

（二）治疗

治疗主要针对原发病，红细胞增多是一种代偿现象，不需要治疗。根治原发病后红细胞增多现象可以自然痊愈。若红细胞比容＞65%，则血液黏稠度极度增加，应间断从静脉放血并用等量血浆或生理盐水换血。

第六节 白血病

白血病是造血系统的恶性增生性疾病。其特点为造血组织中某一血细胞系统过度地增生、进入血流并浸润到各组织和器官，从而引起一系列临床表现。在我国，小儿的恶性肿瘤中以白血病的发病率最高。据调查，我国<10 岁小儿的白血病发生率为 3/1000 000～4/100 000，男性发病率高于女性。任何年龄均可发病，新生儿亦不例外，但以学龄前期和学龄期小儿多见。小儿白血病中 90% 以上为急性白血病，慢性白血病仅占 3%～5%。

一、病因和发病机制

尚未明确，可能与下列因素有关。

（一）病毒因素

人类白血病的病毒病因研究已日益受到重视。自 1986 年以来，发现属于 RNA 病毒的反转录病毒（又称人类 T 细胞白血病病毒，HTLV）可引起人类 T 淋巴细胞白血病。在这种白血病高发地区的正常人血清中可测得 HTLV 抗体，证明病毒确可引起人类白血病。

病毒引起白血病的发病机制未明，近年来实验研究提示可能与癌基因有关；人类和许多哺乳动物，以及禽类的染色体基因组中存在着癌基因，在正常情况时，其主要功能为控制细胞的生长和分化，而在某些致癌物质和病毒感染的作用下，癌基因可发生畸变，导致功能异常而引起细胞癌变。反转录病毒的 RNA 中存在着病毒癌基因，它的结构与人类和许多哺乳动物的癌基因类似，这种病毒感染宿主的细胞后，病毒癌基因通过转导截断突变癌基因或使其畸变，激活了癌基因的癌变潜力，从而导致白血病的发生。癌基因学说为白血病的病因学研究开创了新的途径，但尚存在不少问题有待解决。

（二）物理和化学因素

电离辐射能引起白血病。小儿对电离辐射较为敏感，在曾经放射治疗胸腺肥大的小儿中，白血病发生率较正常小儿高 10 倍；妊娠女性照射腹部后，其新生儿的白血病发病率比未经照射者高 17.4 倍。电离辐射引起白血病的机制未明，可能因放射线激活隐藏体内的白血病病毒使癌基因畸变或因抑制机体免疫功能而导致发病。

苯及其衍生物、氯霉素、保泰松和细胞毒药物均可诱发急性白血病。化学物质与药物诱发白血病的机制未明，有可能是这些物质破坏了机体免疫功能，使免疫监视功能降低，从而导致白细胞发生癌变。

（三）体质因素

白血病不属遗传性疾病，但在家族中却可有多发性恶性肿瘤的情况。少数患儿可能患有其他遗传性疾病，如 21-三体综合征、先天性睾丸发育不全症、先天性再生障碍性贫血伴有多发畸形、先天性远端毛细血管扩张性红斑症（Bloom 综合征）以及严重联合免疫缺陷病等，这些疾病患儿的白血病发病率比一般小儿明显增高。此外，同卵孪生儿中一个患急性白血病，另一个患白血病的概率为 20%，比双卵孪生儿的发病数高 12 倍。以上现象均提示白血病的发生与遗传素质有关。

二、分类和分型

急性白血病的分类或分型对于诊断、治疗和提示预后都有一定意义。根据增生的白细胞种类的不同，可分为急性淋巴细胞白血病（简称急淋）和急性非淋巴细胞白血病（简称急非淋）两大类，前者在小儿中的发病率较高。目前，常采用形态学（M）、免疫学（I）及细胞遗传学（C），即 MIC 综合分型，更有利于指导治疗和提示预后。本节重点对形态学分型（FAB 分型）和急淋的临床分型作一介绍。

（一）急性淋巴细胞白血病（ALL）

1. 形态学分型（FAB 分型）

根据原淋巴细胞形态学的不同，分为 3 种类型。

（1）L_1 型：以小细胞为主，其平均直径为 6.6 μm，核染色质均匀，核形规则；核仁很小，一个或无；胞浆少，胞浆空泡不明显。

（2）L_2 型：以大细胞为主，大小不一，其平均直径为 8.7 μm，核染色质不均匀，核形不规则；核仁一个或数个，较大；胞浆量中等，胞浆空泡不定。

（3）L_3 型：以大细胞为主，细胞大小一致，核染色质细点状，均匀；核形规则，核仁一个或多个；胞浆量中等，胞浆空泡明显。

上述 3 型中以 L_1 型多见，占 80% 以上；L_3 型最少，占 4% 以下。

2. 免疫学分型

应用单克隆抗体检测淋细胞表面抗原标记，一般可将急性淋巴细胞性白血病分为 T、B 两大系列。

（1）T 系急性淋巴细胞性白血病（T-ALL）：具有阳性的 T 淋巴细胞标志，如 CD_1、CD_2、$CyCD_3$、CD_4、CD_5、CD_7、CD_8 以及 TdT 等。

（2）B 系急性淋巴细胞性白血病（B-ALL）：根据其对 B 系淋巴细胞特异的单克隆抗体标志反应的表现，临床分为 3 个亚型：①早期前 B 型急性淋巴细胞性白血病，CD_{79a}、CD_{19} 和（或）$CyCD_{22}$、CD_{10} 及 HLA-DR 阳性，SmIg、CyIg 阴性；②前 B 型急性淋巴细胞性白血病，CyIg 阳性，SmIg 阴性，其他 B 系标志 CD_{79a}、CD_{19}、CD_{20}、CD_{10}、$CyCD_{22}$ 以及 HLA-DR 常为阳性；③成熟 B 型急性淋巴细胞性白血病（B-ALL），SmIg 阳性，其他 B 系标志 CD_{79a}、CD_{19}、CD_{22}、CD_{20}、CD_{10} 以及 HLA-DR 常为阳性。

此外，尚可见伴有髓系标志的 ALL：具有淋巴系的形态学特征表现，以淋巴系特异的抗原标志表达为主，但伴有个别、次要的髓系特征的抗原标志（CD_{13}、CD_{33} 或 CD_{14} 等）。

3. 细胞遗传学改变

（1）染色体数量改变：有≤45 条染色体的低二倍体和≥47 条染色体的高二倍体。

（2）染色体核型改变：与 ALL 预后有利的核型异常有 t（12；21）/AML1-TEL（ETV6-CBFA2）融合基因；与 ALL 预后不利的核型异常有 t（9；22）/BCR-ABL 融合基因，t（4；11）/MLL-AF4 融合基因及其他 MILL 基因重排。

4. 临床危险度分型

（1）与儿童急性淋巴细胞白血病预后确切相关的危险因素：①<12 个月的婴儿或≥10 岁的年长儿童；②诊断时外周血白细胞计数>50×10^9 个/L；③诊断时已发生中枢神经系统白血病（CNSL）和（或）睾丸白血病（TL）者；④免疫表型为 T 细胞白血病；⑤不利的细胞遗传学特征：染色体数目为<45 的低二倍体，染色体核型为 t（4；11）/MLL-AF4 融合基因或其他 MLL 基因重排，或 t（9；22）/BCR-ABL 融合基因异常；⑥早期治疗反应不佳者：泼尼松试验 60 mg/（$m^2\cdot$d）×7 d，第 8 天外周血白血病细胞≥1×10^9 个/L（1000/μL）；⑦初治诱导缓解治疗失败（标准诱导方案联合化疗 6 周不能获完全缓解）者。

（2）根据上述危险因素，临床危险度分型分为 3 型：低危 ALL（LR-ALL）：不具备上述任何一项危险因素者。中危 ALL（MR-ALL）：①年龄≥10 岁；②诊断时外周血白细胞计数>50×10^9 个/L；③诊断时已发生中枢神经系统白血病（CNSL）和（或）睾丸白血病（TL）；④免疫表型为 T 细胞白血病；⑤染色体数目为<45 的低二倍体，t（12；21）、t（9；22）核型以外的其他异常染色体核型，或 t（4；11）以外的其他 MLL 基因重排。高危 ALL（HR-ALL）：具备以下任何一项或多项者：①<12 个月的婴儿白血病；②诊断时外周血白细胞计数>100×10^9 个/L；③染色体核型为 t（9；22），有 BCR-ABL 融合基因，t（4；11），有 MLL-AF4 融合基因；④早期治疗反应不佳者；⑤初治诱导缓解治疗失败。

（二）急性非淋巴细胞白血病（ANLL）

1. FAB 分型分类

（1）原粒细胞白血病未分化型（M_1）：骨髓中原粒细胞≥90%，早幼粒细胞很少，中幼粒以下各阶段细胞极少见，可见 Auer 小体。

（2）原粒细胞白血病部分分化型（M_2）：骨髓中原粒和早幼粒细胞共占 50% 以上，可见多少不一的中幼粒、晚幼粒和成熟粒细胞，可见 Auer 小体；M_{2b} 型即以往命名的亚急性粒细胞白血病，骨髓中有较多的核、浆发育不平衡的中幼粒细胞。

（3）颗粒增多的早幼粒细胞白血病（M_3）：骨髓中颗粒增多的异常早幼粒细胞占 30% 以上，胞浆多少不一，胞浆中的颗粒形态分为粗大密集和细小密集两类，据此又可分为两型，即粗颗粒型（M_{3a}）和细颗粒型（M_{3b}）。

（4）粒-单核细胞白血病（M_4）：骨髓中幼稚的粒细胞和单核细胞同时增生，原始及幼稚粒细胞>20%；原始、幼稚单核和单核细胞≥20%；或原始、幼稚和成熟单核细胞>30%，原粒和早幼粒细胞>10%。除以上特点外，骨髓中异常嗜酸粒细胞增多。

（5）单核细胞白血病（M_5）：骨髓中以原始、幼稚单核细胞为主。可分为 2 型：①未分化型，原始单核细胞为主，>80%；②部分分化型，骨髓中原始及幼稚单核细胞>30%，原始单核细胞<80%。

（6）红白血病（M_6）：骨髓中有核红细胞>50%，以原始及早幼红细胞为主，且常有巨幼样变；原粒及早幼粒细胞>30%。外周血可见幼红及幼粒细胞；粒细胞中可见 Auer 小体。

（7）急性巨核细胞白血病（M_7）：骨髓中原始巨核细胞>30%；外周血有原始巨核细胞。

2. 免疫表型

髓系免疫标志 CD_{13}、CD_{33}、CD_{14}、CD_{15}、CD_{w65}、CD_{45}、MPO 等；红系免疫标志：CD_{71}，血型糖蛋白；巨核系免疫标志：CD_{41}，CD_{42}，CD_{62}，CD_{61}。免疫表型常伴有淋系抗原表达，较常见的有 CD_7、CD_{19} 等，则诊断为伴有淋系标记的 AML。

3. 细胞遗传学改变

（1）染色体数量改变：高二倍体（≥47），低二倍体（≤45），+21，-7，-8，-11 等。

（2）染色体类型改变：t（9；11），MLL-AF9 融合基因（儿童急性白血病中该融合基因阳性者 86% 为 AML，其中 75% 为 M_5）；t（11；19），ENL-MLL 融合基因（该基因阳性者儿童可为 AML，也可为 ALL，成人则均为 AML）；t（8；21），AMLI-ETO 融合基因（是 M_{2b} 的特异标记。预后较好），t（15；17），PML-RARa 融合基因是急性早幼粒细胞白血病（APL，M_3）的特异标志；t（11；17），PML-PIZF 融合基因（是 APL 变异型的特异标记）；inv16（多见于 M_4E_0，预后良好）等。

4. AML 的危险因素及临床危险度分型

（1）与小儿 AML 预后相关的危险因素：①诊断时年龄≤1 岁；②诊断时 WBC≥100×10^9 个/L；③染色体核型-7；④MDS-AML；⑤标准方案一个疗程不缓解。

（2）临床危险度分型：低危 AMIL（LR-AML）：APL（M_3），M_{2b}，M_4E_0 及其他伴 inv16 者；中危 AML（MR-AML）：非低危型以及不存在上述危险因素者；高危 AML（HR-AML）：存在上述危险因素中任何一项。

（三）特殊类型白血病

如多毛细胞白血病、浆细胞白血病、嗜酸粒细胞白血病等，在儿科均罕见。

三、临床表现

各型急性白血病的临床表现基本相同，主要表现如下。

（一）起病

大多较急，少数缓慢。早期症状有面色苍白、精神不振、乏力、食欲低下，鼻出血或齿龈出血等；少数患儿以发热和类似风湿热的骨关节痛为首发症状。

（二）发热

多数患儿起病时有发热，热型不定，可低热、不规则发热、持续高热或弛张热，一般不伴寒战。发热原因之一是白血病性发热，多为低热且抗生素治疗无效；另一原因是感染，多为高热，常见者为呼吸道炎症、齿龈炎、皮肤疖肿、肾盂肾炎、败血症等。

（三）贫血

出现较早，并随病情发展而加重，表现为苍白、虚弱无力、活动后气促等。贫血主要是由骨髓造血干细胞受到抑制所致。

（四）出血

以皮肤和黏膜出血多见，表现为紫癜、瘀斑、鼻出血、齿龈出血，消化道出血和血尿。偶有颅内出血，为引起死亡的重要原因之一。出血的主要原因是由于骨髓被白血病细胞浸润，巨核细胞受抑制使血小板的生成减少。血小板还可有质的改变而致功能不足，从而加剧出血倾向；白血病细胞浸润肝脏，使肝功能受损，纤维蛋白原、凝血酶原和第Ⅴ因子等生成不足，亦与出血的发生有关；感染和白血病细胞浸润使毛细血管受损，血管通透性增加，也可导致出血倾向；此外，当并发弥散性血管内凝血时，出血症状更加明显。在各类型白血病中，以 M_3 型白血病的出血最为显著。

（五）白血病细胞浸润引起的症状和体征

1. 肝、脾、淋巴结肿大

肿大的肝、脾质软，表面光滑，可有压痛。全身浅表淋巴结轻度肿大，但多局限于颈部、颌下、腋下和腹股沟等处。有时因纵隔淋巴结肿大引起压迫症状而发生呛咳、呼吸困难和静脉回流受阻。

2. 骨和关节浸润

约 25% 患儿以四肢长骨、肩、膝、腕、踝等关节疼痛为首发症状，其中部分患儿呈游走性关节痛，局部红肿现象多不明显，并常伴有胸骨压痛。骨骼 X 射线检查可见骨质疏松、溶解，骨骺端出现密度减低横带和骨膜下新骨形成等征象。

3. 中枢神经系统浸润

白血病细胞侵犯脑实质和（或）脑膜时即引起中枢神经系统白血病（CNSL）。由于近年联合化疗的进展，患儿的寿命得以延长，但因多数化疗药物不能透过血脑屏障，故中枢神经系统便成为白血病细胞的"庇护所"，造成 CNSL 的发生率增高，急性淋巴细胞性白血病尤为多见。浸润可发生于病程中任何时候，但多见于化疗后缓解期。它是导致急性白血病复发的主要原因。常见症状为颅内压增高，出现头痛、呕吐、嗜睡、视盘水肿等。浸润脑膜时，可出现脑膜刺激征；浸润脑神经核或神经根时，可引起脑神经麻痹；脊髓浸润可引起横贯性损害而致截瘫。此外，也可有惊厥、昏迷。检查脑脊液可以确诊：脑脊液色清或微混，压力增高；细胞数 $>10 \times 10^6$ 个/L，蛋白 >0.45 g/L；将脑脊液离心沉淀作涂片检查可发现白血病细胞。

4. 睾丸浸润

白血病细胞侵犯睾丸时即引起睾丸白血病（TL），表现为局部肿大、触痛，质地变硬或缺乏弹性感，透光试验阴性，阴囊皮肤可呈现红黑色。由于化疗药物不易进入睾丸，在病情完全缓解时，该处白血病细胞仍存在，常成为导致白血病复发的另一重要原因。

5. 绿色瘤

是急性粒细胞白血病的一种特殊类型，白血病细胞浸润眶骨、颅骨、胸骨、肋骨或肝、肾、肌肉等，在局部呈块状隆起而形成绿色瘤。此瘤切面呈绿色，暴露于空气中绿色迅速消退，这种绿色素的性质尚未明确，可能是光紫质或胆绿蛋白的衍生物。

6. 其他器官浸润

少数患儿有皮肤浸润，表现为丘疹、斑疹、结节或肿块；心脏浸润可引起心脏扩大、传导阻滞、心包积液和心力衰竭等；消化系统浸润可引起食欲缺乏、腹痛、腹泻、出血等；肾脏浸润可引起肾肿大、蛋白尿、血尿、管型尿等；齿龈和口腔黏膜浸润可引起局部肿胀和口腔溃疡，这在急性单核细胞白血病较为常见。

四、实验室检查

为确诊白血病和观察疗效的重要方法。

（一）血象

红细胞及血红蛋白均减少，大多为正细胞正血色素性贫血。网织红细胞数大多较低，少数正常，偶在外周血中见到有核红细胞。白细胞数增高者约占50%以上，其余正常或减少，但在整个病程中白细胞数可有增减变化。白细胞分类示原始细胞和幼稚细胞占多数。血小板减少。

（二）骨髓象

骨髓检查是确立诊断和评定疗效的重要依据。典型的骨髓象为该类型白血病的原始及幼稚细胞极度增生；幼红细胞和巨核细胞减少。但有少数患儿的骨髓表现为增生低下，其预后和治疗均有特殊之处。

（三）组织化学染色

常用以协助鉴别细胞类型。

1. 过氧化酶

在早幼阶段以后的粒细胞为阳性；幼稚及成熟单核细胞为弱阳性；淋巴细胞和浆细胞均为阴性。各类型分化较低的原始细胞均为阴性。

2. 酸性磷酸酶

原始粒细胞大多为阴性，早幼粒以后各阶段粒细胞为阳性；原始淋巴细胞弱阳性；T细胞强阳性，B细胞阴性；原始和幼稚单核细胞强阳性。

3. 碱性磷酸酶

成熟粒细胞中此酶的活性在急性粒细胞白血病时明显降低，积分极低或为0；在急性淋巴细胞白血病时积分增加；在急性单核细胞白血病时积分大多正常。

4. 苏丹黑

此染色结果与过氧化酶染色的结果相似，原始及早幼粒细胞阳性；原淋巴细胞阴性；

原单核细胞弱阳性。

5. 糖原

原始粒细胞为阴性，早幼粒细胞以后各阶段粒细胞为阳性；原始及幼稚淋巴细胞约半数为强阳性，余为阳性；原始及幼稚单核细胞多为阳性。

6. 非特异性酯酶（奈酚酯 NASDA）

这是单核细胞的标记酶，幼稚单核细胞强阳性，原始粒细胞和早幼粒细胞以下各阶段细胞均为阳性或弱阳性，原始淋巴细胞为阴性或弱阳性。

（四）溶菌酶检查

血清中的溶菌酶主要来源于破碎的单核细胞和中性粒细胞，测定血清与尿液中溶菌酶的含量可以协助鉴别白血病细胞类型。正常人血清含量为 4～20 mg/L，尿液中不含此酶。在急性单核细胞白血病时，其血清及尿液的溶菌酶浓度明显增高；急性粒细胞白血病时中度增高；急性淋巴细胞白血病时则减少或正常。

五、诊断和鉴别诊断

典型病例根据临床表现、血象和骨髓象的改变即可做出诊断。发病早期症状不典型，特别是白细胞数正常或减少者，其血涂片不易找到幼稚白细胞时，可使诊断发生困难。须与以下疾病鉴别。

（一）再生障碍性贫血

本病血象呈全血细胞减少；肝、脾、淋巴结不肿大；骨髓有核细胞增生低下，无幼稚白细胞增生。

（二）传染性单核细胞增多症

本病肝、脾、淋巴结常肿大；白细胞数增高并出现异型淋巴细胞，易与急性淋巴细胞白血病混淆。但本病病程经过一般良好，血象多于 1 个月左右恢复正常；血清嗜异性凝集反应阳性；骨髓无白血病改变。

（三）类白血病反应

为造血系统对感染、中毒和溶血等刺激因素的一种异常反应，以外周血出现幼稚白细胞或白细胞数增高为特征。当原发疾病被控制后，血象即恢复正常。此外，血小板数多正常，白细胞有中毒性改变，如中毒颗粒和空泡形成；中性粒细胞碱性磷酸酶积分显著增高等，可与白血病区别。

（四）风湿性关节炎

有发热、关节疼痛症状易混淆，须注意鉴别。

六、治疗

急性白血病的治疗主要是以化疗为主的综合疗法，其原则是：①要早期诊断，早期治疗；②应严格区分患儿的白血病类型，按照类型选用不同的化疗药物联合治疗；③药物剂量要足，治疗过程要间歇；④要长期治疗，交替使用多种药物。同时要早期防治中枢神经系统白血病和睾丸白血病，注意支持疗法。持续完全缓解2～3年者方可停止治疗。

（一）支持疗法

1. 防治感染

在化疗阶段，保护性环境隔离对防止外源性感染具有较好效果。用抗生素预防细菌性感染，可减少感染性并发症。并发细菌性感染时，应根据不同致病菌和药敏试验结果选用有效的抗生素治疗。长期化疗常并发真菌感染，可选用抗真菌药物如制霉菌素、两性霉素B或氟康唑等治疗；并发疱疹病毒感染者可用阿昔洛韦治疗；怀疑并发卡氏囊虫肺炎者，应及早采用复方新诺明治疗；对疑似结核病者须用抗结核等保护性治疗。

2. 输血和成分输血

明显贫血者可输给红细胞；因血小板减少而致出血者，可输浓缩血小板。有条件时可酌情静脉输注丙种球蛋白。

3. 集落刺激因子

化疗期间如骨髓抑制明显者，可给予G-CSF、GM-CSF等集落刺激因子。

4. 高尿酸血症的防治

在化疗早期，由大量白血病细胞破坏分解而引起高尿酸血症，导致尿酸结石梗阻、少尿或急性肾衰竭，故应注意水化及碱化尿液，当WBC$>25\times10^9$/L时必须要同时口服别嘌呤醇200～300 mg/（$m^2 \cdot d$），共7天。

5. 其他

在治疗过程中，要增加营养，不能进食或进食极少者可用静脉营养。有发热、出血时应卧床休息。要注意口腔、皮肤和肛周卫生，防止感染和黏膜糜烂。并发弥散性血管内凝血时，可用肝素等措施治疗。

（二）化学药物治疗

目的是杀灭白血病细胞，解除白血病细胞浸润引起的症状，使病情缓解以至治愈。急性白血病的化疗通常按下述次序分阶段进行。

1. 诱导治疗

诱导缓解治疗是患儿能否长期无病生存的关键，须联合数种化疗药物，极大程度地杀灭白血病细胞，从而尽快达到完全缓解。柔红霉素（DNR）和门冬酰胺酶（L-ASP）是提高急性淋巴细胞白血病（ALL）完全缓解率和长期生存率的两个重要药物，故大多数ALL诱导缓解方案均为包含这两种药物的联合化疗，如VDLP等。而阿糖胞苷（Ara-C）则对治疗急性非淋巴细胞白血病至关重要。

2. 巩固治疗

强力的巩固治疗是在缓解状态下最大限度地杀灭微小残留白血病细胞（MRLC）的有力措施，可有效地防止早期复发，并使在尽可能少的MRLC状况下进行维持治疗。ALL一般首选环磷酰胺（C）、Ara-C（A）及6巯基嘌呤（M），即CAM联合治疗方案；

ANLL 常选用有效的原诱导方案 1~2 个疗程。

3. 预防髓外白血病

由于大多数药物不能进入中枢神经系统、睾丸等部位，如果不积极预防髓外白血病，则 CNSL 在 3 年化疗期间的发生率可高达 50% 左右。TL 的发生率在男孩亦可有 5%~30%。CNSL 和 TL 均会导致骨髓复发、治疗失败，因此有效的髓外白血病的预防是白血病特别是急性淋巴细胞白血病患儿获得长期生存的关键之一。通常首选大剂量氨甲蝶呤 +四氢叶酸钙（HDMTX+CF）方案，配合氨甲蝶呤（MTX）、Ara-C 和地塞米松三联药物鞘内注射治疗。ANLL 选用三联药物鞘内注射。

4. 维持治疗和加强治疗

为了巩固疗效、达到长期缓解或治愈的目的，必须在上述疗程后进行维持治疗和加强治疗，对 ALL 一般主张用 6-巯基嘌呤（6-MP）或 6-硫鸟嘌呤（6-TC）+MTX 维持治疗，维持期间必须定期用原诱导缓解方案或其他方案强化，总疗程 2~3 年；ANLL 常选用根治性缓解后治疗或骨髓抑制性维持序贯治疗，总疗程 1~3 年。

（三）中枢神经系统白血病（CNSL）的防治

CNSL 是造成白血病复发或死亡的重要原因之一，在治疗过程中一定要重视 CNSL 的防治。

1. 预防性治疗

常用方法有以下三种，根据白血病的类型和病情选择应用。

（1）三联鞘内注射法（IT）：常用 MTX、Ara-C、Dex 三种药物联合鞘内注射，剂量见表 7-3。不同类型白血病的用法稍有不同，参阅各型的治疗部分。

表 7-3 不同年龄三联鞘注药物剂量（毫克/次）

年龄（月）	MTX	Ara-C	Dex
<12	5	12	2
12~23	7.5	15	2
24~35	10	25	5
≥36	12.5	35	5

（2）大剂量氨甲蝶呤-四氢叶酸钙（HDMTX-CF）疗法：多用于急淋，每 10 天为一个疗程。每疗程 MTX 剂量为 $2\sim5\ g/m^2$，其中 1/6 量（<50 mg）作为突击量，在 30 分钟内快速静脉滴入，余量于 12~24 小时内匀速滴入；突击量 MTX 滴入后 0.5~2 小时内行三联鞘内注射 1 次；开始滴注 MTX 36 小时后开始 CF 解救，剂量为每次 15 mg/m²，首剂静脉注射，以后每 6 小时口服或肌内注射，共 6~8 次。于 HDMTX 治疗前后 3 天口服碳酸氢钠 1.0 g，每日 3 次，并在治疗当天给 5% 碳酸氢钠 3~5 mL/kg 静脉滴注，使尿 pH 值>7.0；用 HDMTX 当天及后 3 天需水化治疗，每日液体总量 4000 mL/m²。在用 HDMTX 同时，每天口服 6-MP 50 mg/m²，共 7 天。

（3）颅脑放射治疗：原则上适用于 4 岁以上的患儿。凡诊断时 WBC 计数≥100×10%/L 的 T-ALL，诊断时有 CNSL，在完成 HDMTX-CF 四个疗程后，于完全缓解后 5 个月进行；因种种原因不宜做 HDMTX 治疗者也可作颅脑放疗。总剂量 12 Gy，分 15 次于 3 周内完成，同时每周鞘内注射 1 次。放疗第 3 周用 Vdex 方案，VCR 1.5 mg/m^2，静脉注射 1 次；Dex 8 mg/（m^2·d），第 1～7 天口服。

2. 中枢神经系统白血病（CNSL）的治疗

初诊时已发生 CNSL 者，照常进行诱导治疗，同时给予三联鞘内注射，第 1 周 3 次，第 2、第 3 周各 2 次，第 4 周 1 次，共 8 次。一般在鞘内注射化疗 2～3 次后脑脊液常转为阴性。在完成诱导缓解、巩固、髓外白血病防治和早期强化后，作颅脑放射治疗，剂量同上。颅脑放疗后不再用 HDMTX-CF 治疗，但三联鞘内注射必须每 8 周 1 次，直至治疗终止。完全缓解后在维持巩固期发生 CNSL 者，也可按上述方法进行，但在完成第 5 次三联鞘注后，必须作全身强化治疗以免骨髓复发，常用早期强化治疗的 VDLDex 和 VP16＋Ara-C 方案各一疗程，然后继续完成余下的 3 次鞘内注射。紧接全身强化治疗之后应作颅脑放射治疗。此后每 8 周三联鞘内注射 1 次，直到终止治疗。

（四）睾丸白血病（TL）治疗

初诊时已发生 TL 者，先诱导治疗到完全缓解，双侧 TL 者做双侧放疗，总剂量为 24～30 Gy；若是单侧 TL，也可作双侧睾丸放疗（因为目前尚无作单侧睾丸放疗的方法）或病侧睾丸切除，另一侧作睾丸活检，若阳性则再作放疗。与此同时继续进行巩固、髓外白血病防治和早期强化治疗。在缓解维持治疗期发生 TL 者，先按上法予以治疗，紧接着用 VDLDex 和 HDMIX-CF 方案各 1 个疗程，作全身治疗，以免引发骨髓复发。

（五）造血干细胞移植

这是将正常的造血干细胞移植到患儿骨髓内使其增殖和分化，以取代患儿原来的有缺陷的造血细胞，重建其造血和免疫功能，从而达到治疗的目的。造血干细胞取自骨髓者称骨髓移植，取自外周血或脐带血者分别称外周血造血干细胞移植和脐带血造血干细胞移植。造血干细胞移植法不仅可提高患儿的长期生存率，而且还可能根治白血病。随着化疗效果的不断提高，目前造血干细胞移植多用于急性非淋巴细胞白血病和部分高危型急性淋巴细胞白血病患儿，一般在第 1 次化疗完全缓解后进行，其 5 年无病生存率为 50%～70%；标危型急性淋巴细胞白血病一般不采用此方法。

七、预后

近年来由于化疗的不断改进和完善，急性淋巴细胞性白血病已不再被认为是致死性疾病，5 年无病生存率达 70%～80%；急性非淋巴细胞白血病的初治完全缓解率亦已达 80%，5 年无病生存率达 40%～60%。

第八章　泌尿系统疾病

第一节　急性肾小球肾炎

急性肾小球肾炎（AGN）简称急性肾炎，是儿科常见的一种与感染有关的急性免疫反应性肾小球疾病。其临床主要表现为急性起病，水肿、少尿、血尿和不同程度蛋白尿、高血压或肾功能不全，病程多在 1 年内。

本病在我国是一常见的儿科疾患，占小儿泌尿系统疾病的首位。多见于儿童及青少年，2 岁以内者少见，男女之比为 2∶1。发病以秋冬季节较多。绝大多数预后良好，少部分可能迁延。

一、病因与发病机制

本病绝大多数由链球菌感染后引起，故又称急性链球菌感染后肾炎（APSGN）。其他细菌、病毒、原虫或肺炎支原体等也可导致急性肾炎，但较少见。故本节主要介绍 APSGN。

目前已明确本病的发生与 A 组 B 溶血性链球菌中的致肾炎菌株感染有关。所有致肾炎菌株均有共同的致肾炎抗原性，包括菌壁上的 M 蛋白内链球菌素、"肾炎菌株协同蛋白（NSAP）"。

其主要发病机制为抗原抗体免疫复合物引起肾小球毛细血管炎症病变，有循环免疫复合物致病学说、原位免疫复合物致病学说和某些链球菌通过神经氨酸酶的作用或其产物如某些菌株产生的唾液酸酶，与机体的 IgG 结合，改变了 IgG 的化学组成或其免疫原性，产生自身抗体和免疫复合物而致病学说。

上述链球菌有关抗原诱发的免疫复合物或链球菌的菌体外毒素激活补体系统，在肾小球局部造成免疫病理损伤，引起炎性过程。

二、病理

主要病理特点为急性、弥漫性、渗出性、增殖性肾小球肾炎。光镜下可见肾小球体积增大、毛细血管内皮细胞和系膜细胞增生肿胀，基质增生。急性期有多型核白细胞浸润，毛细血管腔狭窄甚至闭锁、塌陷。部分患儿可见上皮细胞节段性增生所形成的新月体，使肾小囊腔受阻。肾小管病变较轻，呈上皮细胞变性，间质水肿及炎症细胞浸润。电镜检查可见电子致密物呈驼峰状在上皮细胞下沉积，为本病的特征。免疫荧光检查在急性期可见粗颗粒状的 IgG、C3 沿肾小球毛细血管袢和（或）系膜区沉积，有时也可见到 IgM 和 IgA 沉积。

三、临床表现

急性肾炎临床表现轻重悬殊，轻者仅表现为无症状性镜下血尿，重者可呈急进性过程，短期内出现肾功能不全。

（一）前驱感染

90% 的病例有前驱感染史，以呼吸道及皮肤感染为主。在前驱感染后经 1～3 周无症状的间歇期而急性起病。间歇期长短与前驱感染部位有关，咽炎引起者 6～12 天，平均 10 天，多有发热、颈部淋巴结大及咽部渗出。皮肤感染者 14～28 天，平均 20 天。

（二）典型表现

起病时可有低热、乏力、头痛、头晕、恶心、呕吐、食欲减退、腹痛及鼻出血等症状，体检在咽部、皮肤等处发现前驱感染未彻底治愈的残迹。典型表现为：

1. 水肿少尿

70% 的病例最初表现为晨起颜面及眼睑水肿，重者 2～3 天遍及全身。水肿多呈非凹陷性。水肿同时伴尿量减少。

2. 血尿

50%～70% 患儿有肉眼血尿，酸性尿呈烟灰水样或茶褐色，中性或弱碱性尿呈鲜红色或洗肉水样，1～2 周后转为镜下血尿。镜下血尿可持续 1～3 个月，少数可持续半年或更久。同时常伴有不同程度的蛋白尿，一般尿蛋白定量<3 g/d，有 20% 病例可达肾病水平。

3. 高血压

30%～80% 的病例有高血压，一般呈轻中度增高，为 16.0～20.0 kPa/10.7～14.7 kPa（120～150 mmHg/80～110 mmHg），1～2 周后随尿量增多血压恢复正常。

（三）严重表现

少数病例在疾病早期（2 周内）可出现下列严重症状，应及早发现，及时治疗。

1. 严重循环充血

多发生在起病 1 周内，主要是由水钠潴留，血容量增加使循环负荷过重所致。轻者仅表现为气急、心率增快，肺部出现少许湿啰音等。严重者可出现呼吸困难，端坐呼吸，颈静脉怒张，频咳、吐粉红色泡沫痰，两肺满布湿啰音，心脏扩大，甚至出现奔马律，肝大压痛，水肿加剧。如不及时抢救，可在数小时内迅速出现肺水肿而危及患儿生命。

2. 高血压脑病

在疾病早期，由于脑血管痉挛，脑缺血缺氧、血管渗透性增高发生脑水肿。近年来，亦有观点认为高血压脑病是由脑血管扩张所致。血压（尤其是舒张压）急剧升高>

18.7/12.0 kPa（140/90 mmHg），伴视力障碍、惊厥或昏迷三项之一者即可诊断。年长儿可诉剧烈头痛、呕吐、复视或一过性失明。高血压控制后上述症状迅速消失。

3. 急性肾功能不全

主要由肾小球内皮细胞和系膜细胞增生，肾小球毛细血管腔变窄、甚至阻塞，肾小球血流量减少，滤过率降低所致。表现少尿、无尿等症状，引起暂时性氮质血症、电解质紊乱和代谢性酸中毒。一般持续 3～5 天，不超过 10 天迅速好转。若持续数周仍不恢复，则预后严重，病理上可能有大量新月体形成。

四、辅助检查

（一）尿液检查

尿蛋白可在＋～＋＋＋，且与血尿的程度相平行，尿镜检除多少不等的红细胞外，可见透明、颗粒或红细胞管型，疾病早期可见较多白细胞及上皮细胞，并非感染。尿常规一般 4～8 周恢复正常，12 小时尿细胞计数在 4～8 个月恢复正常。急性期尿比重多增高。

（二）血常规检查

常有轻、中度贫血，与血容量增多、血液稀释有关，待利尿消肿后即可恢复正常。白细胞轻度升高或正常。红细胞沉降率增快，一般 2～3 个月恢复正常。

（三）肾功能及血生化检查

血尿素氮和肌酐一般正常，明显少尿时可升高。肾小管功能正常。持续少尿、无尿者，血肌酐升高，内生肌酐清除率降低，尿浓缩功能受损。早期还可有轻度稀释性低钠血症，少数出现高血钾及代谢性酸中毒。

（四）抗链球菌溶血素 O（ASO）抗体测定

50%～80% 患儿 ASO 升高，通常于链球菌感染 2～3 周开始升高，3～5 周达高峰，50% 于 3～6 个月恢复正常，75% 于 1 年内恢复正常。判断结果时应注意：①早期应用抗生素治疗者可影响阳性率；②某些致肾炎菌株可能不产生溶血素 O；③脓皮病患者 ASO 常不增高。

（五）血清补体测定

80%～90% 的急性期患儿血清补体 C3 下降，6～8 周恢复正常。若超过 8 周补体持续降低，应考虑为膜增殖性肾小球肾炎。血清补体下降程度与急性肾炎病情轻重无明显相关性，但对急性肾炎的鉴别诊断有重要意义。

（六）肾活组织病理检查

急性肾炎出现以下情况时考虑肾活检：①持续性肉眼血尿在 3 个月以上者；②持续性蛋白尿和血尿在 6 个月以上者；③发展为肾病综合征者；④肾功能持续减退者。

五、诊断和鉴别诊断

典型病例诊断不难，根据：①起病前 1～3 周有链球菌前驱感染史；②临床表现有水肿少尿、血尿、高血压；③尿检有蛋白、红细胞和管型；④急性期血清 C3 下降，伴或不伴有 ASO 升高即可确诊。但应注意与下列疾病鉴别。

（一）其他病原体感染后引起的肾炎

多种病原体感染可引起急性肾炎，如细菌（葡萄球菌、肺炎球菌等）、病毒（乙肝病毒、流感病毒、EBV、水痘病毒和腮腺炎病毒等）、支原体、原虫等。可从原发感染灶及各自的临床特点进行鉴别。如病毒性肾炎，一般前驱期短，3～5 天，临床症状轻，无明显水肿及高血压，以血尿为主，补体 C3 不降低，ASO 不升高。

（二）IgA 肾病

以血尿为主要症状，表现为反复发作性肉眼血尿，常在上呼吸道感染后 1～2 天出现血尿，多无水肿、高血压、血清 C3 正常，确诊依靠肾活检。

（三）慢性肾炎急性发作

患儿多有贫血、生长发育落后等体征。前驱感染期甚短或不明显，肾功能持续异常，尿比重低且固定可与急性肾炎鉴别。尿液改变以蛋白增多为主。

（四）特发性肾病综合征

具有肾病综合征表现的急性肾炎需与特发性肾病综合征鉴别。若患儿呈急性起病，有明确的链球菌感染证据，血清 C3 降低，肾活检病理为毛细血管内增生性肾炎，有助于急性肾炎的诊断。

（五）其他

还应与急进性肾炎或其他系统性疾病引起的肾炎如紫癜性肾炎、系统性红斑狼疮性肾炎、乙肝病毒相关性肾炎等鉴别。

六、治疗

本病为自限性疾病，无特异治疗。主要是对症处理，清除残留感染病灶，纠正水电解质紊乱，防止急性期并发症，保护肾功能，以待自然恢复。重点把好防治少尿和高血压两关。

（一）严格休息

急性期（起病 2 周内）绝对卧床休息，水肿消退、血压正常、肉眼血尿消失，即可下床作轻微活动或室外散步。红细胞沉降率正常可上学，但 3 个月内应避免重体力活动。待 12 小时尿沉渣细胞绝对计数正常后方可恢复体力活动。

（二）合理饮食

有水肿及高血压者应限盐，食盐限制在 1～2 g/d。对有严重少尿、循环充血者，每日水分摄入一般以不显性失水加尿量计算。有氮质血症者应限蛋白入量，可给优质动物蛋白 0.5 g/（kg·d）。供给高糖饮食以满足小儿热量需要。待尿量增加、水肿消退、血压正常、氮质血症消除后应尽早恢复正常饮食，以保证小儿生长发育的需要。

（三）控制感染

应用抗生素的目的是彻底清除体内感染灶，对疾病本身无明显作用。疾病早期给予青霉素 10～14 天或据培养结果换用其他敏感抗生素，应注意勿选用对肾有损害的药物。

（四）对症治疗

1. 利尿

经控制水盐入量仍水肿、少尿者可用噻嗪类利尿剂，如氢氯噻嗪 1～2 mg/（kg·d），分 2～3 次口服。无效时可静脉注射强效的袢利尿剂，如呋塞米每次 1 mg/kg，每日 1～2 次，静脉注射剂量过大时可有一过性耳聋。

2. 降压

凡经休息、利尿及限制水盐后，血压仍高者应给予降压药。首选硝苯地平，开始剂量为 0.25 mg/（kg·d），最大剂量 1 mg/（kg·d），分 3 次口服。亦可用卡托普利等血管紧张素转换酶抑制剂，初始剂量为 0.3～0.5 mg/（kg·d），最大剂量 5～6 mg/（kg·d），分 3 次口服，与硝苯地平交替使用降压效果更佳。严重病例用利舍平，首剂 0.07 mg/kg（每次最大量不超过 2 mg）肌内注射，必要时间隔 12 小时重复一次，用 1～2 剂后改为 0.02～0.03 mg/（kg·d），分 2～3 次口服。

（五）严重循环充血的治疗

（1）严格限制水盐入量和应用强利尿剂呋塞米，促进液体排出，矫正水钠潴留，恢复正常血容量，而不在于应用洋地黄制剂。

（2）有肺水肿表现者，除一般对症治疗外，可加用硝普钠 5～20 mg 溶于 5% 葡萄糖液 100 mL 中，以 1 μg/（kg·min）速度静脉滴注，严密监测血压，随时调整药液滴速，不宜超过 8 μg/（kg·min），防止发生低血压。滴注时药液、针筒、输液管等须用黑纸覆盖，以免药物遇光分解。

（3）对难治病例可采用腹膜透析或血液透析治疗。

（六）高血压脑病的治疗

原则为选用降压效力强而迅速的药物。首选硝普钠，用法同上。通常用药后 1～5 分钟内可使血压明显下降，抽搐立即停止，并同时静脉注射呋塞米每次 2 mg/kg。有惊厥者给予地西泮止痉，每次 0.3 mg/kg，总量不超过 10 mg，缓慢静脉注射。如在静脉注射苯巴比妥钠后再静脉注射地西泮，应注意发生呼吸抑制可能。

（七）急性肾功能不全的治疗

（1）应严格限制液体入量，掌握"量出为入"的原则。每日液量＝前一天尿量＋不显性失水量＋异常丢失液量－内生水量。不显性失水按 400 mL/（m²·d），内生水量可按 100 mL/（m²·d）计算。

（2）注意纠正水电解质酸碱平衡紊乱；积极利尿，供给足够热量，以减少组织蛋白质分解。

（3）必要时及早采取透析治疗。

七、预后与预防

急性肾炎预后好。95%APSGN 病例能完全恢复，<5% 的病例可有持续尿异常，死亡率低于 1%。目前主要死因是急性肾衰竭。远期预后小儿比成人佳，一般认为 80%～95% 终将痊愈。

影响预后的因素可能有：①与病因有关，一般病毒所致者预后较好；②散发者较流行者差；③成人比儿童差，老年人更差；④急性期伴有重度蛋白尿且持续时间久，肾功能受累者预后差；⑤组织形态学上呈系膜显著增生，40% 以上肾小球有新月体形成者，"驼峰"不典型（如过大或融合）者预后差。最根本的是预防链球菌感染。平时应加强锻炼，注意皮肤清洁卫生，减少呼吸道及皮肤感染。一旦发生感染则应及早彻底治疗。感染后 1～3 周内应注意反复查尿常规，以便及早发现异常，及时治疗。

第二节　IgA 肾病

IgA 肾病是以发作性短暂肉眼血尿和镜下血尿为其临床特点，以肾小球系膜增殖，系膜区有 IgA 沉积为其主要病理改变的一种肾小球疾病。

一、诊断要点

（一）临床表现

（1）发作前 1～2 天常有呼吸道感染或胃肠道感染病史。

（2）反复肉眼血尿，持续 2～6 天。发病间期尿常规正常或持续镜下血尿。无浮肿及高血压。

（3）少数以急性肾炎或肾病综合征起病。

（4）肾功能检查正常或轻度异常，血 IgA 浓度可升高。

（二）实验室及辅助检查

确诊有赖于肾活检。病理检查以肾小球系膜区增殖为主，可为弥漫性，也可呈局灶节段性分布。免疫荧光有明显的 IgA 于系膜区沉积，其荧光强度>IgG、Cz。IgA 的沉着主要限于肾小球系膜区，也可延及毛细血管襻。应排除能导致 IgA 于肾小球系膜沉着的全身疾患（如过敏性紫癜、肝脏疾病等）。电镜下有电子致密物沉积于系膜区。

二、治疗

（一）一般治疗

有呼吸道感染、胃肠道感染者给予抗感染治疗，如扁桃体为感染病灶，多主张切除，可减少发作。避免剧烈运动，对有食物过敏者减少该类食物的摄入。

（二）药物治疗

目前无疗效肯定的药物。

（1）尿蛋白＞1 g/d 者可试用肾上腺皮质激素或联合应用免疫抑制剂。

（2）抗凝药物如潘生丁、华法林、丹参对缓解血尿可能有一定疗效。

第三节　过敏性紫癜性肾炎

过敏性紫癜性肾炎（APN）是小儿时期最常见的继发性肾炎，常在紫癜发作时或发作后 1～8 周内出现肾损害，病理改变为系膜增殖性肾炎或局灶节段性肾炎，偶有新月体形成。

一、诊断要点

（一）临床表现

（1）皮肤紫癜病史：包括有腹痛、关节痛及便血史等。

（2）肾损害表现：大多为镜下血尿或有肉眼血尿。可有浮肿，大多仅为面部轻微浮肿，少数呈肾病综合征样的重度浮肿。高血压的发生较急性肾炎少且轻。少数出现大量蛋白尿。

（二）实验室及辅助检查

（1）尿常规有程度不等的血尿和蛋白尿，多为轻度～中度的选择性蛋白尿。

（2）表现为肾病综合征者有大量蛋白尿，白蛋白降低，胆固醇升高。

（3）肾脏病理改变，Meadow 分型分 6 型：①Ⅰ型，轻微病变；②Ⅱ型，单纯系膜增生性病变；③Ⅲ型，局灶（Ⅲa）和弥漫（Ⅲb）系膜增生，伴新月体形成（50% 以下肾小球受累）；④Ⅳ型，局灶（Ⅳa）和弥漫（Ⅳb）系膜增生，伴新月体形成（50%～75%肾小球受累）；⑤Ⅴ型，局灶（Ⅴa）和弥漫（Ⅴb）系膜增生，伴新月体形成（75% 以上肾小球受累）；⑥Ⅵ型，系膜毛细血管性肾炎。免疫荧光于系膜区可见弥漫性 IgA 呈颗粒状荧光，伴补体 G_3 及备解素沉着。

二、治疗

（一）一般治疗

急性期宜卧床休息，除去一切可能的过敏原及诱因，针对感染灶应用抗生素。

（二）药物治疗

（1）对症治疗：关节痛可用小剂量阿司匹林，50～80 mg/（kg·d），分 3 次口服，2 周后停药；有血尿者用潘生丁 5～10 mg/（kg·d），分 3 次口服，疗程 3 个月。

（2）肾上腺皮质激素：①对于缓解急性胃肠道症状及关节痛有效。常用泼尼松 1～

2 mg/（kg·d），分次口服，症状控制后减量停用；②对表现为急进性肾炎者可予甲基泼尼松龙冲击疗法治疗（见急性进行性肾炎）；③对表现为肾病综合征者可按原发肾病综合征应用激素治疗，也可加用其他免疫抑制剂如环磷酰胺。

参考文献

[1]李占忠．临床儿科多发病诊断与治疗[M]．西安：西安交通大学出版社，2014．

[2]许峰．实用儿科危重病抢救常规和流程手册[M]．北京：人民卫生出版社，2016．

[3]易著文，何庆南．小儿临床肾脏病学[M]．北京：人民卫生出版社，2016．

[4]马融．中医儿科学高级教程[M]．北京：人民军医出版社，2015．

[5]申昆玲，黄国英．儿科学[M]．北京：人民卫生出版社，2016．

[6]赵祥文．儿科急诊医学[M]．北京：人民卫生出版社，2015．

[7]申昆玲．儿科临床操作技能[M]．北京：人民卫生出版社，2016．

[8]赵祥文．儿科急诊医学[M]．北京：人民卫生出版社，2015．

[9]罗小平，刘铜林．儿科疾病诊疗指南[M]．北京：科学出版社，2017．

[10]洪庆成，王薇．实用儿科新诊疗[M]．上海：上海交通大学出版社，2011．

[11]李秋．儿科临床手册[M]．北京：人民卫生出版社，2014．

[12]廖清奎．儿科症状鉴别诊断学[M]．北京：人民卫生出版社，2016．

[13]朱玲玲，吴震．儿科学[M]．北京：科学出版社，2015．

[14]苏林雁．儿童神经医学[M]．长沙：湖南科技出版社，2014．

[15]毛定安，易著文．儿科诊疗精粹[M]．北京：人民卫生出版社，2015．

[16]江忠，宫琦．简明儿科常见疾病诊疗及护理[M]．上海：同济大学出版社，2014．

[17]夏慧敏，龚四堂．儿科常见疾病临床诊疗路径[M]．北京：人民卫生出版社，2014．

[18]黄力毅，李卓．儿科疾病防治[M]．北京：人民卫生出版社，2015．

[19]庄思齐．儿科疾病临床诊断与治疗方案[M]．北京：科学技术文献出版社，2012．

[20]魏克伦．儿科诊疗手册（第二版）[M]．北京：人民军医出版社，2013．

[21]洪庆成，王薇．实用儿科新诊疗[M]．上海：上海交通大学出版社，2011．

[22]李亚伟．儿科疾病诊断技术[M]，西安：第四军医大学出版社，2012

[23]姜红．儿科程序诊疗手册[M]．北京：化学工业出版社，2010

[24]王一彪，王纪文．儿科常见病诊疗思维[M]．北京：人民军医出版社，2008

[25]蔡维艳．儿科疾病临床诊疗学[M]．北京：世界图书出版公司，2013．

索　引